L'ART
DE PRÉVENIR
LE
CANCER AU SEIN.

Propter uterum mulier tota morbus.
Dem. ad Hipp. de nat. hum.

L'ART
DE PRÉVENIR
LE
CANCER AU SEIN,
CHEZ LES FEMMES

Qui touchent à leur époque critique, ou qui peuvent craindre cette funeste maladie, à la suite d'un Dépôt laiteux ou d'une Contusion;

Art qui pourra également prévenir la formation de certains ulcères à la matrice,

Avec une Appendice sur la fièvre puerpérale.

Par L. J. M. ROBERT, Docteur en Médecine de la Faculté de Paris; Médecin en Chef du Lycée Impérial de Marseille; Médecin Ordinaire du Dispensaire du Nord, et Membre de l'Académie de la même ville.

A PARIS,
Chez CROCHARD, Libraire, rue de l'École de Médecine.
A MARSEILLE,
Chez JEAN MOSSY, Imprimeur du Lycée Impérial, et Libraire, à la Canebiere.

1812.

INTRODUCTION.

L'OUVRAGE que nous offrons au Public, est le fruit de l'expérience, et d'une longue méditation. Malgré le grand nombre de livres intéressans qui ont été publiés sur le cancer, nous avons pensé que tout n'avait pas encore été dit sur cette cruelle maladie; et que de notre nouvelle manière d'en considérer les causes occasionnelles, découlait naturellement la méthode prophylactique qui pouvait lui convenir. Le plan que nous avons suivi, diffère totalement de celui des autres auteurs. Tous ont parlé des remèdes qu'ils ont crus propres à la guérison de la maladie confirmée, tandis que nous ne nous sommes occupés que des moyens capables de la prévenir. Les observations que nous avons rapportées à l'appui de notre théorie, pourront fournir sur ce point un nouveau jour à l'art pathologique; et elles ne peuvent manquer du moins d'être tout à la fois un grand objet de consolation pour les femmes, et d'encouragement pour les praticiens.

Pour donner des bases plus solides à notre système, nous avons cherché à le renforcer de l'autorité de tous les auteurs qui nous ont précédés, et nous avons rapporté , même quelquefois assez longuement , un précis de leur doctrine. Nous avons encouru peut-être , par ce luxe scientifique, aux yeux de ceux qui craignent toujours de paraître trop érudits, le reproche de nous être montrés dans notre livre beaucoup trop riches en citations ; mais quand on désire ardemment d'être utile , le bien que l'on fait , quoiqu'irrégulier pour la forme , peut-il jamais être un mal, surtout quand il est inspiré par l'amour de l'humanité ?

Comme l'âge critique, les contusions et les dépôts laiteux , sont les causes les plus fréquentes des cancers, c'est vers ces trois circonstances morbides , que nos

recherches ont été principalement dirigées. En rapportant à la
structure anatomique des mamelles, et à leur connexion avec le
systême utérin, l'origine des cancers mammaires, nous avons
émis une opinion qui est confirmée par les lois physiologiques
elles-mêmes, et par les faits irrécusables de l'autopsie.

C'est également d'après ce que
les pathologistes modernes les
plus estimés, ont écrit contre la
préexistence du virus cancéreux;
et d'après un grand nombre d'observations particulières, que nous
avons considéré le cancer comme
une maladie locale dans le principe;
les signes d'infection constitutionnelle, ne nous ayant paru que con-

sécutifs , malgré que quelques observations spéciales , aient pu faire penser le contraire.

La nouvelle méthode de traitement que nous proposons , si conforme dans toutes ses conséquences à notre étiologie du cancer , et que de nombreux succès ont couronnée , nous paraît d'autant plus précieuse sous le rapport thérapeutique , que tout le monde connaît l'inutilité des différens remèdes , qui, tour à tour ont été regardés comme des spéfiques contre le cancer. Les mille et une recettes que nous avons publiées dans le chapitre VI, et qui toutes ont trompé dans les cas graves , les fastueuses promesses de leurs auteurs , sans en excepter les médecins instruits , et les empiriques qui donnèrent leurs soins et leurs remèdes à la célèbre Anne d'Autriche , mère de Louis XIV, morte le 20 Janvier 1666, d'un cancer au sein , après deux ans d'horribles souffrances , ne peuvent servir qu'à convaincre les praticiens de bonne foi , qu'un cancer confirmé est généralement incurable , même chez les grandes Reines, ce qui doit leur faire adopter avec empressement , la méthode préservative que nous venons leur offrir.

Mais comme tout engorgement squirreux ou prêt à dégénérer en cancer, est irrésoluble, nous avons cru nécessaire de donner les signes pathognomoniques des glandes que les résolutifs peuvent encore atteindre, et sur lesquelles on peut utilement travailler, sans craindre de les faire passer à l'état cancéreux. En effet, combien d'accidens sont dûs à des remèdes actifs et peu raisonnés ! Combien d'empiriques deviennent de vrais bourreaux, en s'écartant avec audace et témérité, des conseils de la prudence, qui commande d'agir, que lorsqu'on est bien sûr de ne pas nuire !

Nous avons jugé également utile, de tracer une règle de conduite physique et morale, aux femmes, qui à l'époque de la cessation de leur flux menstruel, peuvent être menacées d'un cancer, ou qui ont été assez heureuses, pour avoir été délivrées de tumeurs aux mamelles, d'une nature suspecte, ou qui étaient la suite d'une violente contusion. Nos conseils dictés sur ce point par une prévoyance qui ne saurait être trop minutieuse et attentive, ne peuvent qu'obtenir l'assentiment des malades et des praticiens , et doivent être regardés comme le complément de l'ouvrage du célèbre Fothergill.

Indépendamment des trois causes principales du cancer, que nous avons spécialement mentionnées ci-dessus, nous avons encore fait connaître et signalé, les différens virus acquis ou innés , qui, dans certains cas , peuvent devenir les agens mécaniques de la même affection. L'influence délétère de ces virus , loin d'infirmer notre doctrine, l'appuie au contraire sur des faits cliniques qui appartiennent à des maladies dont l'expérience et les auteurs, nous ont indiqué les véritables remèdes curatifs.

Les vues que nous avons présentées sur les ulcères, les squirres et les cancers à la matrice, se rattachent par des ramifications toutes naturelles au sujet qui nous occupe, parce que les mamelles sont si intimément liées à l'utérus, que sous le rapport pathologique, ces deux organes ne doivent jamais être désunis. C'est ce qui nous porte à recommander dans les maladies de la matrice, les moyens thérapeutiques que nous avons déjà employés avec tant de succès, dans les engorgemens du sein.

Loin de taire les différentes objections qu'on peut faire à notre système, nous avons rapporté avec impartialité, dans le chapitre qui contient des considérations générales sur le cancer, tout ce qui semble au premier coup d'œil devoir le renverser. Cet acte de franchise, j'oserai presque dire d'intrépidité médicale, prouve que nous n'avons écrit, que d'après notre conviction, et les leçons de l'expérience, puisque nous n'avons point craint d'entrer en lice avec nos redoutables adversaires et de rompre en preux chevalier, une lance avec nos ennemis. Nos armes n'ont point été trempées à des sources vulgaires. C'est dans Hippocrate, Ambroise Paré, Astruc, Ledran, Féaron, Morgagni, Baumes, Bichat,

Gardien, Richerand, Roux, Vigaroux, et surtout dans Heister que nous avons puisé les élémens de notre doctrine sur les avantages de la saignée pour prévenir le cancer. Ce dernier auteur qui, certes, peut être compté au nombre des hommes les plus marquans de notre art, s'exprime d'une manière trop précise à ce sujet, pour que nous ne rapportions pas littéralement ses sages conseils: *Non omissis, ubi sanguinis copia urget, missionibus sanguinis, scarificationibus, nec non venæ sectionibus, verno atque autumnale præsertìm tempore instituendis. Quæ si negliguntur, facillimè scirrhus et carcinoma aut ulcus cancrosum redeunt* (1).

____

(1) *Inst. chir. pag.* 1. *lib. IV. cap. XVII.*

Enfin nous avons cru devoir terminer notre ouvrage, par une réponse succinte, aux questions proposées par la société instituée à Londres, pour rechercher la nature et la guérison du cancer. Si nous n'avons pas la gloire, ni la satisfaction de les avoir résolues complettement, du moins nous croyons avoir donné quelques renseignemens utiles, qui pourront peut-être servir un jour, à ouvrir une marche nouvelle aux pathologistes qui s'occuperont de la même maladie que nous; et les mettre à même de publier des travaux qui en agrandissant le domaine de la science, contribueront d'une manière si efficace, au soulagement de l'humanité.

L'ART

L'ART DE PRÉVENIR LE CANCER AU SEIN,

CHEZ LES FEMMES.

Qui touchent à leur époque critique, ou qui peuvent craindre cette funeste maladie à la suite d'un Dépôt laiteux, ou d'une Contusion, *etc.*

~~~~~~~~~~~~~~~~~~~~~~~~~~~~~~~~

CHAPITRE PREMIER.

Opinions diverses des Auteurs sur la nature et l'origine du Cancer.

~~~~~~~~

PARMI-les maladies qui affligent l'espèce humaine, il n'en est point sans doute de plus

A

horrible, que celle qui est connue sous le nom de cancer. Mais ce qui ajoute encore à l'épouvante et au désespoir qu'elle inspire, c'est que malheureusement pour l'humanité, la médecine n'a eu presque jusques à ce jour, qu'à en déplorer les nombreuses victimes. L'incurabilité de cette redoutable maladie, a excité dans tous les siècles, le zèle et les recherches des gens de l'art ; aussi combien de remèdes regardés autrefois comme spécifiques, sont aujourd'hui tombés dans l'oubli ! Chaque auteur ayant une doctrine différente, a dû nécessairement varier dans ses moyens curatifs ; de là tant d'incertitude dans le choix des remèdes, et si peu de faits consolans dans leurs résultats.

Hippocrate, qui vivait il y a plus de deux mille ans, a très - bien reconnu la nature du cancer, quoiqu'il ne fasse mention dans ses épidémies, que de la femme d'Abdère qui en mourut (1). Ce grand praticien ayant observé que les femmes qui avaient un caractère triste et mélancolique, ou des suppressions utérines, étaient le plus souvent attaquées d'un cancer, crut qu'il en devait attribuer la cause ma-

---

(1) Épid. Liv. VII.

(3)

térielle à un levain atrabilieux qui fermen-
tait dans leurs humeurs, et à l'aberration du
sang menstruel (1). Galien, Celse, Arétée
et presque tous les anciens adoptèrent la même
opinion. (2).

Si nous interrogeons les auteurs modernes,
nous apprendrons que le célèbre Ambroise
Paré, le créateur de la chirurgie en France,
a admis une humeur maligne et rongeante
dans le cancer, et qu'il comparait dans son
énergique simplicité cette maladie à un crabe
de mer (3). Dionis, imbu d'une physiologie
erronée, donnait pour origine au cancer,
un acide coagulant qui existe dans les liqueurs séparées d'un sang terrestre. Pyrrhus
Gabriel, médecin d'Italie, La Peyronnie,
Petit, Quesnay, Faget et Bouquet (4), d'a-
près de savantes et nombreuses recherches,

---

(1) *De morb. mulier.*

(2) *Meth. med. Lib. II. ad Glauc. cap.* 24. —
De re medicá, Lib. V. cap. 11. — *De caus. et sign.
morb. diut. Lib. I. cap.* 13.

(3) Liv. I. pag. 178.

(4) Mémoires de l'Acad. de Chir. Tom. I.

ont cru appercevoir dans les tumeurs chancreuses une lymphe épaissie qui se convertit en une sanie dévorante (1). Hévin combat avec force cette opinion, parce que si l'épaississement de la lymphe, dit-il, pouvait occasionner les cancers, la marche de ceux-ci ne serait pas pour l'ordinaire lente et insensible ; et il admet un dérangement particulier dans les vaisseaux des glandes où se forment les tumeurs cancéreuses (2). Gendron, qui rejète le levain âcre d'Hippocrate, regarde le cancer dans son origine, comme dû à l'engorgement d'un ou de plusieurs grains glanduleux qui peu-à-peu se durcissent et deviennent ensuite squirreux. Ledran parle du vice de la lymphe, comme cause des cancers, indépendamment des coups et de la cessation des règles qui les produisent si souvent (3); et il ajoute: « Il serait à souhaiter

---

(1) Le célèbre Pelletan, chirurgien en chef du grand hôtel-Dieu de Paris, pense aussi que le cancer dépend de l'altération, de l'épaississement, ou de la coagulation de la lymphe stagnante dans la partie engorgée.

(2) Cours de pathologie.

(3) Mémoire avec un précis de plusieurs observations sur le cancer.

qu'on pût toujours déterminer quelle est la cause de l'engorgement des glandes des mamelles ; car elle peut être simple, et elle peut ne l'être pas. Elle est simple, si l'engorgement est la suite d'un coup, d'une compression, et alors le vice est purement local ; mais par malheur nous voyons souvent de ces engorgemens dont la cause est simple, susceptibles de bien des changemens relatifs à ceux qui se passent dans les liqueurs arrêtées dans la tumeur, relatifs enfin à la nature et à l'usage de la glande malade ».

Pouteau adopte la division du cancer, en celui qui provient de cause externe, et en celui qui est produit par un vice intérieur. Voici comment il explique son origine : « Un coup reçu dans une partie aussi délicate que le sein, occasionne outre la vivacité de la douleur, la rupture d'un nombre plus ou moins grand de petits vaisseaux. Ces vaisseaux déchirés laissent échapper le sang et les autres liqueurs qu'ils contiennent. De-là les taches de rouge violet qui accompagnent les contusions. Lorsque la rupture et l'épanchement n'ont lieu que près les côtes, l'on n'apperçoit aucune meurtrissure, même dans les cas les plus graves par leurs suites. Un coup porté avec quelque force sur les artè-res et sur les veines, toujours plus ou moins pleines sur un être vivant, les comprime subitement ; cette compression fait refluer le sang, et fait éclater leurs parois. Le sang épanché hors de ses vaisseaux se dissout ; il devient âcre ; il irrite les filets nerveux autour desquels il se répand, et fait naî-tre une tumeur d'abord très-petite, mais qui par succession de temps acquiert une dureté très - volumineuse. Effets plus ou moins prompts, plus difficiles à prévenir, si le sang avant la contusion péchait en qualité, ou si les nerfs avaient une sensibilité vicieuse; car on a vu des ulcères chancreux au visage venir pour avoir trop irrité des nerfs mis à nu par une simple écorchure (1) ».

Bell, si célèbre parmi les chirurgiens An-glais, nie l'existence d'un fluide âcre circu-lant dans nos humeurs. Selon lui, les acci-dens externes seuls peuvent produire sur cer-taines parties, un effet tel, qu'il se forme

____

(1) Rercherches sur le vice cancéreux, et sur les moyens de le combattre.

alors une matière qui devient même aussi âcre que celle des cancers. Les ulcères viciés ne donnent-ils pas une suppuration corrosive? Il n'est pas probable que ces matières existassent antérieurement dans le sang, car la qualité du pus que rend un ulcère ne provient que du vice local des parties solides qui l'élaborent (1).

Crawford assure que le cancer dépend d'un gaz hépatique animal, de la nature du gaz hydrogéné sulfuré, et d'une substance qu'il croit être de l'ammoniaque, ce qui le rapproche beaucoup des altérations produites par la putréfaction. Stahl, qui a développé avec tant de sagacité toutes les circonstances qui accompagnent le cancer, et en a tracé avec tant de précision les caractères primitifs, admet pour expliquer sa nature, une certaine corruption putride acide ou corrosive.

Helvétius attribue tout à la coagulation de quelques gouttes d'humeur dans une glande irritée, Peyrilhe, dans son mémoire sur le vice cancéreux, couronné par l'Académie de Lyon, ne croit point à une diathèse pri-

____

(1) Traité des ulcères.

mitive, mais à l'existence d'un certain mouvement spontané qui une fois né dans une
concrétion glanduleuse , ne s'arrête plus ,
que toute la masse des humeurs extravasées
ne soit transformée en un ichor putride ,
âcre et corrosif (1).

Alliot regarde les douleurs horribles qu'on
ressent dans le cancer , comme l'effet d'un
acide qui existe dans l'humeur mélancolique
qui forme le squirre , et qui devient ensuite
corrosif dans le cancer, lorsque les sels savonneux et balsamiques du sang ont été sur-
montés et anéantis par cet acide. Tourtelle
dit que le cancer dépend d'un dérangement
qui a lieu dans un organe principal, ou
dans quelque viscère de l'abdomen, et qu'il
est l'effet d'un effort spasmodique local qui
agit symphatiquement sur une autre partie
du système (2).

Suivant Lieutaud une humeur mélancolique donne souvent lieu chez les femmes de

____

(1) *Cl. Peyrilhe , hoc virus, in ipsis cancri pene-
tralibus progigni , et ab ipsâ tabe propullulare , pro-
indè non morbi causam sed sobolem reputandum
esse demonstrat.* Vigaroux, questions soutenues en
1790 , à l'école de Montpellier.

(2) Élémens de médecine.

45 à 50 ans, à la formation des cancers (1). Sabatier pense qu'ils sont la suite fréquente d'engorgemens laiteux, ou de coups reçus, mais plus ordinairement l'effet de dispositions intérieures qui se développent à l'approche de la cessation des règles. Les femmes dont la carnation est belle, et la constitution sanguine, en sont plus souvent attaquées que les autres. Celles qui ont des affections rhumatismales le sont aussi (2).

Dans sa prudente circonspection, Selle n'ose décider si le cancer est une affection purement locale, ou s'il dépend de quelque virus particulier existant dans les humeurs. « Comme le cancer, dit-il, ne vient souvent que de causes internes sans aucune cause extérieure, on ne conçoit pas pourquoi on le regarderait comme une affection purement locale. Il est évident qu'il doit y avoir une disposition particulière interne qui est ensuite augmentée par d'autres causes, et surtout par les passions de l'ame, et par la suppression des hémorragies habituelles,

---

(1) Précis de la médecine-pratique.

(2) Médecine opératoire, tom. 2.

Mais si le cancer suppose un virus particulier, sans lequel aucune tumeur des glandes ne puisse se terminer en cancer ulcéré, c'est une question que je ne saurais décider. Il est vrai qu'on y observe souvent un virus scrophuleux ; mais les indurations scrophuleuses ne se terminent pas toujours en cancers ulcérés. Vraisemblablement le virus qui rend par son irritation un ulcère carcinomateux, n'est pas toujours de la même nature ; et c'est par - là même qu'on pourrait expliquer les différentes formes de ces ulcères, l'incertitude et la difficulté de leur guérison. Il est même possible que le virus corrosif se déclare d'abord dans le cancer, et qu'il y soit occasionné par une disposition particulière des parties solides (1) ».

Dans ses vues générales sur le cancer, M. Roux, dont le plus bel éloge est d'avoir été le digne élève, le confident et l'ami de Bichat, a établi quelques propositions qu'il regarde comme fondamentales et n'admettant aucune exception. « Suivant lui le cancer est constamment précédé de quelque altération organique, dont il constitue un mode spécial

____

(1) Médecine clinique.

de dégénérescence. — Le cancer est toujours une affection locale dans son principe. — Le cancer, affection identique et toujours la même dans quelque partie qu'il ait son siége, est tout-à-fait inconnu dans sa nature. — Quoique le cancer ne puisse affecter primitivement qu'un petit nombre de parties, il s'étend cependant et se propage, à mesure qu'il fait des progrès, à beaucoup d'autres parties différentes, qui ne sont pas disposées à être son siége primitif (1) ».

M. Bayle si connu par ses savantes recherches d'anatomie-pathologique, après avoir rapporté l'autopsie d'un maçon mort d'une phthisie cancéreuse, dit en propres termes : « ce fait et plusieurs autres que nous avons recueillis sur la même affection, ne nous permettent pas d'admettre l'opinion commune, d'après laquelle le cancer serait une maladie consécutive, c'est-à-dire, un effet de l'inflammation terminée par induration. Quand nous publierons le résultat de nos recherches sur les maladies cancéreuses, nous espérons montrer que le cancer est une ma-

---

(1) Mélanges de chirurgie et de physiologie.

ladie primitive, d'une nature spéciale ; et que, quoiqu'on rencontre souvent le cancer uni à d'autres dégénérations organiques, cette coëncidence ne prouve autre chose, sinon que ces diverses dégénérations peuvent se rencontrer chez le même sujet, et quelquefois s'influencer réciproquement, quoique l'une ne soit pas une transformation de l'autre (1) ».

L'auteur célèbre de la nosographie chirurgicale, après avoir parlé des divers modes de l'inflammation, ajoute : « d'autres indurations surviennent aisément dans l'inflammation des glandes dont l'organisation est délicate ; les testicules, les mamelles, et les ganglions lymphatiques, organes formés de vaisseaux repliés sur eux-mêmes, viennent-ils à s'enflammer, si les repercussifs sont prématurément appliqués, les parties les plus subtiles des fluides amassés dans les voies de la circulation, tout ce qu'il y a de concrescible se coagule, et trop dur pour ceder à l'action des vaisseaux affaiblis, obstrue les glandes, et forme le noyau d'un

____

(1) Recherches sur la phthisie pulmonaire, page 304.

squirre susceptible de la dégénérescence cancéreuse. Celle - ci commence toujours par le
durcissement de l'organe, et les causes d'augmentation de consistance dans la partie malade, sont extrémement variées. Tels sont le
passage difficile, la stase et l'épaississement
des humeurs dans les glandes, les pressions
habituelles exercées sur certaines parties du
corps, les inflammations chroniques des divers tissus; on connaît sous le nom de squirre
ou de cancer occulte ce premier degré de la
maladie ; cependant l'altération organique
devient plus considérable, l'arrangement primitif des parties constituantes de l'organe est
détruit, sa substance se convertit en un tissu
ferme, resistant, blanchâtre. On y voit des
fibres et des lames, au milieu desquelles se
trouvent comme infiltrées de la sérosité et
de l'albumine. Alors des douleurs plus ou
moins vives se manifestent dans la masse
infectée, et dans les parties environnantes ;
c'est la seconde période de l'état cancéreux.
Enfin des portions du tissu qui a subi la
dégénérescence, tombent en putrilage, ou
se fondent en une bouillie de diverses couleurs, c'est le dernier degré de la maladie,
ou la désorganisation totale du tissu affec-

té (1) ». Nous ferons connaître par la suite l'opinion du même auteur sur la diathèse cancéreuse, et sur les causes qu'il attribue à son origine.

Le mot de cancer, dit M. Marc-Antoine Petit, effraye l'imagination, et ce n'est pas à tort que le sexe intéressant qui en est la victime la plus ordinaire s'épouvante à ce nom. Sa nature n'est pas connue, ses effets le sont davantage. J'ai cru remarquer trois espèces de cancer ; 1°. l'une qui peut affecter les femmes les mieux portantes, succède ordinairement aux coups, aux maladies laiteuses, aux irrégularités du flux menstruel ; elle existe sous forme de glande peu volumineuse, sèche, mobile, détachée du sein, peu douloureuse, croissant lentement sans altération dans les parties qui l'entourent : on peut la porter long-temps sans danger. La seconde espèce de cancer se développe rarement avant l'âge critique, souvent même beaucoup au-delà. Les glandes qui la forment sont larges, plates, dures, facilement adhérentes, le tissu cellulaire se dessèche autour d'elles ; la peau jaunit, de-

____

(1) M. Richerand.

vient noire, terreuse, adhérente à la glande ,
et se couvre de tubercules plats et durs ;
elle s'épaissit, se tache de plusieurs points
noirs ; le sein se flétrit, s'efface, s'applique contre les côtes ; le mamellon rentre
en dedans ; l'ulcération qui s'y fait n'est jamais bien profonde ; le pus qui en découle
est âcre, ichoreux ; les chairs sont moins sai-
gnantes. Le principe qui le forme est presque toujours rhumatismal ou goutteux. L'o-
pération est toujours funeste, elle hâte la
marche des accidens, mais on peut vivre
long-temps avec cette maladie. J'ai vu des
femmes qui en portaient de pareilles depuis
dix, vingt, trente, quarante ans.

Enfin la troisième espèce m'a paru exister sous l'influence du virus scrophuleux :
elle se développe à tout âge, plus souvent
même avant l'époque de l'âge critique. Les
glandes qui la forment sont rarement soli-
taires ; elles grossissent facilement, et con-
servent une sorte de mollesse. On en voit se
développer sous l'aisselle, sous le muscle
pectoral, le long des vaisseaux jugulaires ;
le sein s'engorge, la peau reste blanche,
se couvre de veines variqueuses. Le tissu
cellulaire est mou, raréfié, quelquefois em-

pâté, la graisse durcit, devient couënneuse ;
prend une teinte plus jaune ; les douleurs
sont vives , lancinantes , il se forme des
kistes ou des épanchemens partiels , au centre même des glandes ; elles s'élèvent en
gros tubercules, s'ulcèrent , rendent beaucoup
de sanie fétide ; les ulcères creusent , se
renversent facilement, les hémorragies sont
fréquentes ; le bras devient douloureux ;
son tissu cellulaire s'infiltre, et les malades
périssent dans l'hydropisie , ou par suite de
la rapidité avec la quelle l'ulcère ronge les
parties qui en sont le siége. Cette espèce
de cancer est la plus fréquente ; abandonnée à la nature , et traitée par le régime et
les médicamens, on peut en retarder les
progrès , mais l'opération ne donne presque
jamais que des guérisons trompeuses ; la maladie revient tôt ou tard avec une plus grande
férocité , amenant avec elle le désespoir et
le regret d'un courage qui fut inutile (1) ».
Une description aussi éloquente décèle le
grand maître de l'art , et l'observateur ha-

---

(1) Discours sur les maladies principales observées dans l'Hôtel-Dieu de Lyon.

bilé

bile qui, placé à la tête d'un grand Hospice, a pu y recueillir de nombreuses observations, et les présenter avec tous les
charmes d'un style fleuri, et d'une diction
épurée.

Dans une excellente monographie du cancer, M. Biessy, chirurgien de l'Hôtel-Dieu
de Lyon, établit aussi trois espèces bien
distinctes les unes des autres, ayant chacune leurs caractères bien tranchés : 1°. cancer qui paraît avec une tumeur particulière
sans autre signe antécédent, et qu'il appelle
avec raison, tumeur primitive. Cette tumeur
cancéreuse primitive est formée par un
changement survenu dans les propriétés organiques d'une glande qui détermine la formation d'une tumeur suivie de la sécrétion
d'une humeur particulière, de la douleur,
de l'ulcération, et enfin de tous les symptômes fâcheux qui caractérisent l'affection
cancéreuse. 2°. Cancer également avec tumeur; mais qui n'est qu'une suite du précédent, ou qui survient consécutivement à
une maladie générale, admise par quelques
auteurs, rejetée par d'autres, et connue
sous le nom de diathèse cancéreuse ; il
l'appelle cancer avec tumeur consécutive. C'est

B

cette espèce qui a fait penser que les glandes lymphatiqnes étaient le siége ordinaire du cancer. 3°. Cancer sans tumeur,
qui est le résultat de la dégénération particulière d'une tumeur qui dans le principe,
n'avait aucun des caractères propres aux tumeurs cancéreuses, il le désigne sous le nom
de cancer vague (1). Nous aurons par la suite
occasion de revenir sur le travail de M.
Biessy, et de faire connaître plus amplement
sa doctrine.

Pinel dont le nom seul a tant de poids
en médecine, mentionne honorablement dans
sa nosographie, les recherches de M. Terrier sur le cancer (2). Nous ne donnerons
ici que le résumé de cette intéressante dissertation. Cet auteur pense, 1°. que le cancer attaque les deux sexes dans la proportion de dix femmes contre un homme
2°. Que la nature du cancer est inconnue.

____

(1) Quelques considérations physiologico - médicales sur le cancer avec tumeur primitive, Montpellier 1806.

(2) Observations et considérations sur le cancer, Paris 1806.

3°. Que le cancer n'est dans le principe qu'une maladie locale, mais qu'il peut constituer dans quelques cas une maladie générale. 4°. Que le produit de la suppuration chancreuse est un virus, mais qu'il n'est pas démontré qu'il existe un virus cancéreux dans le sang ou dans les humeurs.

A l'appui de cette opinion, nous joindrons avec avantage celle de M. le docteur Gardien, qui a publié un si excellent traité des maladies des femmes. « Le squirre et le cancer, dit-il, affectent spécialement les organes qui ont beaucoup de sensibilité, et peu de force tonique ; d'une part les humeurs sont attirées par l'irritation dont ils sont atteints, tandis que de l'autre, elles ne peuvent être chassées, à mesure qu'elles s'y rendent, à cause de la faiblesse de leur tissu. C'est parce que les glandes conglobées réunissent ce double caractère, qu'elles sont presque le siège exclusif du squirre. Les vaisseaux lymphatiques ne sont nulle part plus faibles que dans les glandes conglobées, ainsi que le prouve leur déchirement par l'injection. — Le squirre est considéré comme l'enfance du cancer. Lorsqu'il a ac-

quis un volume considérable et qu'il est
irrité, il s'y établit un foyer d'irritation
qui forme cette matière âcre propre au cancer,
et qui prend sa source dans la tumeur même.
La manière dont il se développe prouve
que le virus se forme dans la partie engorgée, et n'existe pas dans la masse des
humeurs ; c'est l'inflammation qui se déclare dans la partie, et qui détermine la
formation de cette matière, que l'on
doit regarder comme la cause du cancer ».
Cet apperçu physiologique sur cette terrible maladie, nous fait reconnaître dans M.
Gardien, un observateur non moins exact
qu'éclairé, et un praticien aussi habile,
que circonspect et profond.

En lisant le mémoire de Strack sur le cancer des mamelles, on ne peut qu'être étonné
de ce que cette maladie n'attaque pas un
plus grand nombre de femmes parvenues à
leur époque critique (1). Selon cet auteur,
« l'inflammation, la contusion, l'épaississement de la lymphe, les boissons styptiques,

____

(1) Annales de la société de médecine-pratique de
Montpellier, tom. 4.

les fièvres intermittentes , l'infection vénérienne , le virus arthritique , la goutte ; la
croûte de lait, la gale, les écrouelles peuvent la produire. Quelques remèdes appropriés à la nature du squirre commençant ,
et en dernier lieu l'opération lorsque le virus est circonscrit , peuvent prévenir l'issue funeste de cette redoutable maladie ;
mais nous ne sommes pas aussi heureux , dit
Strack , dans le cancer des mamelles que
j'appelle *laiteux*, parce qu'il affecte et détruit les réservoirs de cette liqueur , et qu'il
paraît être le résultat ou d'un vice constitutionnel ou de la résorption cancéreuse ». Les
cancers, dit Chambon (1), sont les plus communs chez les femmes bilieuses , et qui ont
un sang âcre et épais. L'épaississement, en
retardant la marche des fluides , facilite les
engorgemens. Si à ce vice se joint l'âcreté,
les vaisseaux irrités sont dans un état de
combustion , nouvelle cause d'obstruction ,
puisque leur diamètre est rétréci par l'irritation ; et les fluides étant plus acrimonieux ,

---

(1) Maladies des femmes , 5e. partie.

les obstructions qui en sont le produit , ont
une plus grande tendance à la dégénération
cancéreuse ».

Une des lumières de la faculté de Montpellier , le célèbre Baumes , si avantageuse-
ment connu dans le monde médical , et dont
les opinions sont si révérées, s'exprime comme
il suit : « Je crois avoir de bonnes raisons
d'admettre un virus cancéreux indépendamment des cancers locaux , qui ne deviennent
tels que par un vice accidentel des humeurs,
et par des circonstances propres à l'individu.
Les anciens avaient reconnu que dans certains cas, tout le corps était entaché plus
ou moins fortement de cancer , *totus cor-
pus cancerosum.* Les modernes ont appelé
cet état , diathèse cancéreuse ; et lorsqu'on
compare les ulcères canchroïdes, dont le D.
Peyrilhe a si bien développé la nature, les
cancers d'abord bornés à la partie , d'abord
affectée de squirre , avec ces dispositions
générales et profondes qui caractérisent sans
doute ce qu'Hippocrate, et le D. Justamond
après lui ont entendu par cancer occulte,
ou qui constituent ces renaissances cancéreuses , dont les praticiens sont témoins, on

ne peut s'empêcher de trouver du poids à cette opinion (1) ».

Un autre illustre professeur de l'école de Montpellier , également recommandable par ses talens et sa pratique , a émis une opinion toute contraire à celle du D. Baumes , ainsi que nous pourrons nous en convaincre dans les chapitres suivans , où nous donnerons une analyse plus détaillée de ses principes thérapeutiques. « La lymphe , dit le professeur Vigaroux , est la cause matérielle des tumeurs squirreuses ; mais elle suppose des causes antécédentes ou des dérangemens particuliers qui retardent ou arrêtent son mouvement progressif dans les vaisseaux où la maladie prend naissance. Ces causes sont externes ou internes. Les premières sont , les frottemens , les compressions continuées , les contusions des parties glanduleuses et qui produisent le resserrement de leurs vaisseaux sécrétoires et excrétoires ; l'usage inconsidéré des topiques répercussifs , résolutifs , stimulans sur les inflammations. Les causes internes sont le mauvais régime , et l'usage

______

(1) Annales de la société de médecine-pratique de Montpellier , Février 1811.

habituel d'alimens crus et de difficile digestion, des eaux froides, croupies, l'abus
des liqueurs spiritueuses, le défaut d'exercice, la suppression des évacuations habituelles, la dessication de quelque ulcère extérieur.
On peut regarder le squirre et le cancer comme la même maladie, parce que ce dernier
est toujours précédé de l'autre. Cette maladie
établit le plus ordinairement son siège dans
les glandes, dans les corps glanduleux, lâ-
ches, mous, et dans tout organe qui contient
beaucoup de tissu cellulaire adipeux. La cause formelle du cancer est la disposition des
glandes à l'engorgement, soit que cette disposition vienne du peu de ressort des glandes, soit qu'elle naisse de la viscosité et de
l'épaississement des liqueurs qui y abon-
dent (1) ».

Le célèbre Lecat, si souvent couronné
par l'Académie de chirurgie, a renfermé
dans l'épigraphe de son mémoire sur le cancer, *vel seca*, *vel blandire*, tous les principes qui servent de base à son opinion. Il
distribue les cancers en quatre classes dif-

____

(1) Maladies des femmes, tom. I.

férentes. « Si le genre d'obstruction interne qui fait le caractère chancreux, dit-il, arrive tout d'abord à une partie, sans avoir été précédé d'aucune tumeur, d'aucune autre maladie, cette tumeur naissante déjà chancreuse sera un cancer primitif. Lorsqu'un éréthisme ajouté par des remèdes contraires, ou une concrétion portée successivement à un degré extrême, produit à la fin l'obstruction totale et la gangrène blanche, chancreuse, dans une tumeur qui n'avait pas auparavant ces caractères, cette maladie s'appelle cancer secondaire; tel est le squirre dégénéré en cancer. Quand l'éréthisme ou la disposition quelconque qui produit un cancer, n'est que la dépendance d'une disposition intérieure, soit universelle comme la mélancolie, soit particulière comme la suppression des règles, le cancer est appelé cancer de cause interne; et on nomme cancer de cause externe, celui dont l'éréthisme local a pour cause quelque irritant extérieur, comme des corps, des remèdes topiques. A propos de quoi il faut observer qu'un carcinome peut être un vice purement local, et cependant être de cause interne; car pour cela il suffit que l'habitude soit exempte de

l'éréthisme chancreux, ou de l'affection carcinomateuse , ce qui est aisé à concilier
avec ses productions même par cause interne. Une suppression de mois est transplan-
tée dans le sein ; elle n'a rien gâté à l'habitude, au système des solides, ou si l'on
veut aux humeurs ; elle forme pourtant un
squirre au sein, et celui -ci devient un cancer (1) ».

Lassone, qui, très-jeune encore, eut la
gloire de partager avec Lecat la palme aca-
démique, dans le concours ouvert en 1739,
sur l'amputation relative au cancer des mamelles , dit : « qu'originairement le carcinome est critique ou sympathique, selon la
définition des abcès communément reçue, et
bien établie dans Sévérinus. La tumeur critique reconnaît pour cause éloignée et toujours interne, quelque humeur viciée, portée dans le tissu des mamelles par la force
vitale. La symptomatique est l'effet d'une
maladie interne ou externe. Quelquefois après
les fièvres, surtout après la fièvre quarte ;
après l'obstruction ou le vice particulier de

----

(1) Prix de l'Académie de chirurgie , tom. 1.

quelque viscère principal , on voit paraître le carcinome de la mamelle. Voici de nou-velles causes. Que les menstrues , les hé-morroïdes , une hémorragie quelconque soit supprimée , les humeurs regorgent , les ca-naux sont distendus , leurs diamètres forcés opposent à ces dilatations tout leur effort tonique ; le fluide est chassé non vers le cœur , qui sans cesse le répercute avec une force victorieuse ; mais dans les parties d'u-ne substance plus lâche , plus perméable ; ainsi les mois supprimés sont renvoyés aux mamelles ; ainsi le flux hémorroïdal pério-dique arrêté , est contraint de prendre le même chemin à travers les vaisseaux hémorroïdaux inférieurs. Si la masse du sang est infectée ou par un virus héréditaire , ou par épais-sissement , raréfaction , accélération , retar-dement , il n'est pas étonnant que dans les mamelles où la circulation est plus gênée , où la force projectile du cœur est presque anéantie , où l'oscillation des solides est pres-que nulle , l'on voie naître des obstructions , des inflammations , des squirres , des car-cinomes (1) ».

---

(1) Prix de l'Académie de chirurgie , tom. 1.

Astruc attribue à un lait (1) épaissi, en-
tassé et qui devient expansible l'origine des
glandes squirreuses des mamelles , et leur
dégénérescence en cancer. Il croit que l'ex-
pansibilité du lait est occasionnée par la fièvre, l'abus d'une diète âcre , salée, échauf-
fante , les veilles prolongées , le café, les
liqueurs , les fondans trop forts , l'inflammation à la suite d'un coup , une pléthore
générale ou accidentelle (2) ».

Suivant Choppart et Desault , le squirre
des mamelles est formé par la lymphe arrê-
tée dans ses conduits , et dans le tissu cellulaire voisin, par l'éréthisme ou l'atonie des
solides à la suite de coup, de chute, de compression forte , de la chlorose , du défaut
ou de la suppression du flux menstruel ,
d'une humeur de migraine répercutée , du
chagrin et de la tristesse , de l'usage d'alimens âcres, des méditations longues , d'une
vie molle et oisive. Il précède toujours le
cancer , qui naît du changement de la lym-

---

(1) Le mot lait est sans doute ici synonyme de
lymphe.

(2) Traité des maladies des femmes , tom. 5.

phe, par un mouvement spontané, à l'occasion d'un traitement mal entendu, d'un mauvais régime, d'une humeur de migraine, de rhumatisme, de dartre, de règles supprimées ou répercutées, d'un coup ou d'une irritation intérieure, en une matière ichoreuse nommée virus cancéreux (1). Ces deux auteurs admettent donc des cancers primitifs, secondaires et compliqués (2).

C'est dans le recueil des observations cliniques que le D. Bridault, a publié sur les bons effets de la carotte dans le traitement de plusieurs maladies internes, et no-

----

(1) Traité des maladies chirurgicales, pag. 24.

(2) A leur exemple, M. Amar, reconnaît dans son mémoire sur le cancer, inséré dans le 6ᵉ. volume de la société médicale d'émulation, que cette maladie succède : 1°. A des circonstances accidentelles, comme violences extérieures, suppression subite des menstrues, fleurs blanches, hémorroïdes. 2°. A diverses maladies, comme érysipèle, rhumatisme, tumeurs, ulcères mal traités. 3°. Qu'il se forme quelquefois sans cause connue ; d'où il résulte que le cancer est tantôt la suite d'un accident, d'une maladie dégénérée, ou qu'il naît spontanément ; c'est-à-dire, qu'il y a des cancers accidentels, secondaires et primitifs.

tamment dans les maladies cancéreuses , que
l'on trouve la définition suivante du cancer,
ainsi que son origine , ses causes , ses progrès et sa funeste terminaison. « Le cancer,
dit-il, est une tumeur dure , inégale , raboteuse , douloureuse et glanduleuse. Il est
d'une couleur plus ou moins rouge , livide
et noirâtre , accompagné pour l'ordinaire de
vaisseaux variqueux , engorgés d'un sang li-
moneux et putride. Cette maladie s'annonce
le plus souvent par un petit bouton , une
verrue, un engorgement glanduleux, ou un
corps dur et squirreux de la grosseur d'un
pois ou d'une noisette ; la tumeur d'abord
indolente , une fois irritée , enflammée et
sensible , n'importe par quelle cause , se développe , grossit , devient de plus en plus
douloureuse , et indique le caractère cancéreux. Ce n'est que lorsque l'humeur séreuse ,
âcre et rongeante formée dans la tumeur ,
d'abord squirreuse , ensuite irritée et devenue cancéreuse , a gagné le torrent de la
circulation , que le vice cancéreux , infecte
successivement les différentes voies, et produit sur l'organisation générale des solides et
des fluides , cette habitude interne et uni-

verselle , connue sous le nom de virus cancéreux (1) ».

Enfin nous terminerons ce chapitre par
l'opinion du savant professeur M. le Baron
Boyer , qui après avoir décrit avec la précision et l'exactitude pathologiques qu'on lui
connaît , l'origine du cancer , ses progrès,
et sa dégénérescence, se demande : « Comment se fait-il qu'un squirre dégénère en
cancer ? Existe-t-il un vice particulier nom-
mé virus cancéreux ? ou bien ce vice n'est-
il que le résultat de la dégénérescence de ce
squirre ? on n'est pas d'accord à cet égard.
Les uns prétendent que le vice cancéreux
existe avant la dégénérescence du squirre.
Les autres assurent au contraire qu'il n'en
est que le produit. Mais si cela se passait
ainsi, comment peut-il arriver que par l'extirpation d'un squirre , les glandes voisines
qui n'étaient pas affectées deviennent des
cancers ? On a aussi beaucoup d'exemples
qui prouvent qu'en emportant une glande affectée , on a enlevé tout le mal. Il paraît
donc qu'il est des squirres dépendans d'un

____

(1) Traité sur la carotte , etc.

vice particulier, tandis qu'il en est d'autres purement locaux. Comment pouvoir distinguer ces deux espèces de cancer ! C'est ce qu'il est impossible dans l'état actuel de nos connaissances. Au reste, il ne faut pas perdre de vue, que les squirres locaux dépendent très-souvent d'un coup, d'une chute, et qu'étant mal traités, ils peuvent produire à la fin une infection générale (1) ».

Nous aurions pu sans doute rapporter encore les opinions de beaucoup d'autres auteurs anciens et modernes, mais depuis Hippocrate jusques à nos jours, il n'y a jamais eu dans l'école que deux opinions bien distinctes sur les causes de cette cruelle maladie. Les uns l'ont considérée comme dépendante d'un vice dans les humeurs, et ont cru à une infection générale et préexistante. Les autres ont rejeté toute espèce de venin circulant dans le sang, et ont regardé le cancer comme une maladie purement locale dans le principe, et ne donnant lieu à une diathèse cancéreuse que par les progrès plus

---

(1) Cours de clinique externe, à l'hôpital de la Charité de Paris, 1803.

ou moins rapides d'une suppuration devenue
acrimonieuse , par le vice des solides atteints
d'un mouvement putréfactif. Ainsi des recherches et des citations plus étendues , auraient été inutiles pour nous instruire plus en
détail de ce que l'on a pensé jusqu'à ce jour,
sur l'origine et la nature du cancer. En émet-
tant un système nouveau sur l'art de prévenir cette épouvantable maladie , nous n'a-
vons point cherché à rembrunir notre tableau ,
et nous l'avons couronné des rayons de l'espérance , au lieu de le revêtir des sombres
couleurs de la mort , à l'exemple de tant d'auteurs qui nous ont précédé , et dont la plupart
semblent n'avoir voulu attacher leur nom, qu'à
des tables nécrologiques (1).

____

(1) Les médecins qui se livrent exclusivement à
l'anatomie pathologique , rendent sans doute de
grands services à la science ; mais on ne peut disconvenir que l'habitude journalière de voir des cadavres , ne les accoutume à ne rien faire pour nous
empêcher de mourir. Cependant il sera toujours
vrai de dire , que le véritable médecin est celui qui
agit pour nous faire vivre, et non celui qui , après
avoir été tranquille spectateur de notre agonie , se
contente de dévoiler anatomiquement à nos héritiers
la cause de notre mort...

CHAPITRE II.

*Invasion d'un cancer au sein, sa description,
ses progrès, et sa terminaison funeste.*

« QUEL que soit le siége primitif du cancer, dit M. Roux (1), il présente toujours
dans sa marche et ses progrès, trois périodes bien distinctes : 1°. après le développement de l'affection locale, on voit bientôt
les parties voisines et contiguës se désorganiser. 2°. Ensuite de ces premiers progrès
qui ne sont qu'une extension locale de la maladie, les glandes lymphatiques les plus voisines s'engorgent, et sont les premiers organes éloignés qui prennent part à l'affection.
3°. Enfin le dernier degré de l'affection
cancéreuse, est signalé par les effets de la
maladie locale sur quelques systêmes organi-

____

(1) Ouvrage précité.

ques très - éloignés , et sur la presque totalité des fonctions ». Ce tableau dessiné à
grand trait , caractérise assez bien la marche et les symptômes généraux de la maladie qui nous occupe ; mais nous croyons
nécessaire d'en tirer ici d'une manière plus
particulière les premiers rudimens pathologiques.

Le cancer des mamelles quelle que soit la
cause qui le produit , s'annonce toujours par
un engorgement partiel dans le sein. Souvent
ce n'est qu'un point glanduleux à peine sensible , et qui reste ainsi stationnaire plus
ou moins long - temps sans causer aucune
douleur. Par une irritation quelconque extérieure ou interne , il se développe peu à
peu une tumeur dure , globuleuse , quelquefois mobile ; d'autre fois adhérente ; elle peut
être même ronde , pointue , saillante ou applatie. Tant que la partie reste insensible
quoiqu'engorgée , on peut considérer cet état
pathologique comme appartenant à un squirre
confirmé , mais à mesure que la tumeur est
irritée , n'importe de quelle manière , elle
croît , devient douloureuse , et fait ressentir de légers élancemens semblables à des
piqûres d'aiguilles , ou à des coups de dard ,

cé qui constitue aux yeux de tous les pathologistes le caractère d'un vrai cancer naissant. Ces douleurs augmentent suivant les progrès de la maladie, reviennent par intervalle, et sont plus vives le soir ou la nuit. La peau reste la même, mais les vaisseaux lymphatiques s'engorgent, ainsi que la masse entière du sein. Divers tubercules s'élèvent sur la tumeur, les veines de la mamelle se distendent, deviennent variqueuses, puis la peau offre la couleur d'un rouge violet ; elle est extrêmement mince, et laisse bientôt transsuder une sérosité blanchâtre très-corrosive, qui souvent donne lieu à la naissance d'une érysipèle cutané sur toutes les parties qu'elle touche. La malade commence à ressentir des douleurs plus fortes et continues, le sommeil est interrompu : il ne tarde pas à se former une ou plusieurs ouvertures qui s'agrandissent de jour en jour, leurs bords se renversent, deviennent fongueux et lardacés, la sanie qui en découle est de plus en plus âcre, putride, nauséabonde, et laisse exhaler une odeur *sui generis*, très-bien connue des praticiens. L'ulcère fait des progrès effrayans, et devient chaque jour d'un aspect plus horrible, les douleurs sont atroces et lancinantes , des symptômes d'infection générale se manifestent ensuite , la couleur de la peau devient citronnée , terreuse ou livide. La malade éprouve des oppressions , des défaillances , la toux , des douleurs vagues dans les articulations ; enfin la fièvre hectique s'allume , une diarrhée colliquative ou une hydropisie générale ou partielle , amènent bientôt le marasme ou la bouffisure et ensuite la mort.

Tels sont dans leur marche ordinaire la naissance , les progrès et la terminaison funeste du cancer , mais quelquefois celui·ci présente des symptômes différens. Ainsi nous avons vu nombre de fois des cancers produire aux mamelles un engorgement considérable , et non squirreux. Du moment que la suppuration s'y établit , tous les autres symptômes funestes marchent avec rapidité. M. Roux a vu le sein d'une dame parvenue à l'époque critique se gonfler considérablement sans s'endurcir , et se couvrir bientôt de larges ulcères cancéreux , auxquels la malade succomba en moins de trois mois. Beaucoup d'autres auteurs citent des exemples pareils. Souvent ce n'est pas l'intérieur de la mamelle qui est affecté , mais la peau paraît être le siége du mal ;

elle se couvre de tubercules plus ou moins durs et arrondis ; les tegumens se froncent, se resserrent, la mamelle se dessèche, les glandes axillaires se tuméfient, des élancemens se font sentir, et une suppuration cancéreuse amène ensuite quoiqu'avec lenteur, tous les symptômes précédens.

Pouteau dit (1) qu'outre le cancer ordinaire à bords renversés, il y en a encore qui sont très-rares, et qui se montrent d'abord au sein, comme un sillon dur et enfoncé, sillon qui en se fendant pour laisser échapper quelques sérosités, laisse voir une gercure dont les bords sont durs et calleux. Ces bords loin de s'élever, de s'écarter, de se renverser, s'enfoncent au contraire en s'approchant des côtes, se replient en dedans, et se racornissent dans toute la rigueur du terme ; de telle sorte que le sein perd chaque jour de son volume, et que le mamelon disparaît sans qu'il n'en reste plus aucune trace. Il y a moins d'un an que nous fûmes appelés pour voir la veuve Michel, rue du petit

____

(1) Œuvres posthumes.

Chantier, à Marseille, affectée d'un cancer de cette espèce ; la tumeur avait été brûlée par un caustique, ce qui avait ajouté encore à la perte de substance de la mamelle. L'infortunée portait une cuirasse de glandes cancéreuses sur toute la poitrine et le bas-ventre, un érysipèle d'un rouge violet, et d'un aspect gangréneux, était permanent sur cette partie du corps qui, paraissait avoir acquis une consistance ligneuse. La malade déchirée par les douleurs les plus vives, poussait jour et nuit non des cris aigus, mais des hurlemens affreux. Chaque articulation était tout à la fois le siége et l'instrument de son martyre : enfin un épanchement subit dans la poitrine termina après quelques heures d'agonie, sa déplorable existence, au mois d'avril 1810.

Beaucoup de cancers ont une marche aiguë ; tandis que celle de beaucoup d'autres est chronique. Il n'est pas rare de voir des femmes porter des cancers ulcérés, pendant quinze à vingt ans, sans en être incommodées, mais aussi dans certains cas, quelques mois suffisent pour précipiter les malades au tombeau.

C'est à tort que M. Roux pense que le cancer n'influe en rien sur le tissu cellulaire,

pour produire ces infiltrations séreuses qui
sont la suite ordinaire des lésions organiques.
L'expérience nous a prouvé le contraire. Depuis notre séjour à Marseille, nous avons vu
un grand nombre de femmes cancéreuses ;
presque toutes sont mortes à la suite d'une
leucophlegmatie générale ou partielle ; quelquefois l'infiltration n'est correspondante qu'au
côté affecté. Nous avons observé que les douleurs diminuent du moment que l'hydropisie
est déclarée, elles cessent même alors d'être
lancinantes. Doit-on attribuer ce phénomène à
l'extinction progressive des forces vitales ? ou
bien à un défaut de sensibilité organique,
produit par l'épanchement œdémateux qui
émousse alors le principe de la vie, renfermé
comme l'on sait, dans le système nerveux ?

Quelques cancers quoique formant dans la
mamelle, de vastes ulcères cancéreux, ne donnent lieu à aucunes hémorragies, tandis que
celles-ci deviennent quelquefois des symptômes redoutables et bien allarmans. Les femmes sanguines y sont beaucoup plus exposées,
que celles qui ont un tempérament lymphatique ou bilieux. La nature comme l'on voit
ne dévie point encore ici de ses lois ordinaires, quoique dans cette horrible maladie,

sa marche y soit tout à la fois irrégulière et désordonnée, si l'on considère les symptômes qui ont lieu, et les douleurs atroces qui en sont la suite.

Lorsque la diathèse cancéreuse s'établit par les progrès et la dégénérescence acrimonieuse de l'ulcère local, ce qu'il est facile de reconnaître à l'accélération du pouls, aux sueurs partielles du corps, à l'amaigrissement général, à une douleur située derrière le sternum, et à une toux habituelle, elle fait pour l'ordinaire une métastase sur le poumon ; c'est ce qui nous explique ces angoisses, et ces oppressions si fréquentes au déclin de la maladie, et ces épanchemens lymphatiques que l'on trouve après la mort dans la poitrine des personnes qui ont succombé.

Ledran, Louis et divers auteurs, citent des exemples où cette diathèse cancéreuse a porté son action délétère jusques sur les os, et les a ramollis, rongés et cariés en peu de temps. Plusieurs fractures ont eu même lieu à la suite d'un simple éternûment, et du plus petit effort dans le lit. C'est sans doute, à des effets pareils qu'il faut attribuer l'éternelle immobilité de beaucoup de femmes

cancéreuses , quoiqu'au milieu des souffrances les plus cruelles.

L'inspection anatomique démontre toujours
à-peu-près les mêmes altérations , dans toutes les parties attaquées d'un cancer. Ainsi
on trouve dans une mamelle amputée , une
masse charnue , lardacée , tuberculeuse , grisâtre , des kistes renfermant de la sérosité
albumineuse , ou de la sanie purulente. Le
scalpel en ouvrant cette substance inorganique , éprouve la résistance , et fait entendre
le craquement auxquels peut donner lieu un
cartilage endurci. Bridault cite même l'observation d'un cancer dont le noyau , de la
grosseur d'un œuf de dinde , était d'une substance vraiment osseuse , et du poids de deux
onces. Il ne put être divisé qu'à l'aide d'un
couteau et d'une massue. Les douleurs avaient
été horribles. L'engorgement glanduleux qui
avait précédé le cancer était resté pendant
quarante-deux ans stationnaire. La malade
mourut à la suite de l'opération ; il aurait
paru surprenant qu'elle eût pu réussir , parce
que l'expérience nous prouve que les effets
du cancer ulcéré sont d'autant plus dangereux et plus rapides , que cette affection a
été lente et plus tardive à se manifester ,

avant la dégénérescence de son état squirreux.

Nous croyons inutile ici d'avertir qu'il ne
faut jamais confondre le gonflement, les
gerçures, les ulcères et les chancres qui attaquent les mamelles des nouvelles accouchées et des nourrices ; la contusion, les
abcès, les engorgemens laiteux ou lymphatiques, et les tumeurs enkistées des mamelles
qui se développent plus tard, avec la maladie
qui nous occupe. Les émolliens, tels que
le lait tiède, le beurre frais, le cérat ; les
dissécatifs, comme le vin miellé ou sucré,
l'eau de plantain, l'extrait de saturne, suffisent pour guérir le gonflement et les gerçures du mamelon, lorsqu'ils sont simples
et ne dépendent point d'une inflammation
putride ou d'une salive âcre des enfans, telle
que l'ont ceux qui ayant des aphtes dans la
bouche, sont attaqués de la maladie connue
sous le nom de muguet. Les cataplasmes
opiacés conviennent aussi dans certains cas.
Les contusions violentes, accompagnées de
douleurs aiguës, se guérissent par les saignées réitérées, les cataplasmes émolliens et
résolutifs. L'engorgement laiteux, vulgairement appelé le poil, se combat de la même

manière. Lorsqu'il est simple, un liniment composé avec deux gros d'alkali volatil, un jaune d'œuf, deux onces d'huile d'amandes douces, et réitéré toutes les cinq ou six heures, réussit très - bien, ainsi qu'un cataplasme de farine de graine de lin, dans laquelle on aura dissout avec l'eau ordinaire, un gros de savon, ou dix à douze grains de sel fixe de tartre. On seconde son effet par l'infusion de fleurs de sureau, de bourrache, la tisane de chien-dent, les lavemens et les purgatifs, suivant l'afflux du lait aux mamelles. C'est par les saignées du bras et du pied, les juleps calmans, et tous les autres remèdes appropriés, que l'on combattrait les accidens de l'inflammation qui pourraient faire craindre un abcès. Les résolutifs tels que des sachets de sel marin ou ammoniac, les fondans et les purgatifs dissipent pour l'ordinaire, les engorgemens lymphatiques. S'ils étaient la suite d'une contusion, d'une humeur supprimée ou répercutée, ou d'une acrimonie, on en combattrait la cause occasionnelle par les spécifiques usités. A l'égard des tumeurs enkistées des mamelles qui sont des espèces de méliceris où d'athérome formées par une humeur jaunâtre et liquide ou blanchâtre et épaisse ; elles doivent être extirpées par l'instrument tranchant, si elles sont multipliées et douloureuses ; ou par le caustique, si elles sont petites et superficielles. Mais, comme l'on vient de le voir, ces différentes maladies n'ont aucune affinité avec le squirre et le cancer. Et si nous les avons rappelées ici, c'est afin de rassurer toutes les personnes qui en étant attaquées, pourraient se livrer à de fausses craintes, en les croyant susceptibles d'une dégénérescence cancéreuse, ce qui est contraire à l'expérience, et aux élémens de la saine pathologie (1).

____

(1) Voyez Van Swieten et Desault, ouvrages précités. — On peut encore consulter avec fruit sur ces différentes affections Astruc, Lieutaud, Chambon, Vigaroux, Gardien, et tous les auteurs qui ont traité des maladies des femmes. C'est en suivant de tels guides, que les jeunes médecins éviteront les erreurs dans lesquelles leur inexpérience pourrait les faire tomber, et qu'ils parviendront à obtenir toute la confiance des malades livrés à leur soins ; car, il est temps que la raison et la science triomphent de la sotte crédulité du peuple, et de la téméraire audace de ces profanes qui, étrangers à l'art de guérir, s'introduisent furtivement dans le temple d'Esculape, et sont réduits à voiler d'un crêpe funèbre ses autels, afin de dérober à ce Dieu, le grand nombre de victimes que leur funeste ignorance lui immole chaque jour.

CHAPITRE III.

*Théorie nouvelle sur la formation du Can-
cer mammaire, d'après l'exposé des causes et des circonstances qui le précèdent
et le déterminent.*

S'IL est reconnu en pathologie qu'il n'y
a jamais de dépôt purulent, et de maladie
chronique ; sans qu'ils aient été précédés
d'une inflammation, et sans que cette inflammation ait eu pour cause une irritation qui
a produit une phlogose lente ou aiguë ; nous
pouvons hardiment appliquer, d'après la lésion des vaisseaux artériels, ou celle des
lymphatiques, les mêmes principes à l'origine
du cancer. Ainsi du moment qu'une cause
irritante externe, ou un stimulus humoral agissent sur une des mamelles, il s'y établit une
exaltation des propriétés vitales, et il en
résulte une véritable lésion pathologique. Le
plus petit point. glanduleux irrité, devient

alors un centre morbide, et acquiert de jour
en jour, un développement qui finit, si l'on
n'y remédie, par porter une atteinte désor-
ganisatrice aux différens tissus. La tumeur
glanduleuse la plus considérable, le squirre
le plus parfait, le cancer le plus horrible,
n'ont jamais eu à leur début d'autre noyau
maladif.

« L'inflammation, nous dit le D. Féaron,
a été mise au nombre des causes du cancer,
et j'avoue que depuis quelques années, j'ai
fait plus d'attention à cette cause qu'à toutes
les autres. Je n'entrerai dans aucune recherche physiologique, sur la nature ou l'origine
de cette espèce d'inflammation ; mais la méthode que j'ai suivie dans le traitement de
cette maladie, et par laquelle j'ai eu de grands
succès, est entièrement fondée sur le principe ou la supposition que l'inflammation est
invariablement et universellement liée avec
sa cause prochaine (1) ». Boerrhaave et Van
Wieten ont aussi regardé l'inflammation qui
a son siége dans les parties glanduleuses,

------

(1) A treatise on cancers. By Henry Féaron sur-
geon tothe surrey dispensary, 3°. édit. 1790.

comme la cause fréquente du squirre. « Celui des mamelles, suivant eux, dégénère ordinairement et assez vîte en cancer chez les femmes de la campagne qui-sont obligées de travailler pour gagner leur vie ; car pour lors le squirre qui est dur, éprouve un frottement contre les vaisseaux voisins, ce qui y cause de l'inflammation ; et l'on connaît les différens états de la première malignité du cancer, par le degré de l'inflammation voisine (1) ».

Peu importe que ce soit une inflammation aiguë ou chronique qui donne lieu aux premiers symptômes ; le mécanisme de l'engorgement mammaire sera toujours le même ; seulement dans ce dernier cas, l'affluence des humeurs étant moindre, les progrès du mal auront lieu avec plus de lenteur, mais la résolution en sera plus difficile, parce que le système lymphatique est alors principalement affecté, et que jouissant de moins de vie, ses maladies se montrent plus rebelles à l'art de guérir.

Tous les auteurs qui se sont occupés de

____

(1) Aphorismes de chirurgie, n°. 341.

pathologie savent qu'une douleur essentielle ou sympathique, appelle un plus grand afflux d'humeurs sur la partie qui est irritée, surtout s'il y a beaucoup de vaisseaux sanguins, et que c'est de ceux-ci que naissent cette rougeur, cette chaleur, et cet engorgement qui accompagnés de symptômes inflammatoires, précèdent et produisent les tumeurs aiguës. Ce mode d'action morbide ayant un rapport particulièrement direct à l'état pathologique dont il s'agit, nous croyons qu'il peut servir à expliquer la nature et la véritable formation du cancer, qui, comme nous l'avons dit, n'attaque les mamelles, qu'après un engorgement local plus ou moins inflammatoire et douloureux, même dans le système des vaisseaux blancs et lymphatiques. L'inflammation qui survient à un panaris, rendra encore notre théorie plus sensible. Une épine pique le doigt; la première impression qui s'y développe, est un sentiment de douleur plus ou moins vive. La partie irritée, s'échauffe, rougit, la circulation augmente, un engorgement se forme, l'irritabilité et la sensibilité exaltées, produisent des souffrances inouïes dans le moment que la nature travaille à se délivrer de l'ennemi qui l'accable , par la suppuration. Que devons-nous penser des tumeurs qui attaquent les mamelles ? Pouvons-nous ne pas leur attribuer la même origine ? La cause patente ou inconnue qui les a irritées, a d'abord formé un point douloureux ; de là afflux de sang et d'humeurs , tumeur glanduleuse ou lymphatique , quelquefois engorgement chronique , et squirrosité indolente ; celle-ci peut rester plus ou moins long-temps stationnaire ; mais ensuite par un stimulus quelconque, douleur vive , augmentation de la tumeur, éréthisme inflammatoire, et suppuration cancéreuse. C'est ce qu'avait très-bien reconnu Pouteau , en disant : *toute altération provient d'irritation.*

Pour se convaincre que la doctrine que nous venons d'émettre sur l'inflammation, est conforme à l'état actuel des connaissances physiologiques, nous n'avons besoin que d'extraire quelques théorèmes de l'histoire des phlegmasies , ou inflammations chroniques du D. Broussais (1) : « C'est par une in-

____

(1) Cet ouvrage, en 2 forts vol. *in-8°.*, vient d'être mentionné honorablement par l'Institut , et dé-

flammation qui détruit avec plus ou moins
de promptitude, dit-il, un ou plusieurs des
viscères essentiels à la vie, que le plus grand
nombre des hommes périssent. Tout praticien
habitué à contempler les ruines de cet ad-
mirable édifice qu'il n'a pu empêcher de
s'écrouler, est pénétré de cette vérité. Si
nous parcourons l'immortel ouvrage de Morgagni, nous y trouverons à chaque instant
des traces non équivoques d'inflammations...
Lorsque les capillaires irrités peuvent admettre le sang tout entier, la tumeur est
rouge. Comme les tissus où dominent les
capillaires sanguins sont les plus sensibles,
les tumeurs rouges inflammatoires sont les
plus douloureuses. Les glandes salivaires,
la prostate, les testicules, et l'on peut ajouter
les mamelles, ne subissent point d'inflammation aiguë, sans-que le tissu cellulaire
qui les embrasse, ou qui s'interpose entre
les petites masses glanduleuses dont elles sont
l'assemblage, ne soit développé, rougi et
injecté de sang. Lorsqu'un mouvement in-

---

signé à S. M. l'Empereur comme un des ouvrages
les plus marquans qui aient nouvellement paru en
médecine.

flammatoire se développe avec énergie dans
les glandes lymphatiques, toute la vigueur de
la phlegmasie doit être attribuée au tissu
cellulaire qui réunit ensemble plusieurs masses glanduleuses. Lorsque l'irritation est bor-
née au tissu des glandes elle est toujours
chronique. La chronicité de l'inflammation
est déterminée par un stimulus qui continue
toujours à agir localement. L'irritation entre-
tenue pendant long-temps à un degré modéré
et même faible, dans les tissus qui contiennent des capillaires sanguins, altère encore
des capillaires ; mais elle agit en même temps
sur les tissus blancs. La suppuration, ou
l'exsudation prolongée, l'épaississement rouge
avec endurcissement, sont les traces de l'irritation chronique des capillaires rouges.

On reconnaît que l'irritation chronique a
été partagée par les capillaires blancs, à l'é-
paississsément lardacé ou caséiforme, à l'aspect
charnu, inorganique, que l'on appelle squirreux. Les endurcissemens rouges, les endurcissemens blancs, se trouvent fréquemment à côté l'un de l'autre, ou entremêlés
dans les viscères, et les tissus les plus sanguins comme le poumon. Les endurcissemens
blancs se rencontrent quelquefois seuls dans

les tissus riches en capillaires rouges , lorsque l'irritation y a régné long-temps , et dans une nuance fort obscure , surtout si le sujet est peu irritable et peu sanguin ; mais si l'irritation s'établit dans un tissu où prédominent les capillaires blancs , et si aucune cause ne l'a fait passer jusques aux capillaires rouges , l'endurcissement blanc est le seul qui se remarque. La dégénérescence lardacée paraît être une suite de l'inflammation des capillaires blancs. Elle est propre au tissu cellulaire ; lorsqu'elle semble envahir les muscles , les ligamens , les cartilages et les os , c'est par le moyen des lames celluleuses qui s'introduisent dans le tissu propre qu'elle y pénètre. Lorsque l'irritation des capillaires rouges a prédominé , tout est sanguin dans le tissu celluleux ; si au contraire , c'est l'irritation des capillaires blancs , les vaisseaux sanguins et le tissu propre de l'organe , sont pour ainsi dire étouffés.

Tout ulcère est consécutif à l'inflammation. Tous les corps qui sont mis en contact avec une plaie modifient diversement son inflammation. De là des différences infinies de souffrances, de durée, d'aspect et de suppuration , selon la méthode de pansement , selon les topiques qu'on applique, les corps étrangers qui séjournent dans le fond des plaies, *la disposition des foyers qui retiennent le pus*, et lui donnent le temps de se décomposer sous l'influence de l'air. Tous les ulcères cutanés dont le caractère est de s'étendre en rongeant, ont pour base une irritation des capillaires blancs, soit lymphatiques, soit excréteurs, à côté de laquelle la phlogose sanguine se développe; et plus cette dernière est exaspérée, plus les ulcères font des progrès, et se rapprochent du véritable chancre. Il n'est donc pas déraisonnable d'attribuer les ulcérations chancreuses à la réunion des deux phlogoses. Nul doute que ce ne soit à la combinaison de la phlogose blanche avec la phlogose rouge dans une nuance où la dernière ne soit pas trop prédominante, qu'il faille attribuer les ulcérations vénériennes, scrophuleuses, et cancéreuses des amygdales, des prostates, des testicules et des glandes mammaires. Il résulte de tout ce qu'on vient de dire : 1°. que l'irritation des capillaires sanguins seuls ne produit pas les ulcères rongeans et le cancer ; 2°. que l'irritation des capillaires blancs peut donner lieu à ces affections ;

3°. que la réunion des deux irritations dans le même tissu communique à ces ulcérations le plus haut degré d'activité dont elles soient susceptibles.

Les faits que nous venons de rappeler, les rapprochemens que nous venons de faire, me paraissent devoir éclairer l'étiologie des différentes ulcérations rongeantes. Ainsi, l'on reconnaît facilement dans celles du sein, qui est la plus commune, une combinaison de l'irritation de plusieurs espèces de faisceaux blancs, sur lesquels agit encore l'aiguillon de la phlogose sanguine ; ces faisceaux sont les lymphatiques proprement dits, les sécréteurs du lait, les exhalans et absorbans du tissu cellulaire, qui jouissent tous d'une activité peu ordinaire aux autres vaisseaux de leur ordre. Ajoutez-leur encore les excréteurs et les sebacés du tissu cutané, dans lesquels commence ordinairement l'ulcération. Tous ces vaisseaux sont entremêlés de capillaires rouges de différens degrés d'activité ; tels sont ceux de la peau, ceux du mamelon, ceux des glandes lactées. Est-il donc difficile de concevoir que la marche du cancer du sein soit si rapide. D'autre part, cet épanouissement et cette vitalité si considérable des faisceaux blancs de l'organe mammaire , n'expliquent - ils pas pourquoi l'engorgement s'étend si facilement au loin , et rend si souvent l'extirpation inutile ? Ne voit -on pas également que si les ulcères rongeans bornés à la peau sont beaucoup plus facilement guéris, c'est parce que l'amputation ou le caustique peuvent détruire tout ce qui participe à l'engorgement dont les progrès sont toujours lents et difficiles dans un tissu aussi serré que le derme ».

Cette manière de considérer l'inflammation, convient parfaitement à notre théorie du cancer au sein. Sa division en inflammations qui attaquent le système artériel , et en celles qui sont propres au système blanc, nous explique très bien la marche et l'invasion des tumeurs cancéreuses, dont les unes paraissent formées par le sang et sont très sensibles; les autres par un engorgement lymphatique presque indolent. La thérapeutique peut beaucoup gagner à ce nouveau cadre de pathologie ; et nous ferons sentir ailleurs tous les avantages qui en découlent pour notre nouvelle méthode curative. Mais revenons aux causes qui produisent le cancer.

Sous quelque point de vue qu'elles se pré-

sentent, on reconnaît dans toutes un stimulus ou externe ou interne, stimulus qui irrite, qui engorge les mamelles, en y excitant une phlogose vive ou sourde, selon que
les vaisseaux capillaires artériels ou les blancs
sont affectés. Il est vrai que certaines circonstances favorisent l'invasion et les progrès
du mal, tandis que d'autres semblent le détruire, ou paralyser son développement. C'est
là un secret que toute la science humaine
ne pourra jamais dévoiler ; la nature qui
agit si à découvert dans ses effets morbides,
aime pourtant à nous cacher presque toujours, la mécanique de ses premiers mouvemens désorganisateurs.

Indépendamment de ce que le D. Broussais
a écrit sur l'étiologie des différentes ulcérations rongeantes, ce que nous venons de
dire au sujet du stimulus local, comme premier et unique mobile du cancer, est pleine-
ment confirmé par les auteurs. En effet, nous
dit Lecat (1) « la seule chose que je trouve
constamment dans tout ce qui peut occasionner le cancer, c'est de l'irritation, de la dou-

____

(1) Prix de l'Académie de chirurgie ; tom. 1.

leur, de la tension, et un éréthisme particulier.... Les effets d'une pareille irritation dans le tissu externe des parties sont la roideur et l'engourdissement, l'engorgement des solides, la concrétion des sucs nourriciers, et principalement de la lymphe, tous phénomènes de la formation du cancer ». Vigaroux adopte la même opinion (1), et Chambon s'exprime ainsi : « les cancers sont les plus communs chez les femmes bilieuses, et qui ont un sang âcre et épais ; l'épaississement en retardant la marche des fluides, facilite les engorgemens. Si à ce vice se joint l'âcreté, les vaisseaux irrités, sont donc dans un état de contraction, nouvelle cause d'obstruction, puisque leur diamètre est rétréci par l'irritation (2) ». C'est dans le même sens que M. Gardien a dit comme nous l'avons déjà vu; «lorsque le squirre a acquis un volume considérable, où qu'il est irrité, il s'y établit un foyer qui forme cette matière âcre qui est propre au cancer... C'est l'inflammation qui se déclare dans la

______

(1) Maladies des femmes, tom. 1.

(2) Maladies des femmes, 5e. partie.

partie , et qui détermine la formation de cette matière que l'on doit regarder comme la cause du cancer (1) ».

On aime à retrouver dans Pouteau la même doctrine , avec d'autant plus de plaisir que l'autorité dont elle émane , peut faire loi en médecine. « Après un coup reçu dans une partie aussi délicate que le sein , si parmi une circonstance quelconque , le sang épanché dans le corps de quelque glande , ou de toute autre partie , ne trouve point de passage dans l'éponge graisseuse , il s'altérera de plus en plus , et agacera les houpes nerveuses , pour occasionner dans le follicule glanduleux , ainsi que dans son pédicule , une corruption , un resserrement qui en diminuent d'abord le volume naturel , et en rapprochent les mailles. Le sang que la circulation conduit toujours dans les parties embarrassées , les pénétrera , tandis qu'il trouvera à son retour un obstacle qu'il ne pourra pas vaincre avec la même facilité. Cet obstacle agira surtout sur les veines du plus petit diamètre , sur les vei-

____

(1) Traité d'accouchemens , de maladies des femmes, *etc.*

nes absorbantes spécialement chargées de la reprise des sucs extravasés , et de ceux qui s'exhalent par les porosités artérielles.» Ailleurs il dit encore : « toute inflammation de cancer interne suppose nécessairement la présence de quelque cause irritante, autour de laquelle le sang s'embarrasse , et détermine un engorgement inflammatoire. On peut s'en former une idée grossière par les abcès qui se forment autour d'une écharde qui s'est implantée dans le doigt , et dont la nature ne se débarrasse que par l'inflammation qui met en fonte les parties molles qui touchent ce corps étranger (1) ».

L'exposé des causes et des circonstances qui concourent à la formation du cancer , sert de complément à notre théorie. Stahl , Pinel , et en général tous les auteurs qui ont écrit sur les maladies cancéreuses , ont toujours placé au rang de leurs causes les plus ordinaires , les vices de la menstruation , l'âge critique. Ces causes sont certainement toutes excitantes , et ne peuvent agir qu'en donnant lieu à une irritation locale dans l'organe af-

______

(1) Œuvres posthumes.

fecté. Les autres virus qui produisent quelquefois des cancers sympathiques , n'agissent
aussi dans le principe que par un stimulus irritant ; il en est de même de toutes les circonstances qui préludent à la naissance du
cancer. Les engorgemens laiteux qui ne se
terminent pas par résolution ; qui laissent
des noyaux d'une nature suspecte , ou qui
sont imprudemment ouverts par le fer, excitent également , lorsqu'ils dégénèrent , une
phlogose locale , qui amène ensuite un engorgement cancéreux. Cette dernière cause est
très - fréquente et très - active , dans un siècle où tant de mères indignes de ce nom ,
et sans y être physiquement forcées, livrent
sans nécessité leurs enfans à des nourrices
mercenaires , et s'exposent à tous les ravages
d'un lait épanché , dont elles ne tarderont pas
à être les malheureuses victimes. En effet ,
« je crois , dit, M. George Hill , chirurgien à Chester , que l'origine du cancer des
mamelles tient souvent au sevrage ; les obstructions qui en sont les conséquences fréquentes , ne sont pas quelquefois traitées avec
toute l'attention qu'elles méritent. On devrait prendre pour règle de ne discontinuer
l'usage des résolutifs que lorsque les seins

sont rendus à leur volume naturel. Quelques nourrices se laissent tarir une mamelle, soit parce que le mamelon est trop petit, ou qu'il menace de s'excorier. Cette pratique peut produire le cancer à l'époque de la cessation des règles, et je dois ajouter à ces causes, que cette terrible maladie est due quelquefois à ce que la femme s'écarte des voies de la nature, en ne remplissant pas le plus sacré des devoirs envers son enfant (1) ».

Si l'on pouvait nous objecter qu'en attribuant à un point inflammatoire l'origine du cancer, nous ne donnons point une théorie nouvelle, et que c'est là une vérité reconnue et proclamée par beaucoup d'auteurs, nous serions en droit de répondre que jusques à ce jour, aucun pathologiste n'en avait expressément fait le code de sa doctrine, tandis que c'est sur cette unique base que repose l'édifice conservateur que nous nous efforçons d'élever à la plus belle moitié du genre humain. D'ailleurs ne sait-on pas qu'il est des véri-

____

(1) Réflexions sur le cancer, journal de littérature médicale étrangère.

tés qu'il faut répéter jusques à satiété pour les rendre utiles ? Les praticiens se sont toujours plus occupés de la maladie cancéreuse, lorsqu'elle est prononcée, et qu'elle a fait des progrès qui la rendent incurable, que lorsqu'elle est à peine à son début, et non idiopathiquement formée. Nos recherches actuelles ont été dans un sens contraire ; convaincus qu'un cancer confirmé, lors même qu'il n'est encore qu'occulte est incurable, nous n'avons travaillé qu'à le prévenir, et nous ne pouvions espérer d'y atteindre, qu'en remontant à sa source, et en expliquant pour ainsi dire *ab ovo*, le mécanisme constitutif de sa formation (1).

---

(1) Les auteurs qui ont écrit sur le cancer auraient sans doute donné des préceptes plus utiles, si lors de l'invasion de cette triste maladie ils s'étaient appliqués à en rechercher les causes primitives, et à les combattre avec succès. N'oublions point qu'Hippocrate n'a été le plus grand médecin de l'antiquité, que parce que son génie philosophique l'avait porté à devenir le plus habile, et le plus exact scrutateur de la nature.

CHAPITRE IV.

Confirmation de la théorie précédente d'après le tissu anatomique des mamelles, leur état pathologique, et leur connexion avec le systême utérin.

LA grande fréquence des cancers qui atta-quent les mamelles (1), ne peut s'expliquer que par la description anatomique du tissu de ces organes ; et on ne peut attribuer qu'à leur organisation particulière, les suites si funestes des coups et des contusions qui les affectent quelquefois si douloureusement. Il en est de même de l'influence qu'elles reçoivent de la cessation des règles, de certains vices des humeurs, et des engorgemens lai-

---

(1) Cette fréquence relativement aux autres parties du corps qui peuvent en être affectées, est suivant Bell, dans le rapport de 6 à 1.

teux

teux qui par une mauvaise disposition constitutionnelle , dégénèrent en vrais squirres
cancéreux. Mais avant de faire connaître plus
amplement notre doctrine , nous croyons
nécessaire de tracer un état descriptif et suc-
cint des mamelles , d'après la savante anatomie de Bichat.

« La peau qui couvre les mamelles est
plus douce au toucher , plus fine et plus
délicate , que celle de la plupart des autres
parties du corps. Le mamelon , à la surface
duquel se voient plusieurs ouvertures qui sont
les orifices des conduits lactifères , est formé
de ces conduits eux - mêmes , d'un tissu mou
qui sert à les réunir , et auquel il faut sans
doute attribuer l'érection dont il est sucep-
tible, enfin d'une enveloppe cutanée. Le systême capillaire sanguin y est très-développé ,
et comme celui des joues , susceptible d'être
influencé par les passions : on assure que
chez quelques jeunes filles la pudeur fait
rougir le mamelon. C'est au tissu graisseux
que le sein doit son volume et ses formes ;
en effet, le corps glanduleux qui entre dans
l'organisation de la mamelle est très-petit en
comparaison du volume de l'organe. Aucune
autre glande n'offre cette disposition ; toutes

E

celles que nous avons examinées sont complétement parenchymateuses, chacune en particulier. A la vérité le corps graisseux qui fait
la plus grande partie de la mamelle n'est pas
étranger à la sécrétion opérée par cet organe :
il fournit un des matériaux immédiats du
lait, il paraît même que ses proportions influent sur les qualités de ce fluide.

Le tissu dont nous parlons est composé
de véritables pelotons graisseux renfermés
dans des cellules plus grandes que celles du
tissu cellulaire des autres parties. C'est dans
son épaisseur même, et au milieu de lui,
que se trouve la glande mammaire. Cette
glande, qui se présente sous la forme d'un
corps aplati, assez étendu en largeur, et
plus épais au centre qu'à la circonférence,
est l'assemblage de beaucoup de petits lobes
qui ont une couleur blanchâtre, et une apparence pulpeuse, très-distincts les uns des
autres, mais liés entr'eux par du tissu cellulaire qu'une certaine densité, et un état
comme membraneux distinguent très-bien du
tissu graisseux environnant. Ces lobes sont
plus rapprochés, et en plus grand nombre
vers le centre de la glande que dans son
contour. Telle est l'organisation apparente

de la glande mammaire ; mais l'arrangement intime de son tissu est inconnu ainsi que celui des autres parenchymes glanduleux. Néanmoins quelques anatomistes pensent qu'elle est presque entièrement formée de vaisseaux lymphatiques ; et que ce sont ces vaisseaux qui lui apportent les matériaux de la sécrétion du lait ; mais il pa ît plus naturel de penser que c'est le sang qui en est la source immédiate, puisque plusieurs faits prouvent la communication plus ou moins directe des vaisseaux sanguins avec les excréteurs des mamelles. Les artères qui se distribuent aux mamelles, sont les mammaires internes, les intercostales, les thorachiques. Il y a des veines correspondantes aux artères ; en outre, plusieurs se voient immédiatement au-dessous de la peau ; et c'est elles qui forment ces énormes dilatations variqueuses dans certains cancers, où tout le pourtour de la mamelle, est d'un rouge violet, et quelquefois livide. Enfin la grande sensibilité des mamelles, nous prouve le grand nombre de nerfs qui entrent dans leur organisation, nerfs qui comme on sait, viennent principalement des dernières paires cervicales, des costaux qui communiquent avec le grand

sympathique , et des thorachiques externes (1) ».

Un organe qui réunit donc tout-à-la-fois,
un tissu cellulaire abondant , une glande
importante dont on ne connaît pas encore
l'intime structure , une infinité de vaisseaux ,
de glandes lymphatiques , et des conduits
lactifères , un corps graisseux très-considérable , enfin une éponge pour ainsi-dire sanguine et nerveuse , ne peut être affecté pathologiquement , comme celui dont le tissu
est moins compliqué. Bichat , qu'il faut toujours citer en pathologie anatomique , avait
observé qu'exposé à l'air le tissu glanduleux
se putréfie très-promptement , et donne une
odeur plus infecte que la plupart des autres. Plus d'ammoniaque paraît s'en déga-
ger (2).

Richerand nous dit aussi : « Que les organes d'un tissu lymphatique sont les plus
exposés aux cancers par la faiblesse de leur
structure ; et que les glandes placées sur le

____

(1) Anatomie générale , etc.

(2) *Idem.*

trajet des absorbans, comme les mamelles, y sont particulièrement sujettes (1) ».

Suivant Pouteau, « la structure des parties glanduleuses étant très-compliquée, le cours des liqueurs s'y arrête ou s'y embarrasse plus aisément que dans aucune autre partie, lorsqu'une cause irritante en agace les filets nerveux (2) ». A l'autorité de ces trois grands pathologistes, nous pouvons ajouter celle de M. Gardien. « Le squirre des mamelles, dit-il, est assez fréquent ; la structure lymphatique de ces organes, leur vive sensibilité qui fait qu'elles se gonflent toutes les fois qu'elles sont irritées sympathiquement, qu'elles deviennent le siége d'un travail particulier et d'une sécrétion, sont deux circonstances déduites de leur organisation qui les disposent singulièrement aux squirres et aux cancers (3) ».

Chambon émet les mêmes idées. « Il pré-

----

(1) Nosographie chirurgicale.

(2) Œuvres posthumes.

(3) Traité d'accouchemens, des maladies des femmes, *etc.*

tend que la quantité de vaisseaux lymphatiques qui entrent dans la structure des mamelles , est une cause de la dégénérescence
de son inflammation en ulcère cancéreux ;
car il est convenu par tous les observateurs
que les organes qui filtrent le plus de sucs
lymphatiques sont aussi ceux dont les suppurations sont les plus mauvaises , parce
qu'elles sont les plus lentes , et que les liquides y contractent une dégénérescence plus
marquée , ce qui nous apprend pourquoi les
tumeurs des glandes dégénèrent si fréquemment en carcinomes (1) ». Les mamelles à
raison de leur sensibilité et de leur voisinage
du cœur , sont plus sujettes , d'après Vigaroux, que la matrice au cancer ; d'ailleurs
elles reçoivent un plus grand nombre de
vaisseaux lymphatiques , l'organe cellulaire
y est plus épanoui , et la nature de ses couloirs favorise davantage les concrétions de la
lymphe (2).

Dans l'anatomie physiologique et patholo-

---

(1) Maladies des femmes , 5°. partie.

(2) Maladies des femmes.

gique de Portal , on trouve des faits précieux sur la correspondance maladive des mamelles avec les parties de la génération. La doctrine d'un aussi célèbre médecin ne peut que confirmer de plus en plus nos principes. « Dans la plupart des maladies de la matrice , dit-il, les mamelles sont affectées de douleur et de gonflement , quelquefois de tumeurs cancéreuses. L'engorgement d'un ovaire seul ou avec la moitié de la matrice , a été suivi de douleur, de dureté, et du gonflement de la mamelle du même côté , l'autre restant saine. Il n'est pas douteux qu'alors le sang et la lymphe ne refluent particulièrement des parties génitales dans les mamelles : dans ce cas, leurs vaisseaux sont plus dilatés ; le corps glanduleux du sein se tuméfie , se durcit plus ou moins , et les maladies les plus funestes surviennent dans les mamelles par suite de maladies des parties génitales : de même les affections morbifiques des mamelles peuvent se transmettre dans les parties internes de la génération, dans les ovaires surtout. — Les mamelles sont sujettes à diverses maladies, à l'inflammation, au gonflement, à l'induration, aux abcès, au cancer, au carcinome ; et ces maladies ne sont

elles pas une suite de leur organisation ?
Pourvues d'un grand nombre de vaisseaux
artériels et veineux , de vaisseaux et glandes
lymphatiques ; de nerfs , d'un corps glanduleux qui leur est propre , de canaux excréteurs , laiteux , de glandes sébacées , d'un
tissu cellulaire copieux , et de beaucoup de
graisse , les mamelles ne doivent·elles pas
être sujettes aux maux nombreux auxquels
ces diverses parties sont elles mêmes exposées ? Les progrès de l'inflammation y sont
d'autant plus rapides , que leurs vaisseaux
sanguins y sont plus nombreux , plus extérieurs ; et plus exposés aux impressions des
causes externes , comme les chutes , les compressions , les topiques qui peuvent irriter la
peau qui les revêt , et en boucher les pores ;
car , combien de maux de mamelles ne sont
pas journellement produits par de mauvaises
pommades que les femmes emploient pour
conserver leur sein , l'empêcher de se flétrir
et de se rider ! Combien de maux encore
les topiques ne font·ils pas aux femmes qui
y recourent pour détruire quelques engorgemens du sein après les couches , ou dans
d'autres circonstances ! De toutes les parties de l'art de guérir , l'administration des

remèdes extérieurs du sein est peut-être la partie la plus difficile ; le peuple et les gens de l'art peu instruits , décident cependant sur cet objet avec une assurance qui devient bien souvent funeste. La suppuration une fois commencée dans le sein , y fait de prompts et terribles ravages par rapport à la grande quantité de graisse qui s'y trouve (1) ».

« On peut en quelque sorte , d'après la situation ordinaire des cancers, nous dit Bell, expliquer comment la matière qu'ils fournissent est plus âcre et plus virulente que le pus de toute autre espèce d'ulcère. En effet, comme il attaque les glandes , qui, dans des affections beaucoup moins graves , ne donnent point, comme tout le monde sait, un pus de bonne qualité , il est probable que quelque irritation particulière puisse y faire naître une disposition telle, qu'il en résulte la formation de la plus mauvaise de toutes les matières , savoir du virus cancéreux, qui séjournant dans la glande , et se trouvant ensuite absorbé, infecte tout le système ; alors

____

(1) Cours d'anatomie médicale , tom. 5.

d'un ulcère simplement local , il en résulte une affection générale , qu'on peut appeler diathèse cancéreuse.

Il est facile d'expliquer encore sans avoir recours à une affection générale , comment il peut survenir des cancers à la suite des tumeurs qui affectent les seins des nourrices et des femmes en couches , de celles que l'on remarque chez les femmes quand le flux menstruelles quitte , et enfin de celles qui succèdent à des fièvres et à d'autres maladies dont elles paraissent être la terminaison. Il y a toujours dans ces circonstances une détermination du sang , ou d'un autre fluide vers la partie affectée ; il en résulte un abcès quand ce fluide arrive à une substance cellulaire ; quand c'est à la plèvre , aux membranes de l'œil , ou à quelque autre partie dont le tissu est trop serré , il en résulte une violente inflammation ; quand c'est vers la substance d'une glande que la détermination a lieu , l'expérience nous apprend que le pus ne peut pas s'y former de même que dans le tissu cellulaire ; que la glande en raison de sa mollesse , n'est pas susceptible de s'enflammer ; et qu'il se forme en conséquence , par l'obstruction et la distension de ses différens vaisseaux ,

une tuméur dure, indolente, appellée squirre,
Quand il s'est produit une tumeur de cette
espèce, elle reste indolente, jusqu'à ce que
l'accroissement de son volume, ou un accident quelconque occasionne une irritation capable d'exciter une inflammation violente qui
en raison de la partie malade, ne pouvant donner naissance à la suppuration, se termine
par ce que nous nommons cancer, comme
dans d'autres parties du corps, elle se termine par la gangrène, si on ne peut préalable-
ment en obtenir la résolution, ou amener la
suppuration. La chose étant ainsi, on conçoit
comment les glandes seules peuvent être affectées sans le concours d'aucune cause externe; car la circulation se faisant dans les
glandes à l'aide de vaisseaux plus petits, que
ceux qui se rencontrent dans les autres parties du corps, il pourra s'y former des obstructions plus facilement et plus promptement
que dans aucune autre partie; et l'obstruction ayant une fois lieu, l'irritation qui en
résulte peut avoir les mêmes suites qu'un
coup ou une contusion (1) ».

____

(1) Traité des ulcères.

La nature agit donc régulièrement lorsqu'elle change un dépôt purulent des mamelles, en une suppuration putride et cancéreuse. Un ulcère formé dans le tissu d'un organe aussi sensible et aussi diversement composé, doit y dégénérer promptement ; les solides,
et les fluides irrités s'y décomposent par le
contact de l'air extérieur qui y fait fermen-
ter les humeurs que l'inflammation a amas-
sées dans la mamelle, et qui par suite de
leur stase putride sont déjà sensiblement al-
térées, ce qui nous fait connaître, pourquoi
ces humeurs contractent si rapidement le degré de virulence qui les fait passer à l'état
cancéreux, vu la disposition anatomique du
foyer qui les recèle. Si dans l'état ordinaire, les
glandes dans les affections les plus simples rendent toujours une matière plus âcre, plus virulente, comme le dit M. Gardien, et comme
l'expérience nous le prouve tous les jours, il
est donc naturel de penser, qu'un dépôt qui serait simple et sans danger sur toute autre partie du corps qu'à la mamelle, devient le plus
souvent cancéreux dans celle-ci, par le seul
effet pathologique de l'organisation de cet
organe.

« On connaît, dit l'auteur de l'anatomie

générale (1), la remarquable sympathie qui
met les mamelles sous la dépendance de la
matrice : on sait que quand les règles viennent à chaque mois, les seins se gonflent un
peu , que les cancers se développent souvent
à l'époque de la cessation de ce flux naturel. Tous les médecins ont observé ce
rapport sympathique qui paraît être d'un
ordre particulier, et dépendre de l'analogie
des fonctions de deux organes sympathisans ».
Quoique ce soit là une vérité généralement
reconnue , et qu'il paraisse au premier coup
d'œil inutile de la confirmer par les préceptes
des auteurs les plus estimés , et par des
exemples tirés de leur pratique ; cependant
nous avons cru nécessaire pour éclairer de
plus en plus les gens de l'art et le vulgaire , de
renforcer notre opinion de celle des médecins
qui se sont particulièrement occupés des maladies cancéreuses ; les redites et les surabon-
dances ne pouvant jamais être déplacées, lorsqu'il s'agit de présenter des idées nouvelles
sur un sujet aussi important.

« Les femmes, dit Ledran , sont beaucoup

---

(1) Bichat.

plus souvent attaquées de cancers aux mamelles que les hommes , par rapport à la quantité des glandes qui entrent dans la composition de ces parties ; mais de plus il y a entre la matrice et les mamelles une espèce de
correspondance qui fait le plus souvent qu'elles se gonflent , et deviennent douloureuses à
l'approche des règles ; c'est ce qui fait sans
doute que les évacuations menstruelles étant
arrêtées par quelque surprise ou accident, se
portent souvent aux mamelles , et y causent
des engorgemens qui se terminent par le
retour des règles. En 1749, une femme âgée
de 56 ans me consulta , elle avait été réglée à
13 ans , et depuis ce temps elle l'était mal.
Elle avait à la mamelle droite une tumeur
grosse comme une noix placée au-dessus du
mamelon qui était comme rentré en dedans ;
et elle y sentait quelquefois dans la journée
de légers élancemens comme des coups d'aiguille... Dans le même-temps une demoiselle
de 30 ans , avait beaucoup maigri à la suite d'un
coup de coude qu'elle avait reçu depuis deux
ans dans le sein ; elle en reçut un second ,
et six semaines après elle y apperçut une petite glande roulante et peu douloureuse. En
trois mois, cette glande devint grosse comme

un jaune d'œuf dur, et elle y sentait d'un jour à l'autre de légers élancemens (1) ». Nous ferons connaître par la suite par quel régime, et par quels remèdes, ce praticien obtint la guérison de ces deux cancers commençans.

Civadier opéra et guérit une femme de 45 ans, qui avait une tumeur cancéreuse à l'ombilic ; cette tumeur avait paru peu à peu après la cessation des règles à 40 ans. Dans ses recherches sur le virus cancéreux et les moyens de le combattre, Pouteau observe « que quoique de toutes les parties du corps, soit dures, soit molles, aucune ne soit à l'abri du cancer, le sein y est plus disposé que tout autre par sa structure. On peut comparer la partie glanduleuse du sein qui travaille le lait, à plusieurs petites grappes de raisin, dont les pédicules communs se réunissent au nombre de dix à douze pour aller se faire jour au sommet du mamelon qui est percé en forme d'arrosoir. Chaque grappe est composée de beaucoup de petits grains de consistance assez ferme, qui sont destinés à

____

(1) Mémoire avec un précis d'observations sur le cancer.

transformer en lait une grande partie du sang
que les artères fournissent au sein. Ce mécanisme nous met à même de juger avec quelle
facilité les mamelles s'engorgent lorsqu'une
pléthore laiteuse les opprime par défaut de
succion, ou lorsque le lait s'épanche par l'oc-
clusion de ses couloirs, ou lorsque des coups
ont produit des déchiremens dans ses ca-
naux, et qu'il ne peut passer à travers les
cellules graisseuses pour se dissiper de proche
en proche par les sueurs, les selles et les
urines. Mais une autre circonstance rend encore les glandes du sein, et leurs dépendan-
ces beaucoup plus susceptibles d'engorgemens
qu'aucune autre partie. Dans tous les temps,
et surtout vers les jours périodiques, il se
fait dans le sein une séparation d'une humeur
qui ne diffère du vrai lait que par sa ténuité.
Cette humeur ne s'échappe que rarement par
le mamelon, quoiqu'une simple succion puisse
lui ouvrir cette voie, et suffise étant répétée,
pour en extraire un véritable lait sans grossesse, et sans accouchement antécédent. Cette
humeur s'accumulerait et deviendrait à charge,
si elle ne trouvait pas un passage habituel
dans les cellules graisseuses environnantes, et
cela à travers les porosités ou les petits canaux
qui

qui de l'intérieur des réservoirs laiteux s'ouvrent dans ces cellules ; mais si ces réservoirs agacés par la perversion d'un sang épanché dans leur cavité se resserrent et ferment en grande partie ces issues latérales, il n'y aura que la partie la plus tenue, la plus fluide de cette humeur, qui sert pour ainsi dire d'avant-coureur au lait, qui pourra s'échapper. Le reste s'épaissira de plus en plus par le repos dans ces glandes et ces réservoirs, et là il participera bientôt à la perversion du levain qu'a laissé la contusion.»

L'effet qu'attribue ici Pouteau aux suites funestes d'un coup porté sur le sein ; et d'une congestion laiteuse, s'applique encore avec plus de raison à une pléthore sanguine, qui après l'époque critique se porte sur les mamelles de beaucoup de femmes, ou lors même que le flux menstruel n'étant pas encore supprimé, éprouve des retards ou une diminution dans sa quantité habituelle, ou seulement quelque vice dans sa qualité.

Au moment où la nature refuse aux femmes la faculté de devenir mères par la cessation de leurs règles, il se fait une révolution, comme tout le monde sait, dans

F

leur économie. Ce n'est pas à tort que les praticiens ont désigné cet âge comme une époque critique pour elles. En effet, les femmes sanguines qui ont suivi dans leur jeunesse un régime incendiaire, qui vivent dans l'indolence ou dans les plaisirs bruyans, traînent sur leurs pas une cohorte de maladies toutes plus ou moins incommodes et dangereuses. C'est alors qu'elles sont exposées à des insomnies prolongées, à des rêves fatiguans, à des oppressions, à des vertiges, à des paralysies, à des apoplexies foudroyantes. Quelques-unes ont des migraines, des otalgies, des odontalgies épouvantables, des palpitations, des étouffemens, des syncopes, et tous les autres symptomes hystériques ; d'autres sont tourmentées par des douleurs vagues et irrégulières, tenant de la nature de la goutte ou du rhumatisme ; plusieurs sont hideusement couvertes d'efflorescences dartreuses ou boutonnées, sur le visage ou sur différentes parties du corps. Enfin qu'on se représente les maladies les plus bizarres, les plus longues, les moins connues et les plus extraordinaires, toutes peuvent provenir d'une cause unique, qui est la cessation du flux menstruel.

Si la constitution entière des femmes et même les parties les plus éloignées et les moins sensibles, peuvent recevoir des influences aussi funestes de l'époque orageuse où l'utérus cesse, pour ainsi dire de vivre, que devons-nous penser des mamelles qui sont avec lui dans des rapports si étroits, si intimes et si sympathiques ? Oui, comme l'ont remarqué MM. Bayle et Dupuytren, sur vingt femmes attaquées de cancer, quinze au moins le sont entre 48 à 5o ans ; Dionis avait déjà fait la même observation. Suivant Astruc, la suppression des règles, ou la cessation subite d'une hémorragie utérine, mérite la plus grande attention, parce que rien n'est plus ordinaire que de voir dans les femmes, qui se dérangent, des glandes qui se forment au sein, ou des glandes qui y étaient sans faire aucun mal, devenir douloureuses et grossir. Les mêmes causes produisent le squirre, quoique celui-ci soit moins fréquent que les glandes.

« Les plus grands changemens, dit Van-Swieten, qui se font dans le corps de la femme, arrivent dans le temps que les menstrues commencent à paraître pour la première fois, comme aussi dans la suite, quand elles cessent, dans celles qui sont avancées en âge, et dont la nature est épuisée. Les observations de presque tous les médecins apprennent que lorsque le flux menstruel ordinaire vient à cesser, les mamelles en sont affectées, que leurs vaisseaux sont distendus, et qu'il s'y forme des squirres. De même l'on observe fréquemment que des squirres qui sont produits par d'autres causes, augmentent de masse vers ce temps-là, et dégénèrent souvent en cancer. Hippocrate l'a très-bien observé lorsqu'il a dit : *La matrice fermée renvoie le sang aux mamelles.* Houllier a appris que même les autres endroits glanduleux du corps étaient sujets aux tumeurs, dès que les menstrues étaient retenues, ou bien coulaient en moins grande quantité qu'à l'ordinaire, disant avoir vu en une seule année, plus de deux cens filles, auxquelles il se forma des tumeurs dans les aines, au milieu du printemps, provenant de ce que leur sang menstruel ne sortait pas en assez grande quantité (1) ».

______

(1) Aphorismes de Boërrhaave. — Houllier, *comment. 2. in lib. 3. coac. Hippocr,* n°. 40. pag. 246.

C'est au défaut d'évacuation d'un âcre mélancolique qui est dans le sang, et qui se
jette après une suppression ou un dérangement menstruel sur le sein , que Mercatus
assigne l'origine du cancer (1). « Les squirres
et les cancers de la matrice et des mamelles,
nous dit M. Gardien, surviennent ordinairement à l'époque de la cessation des règles,
ou lorsqu'elles se suppriment à raison des
congestions de sang dans les glandes qui les
obstruent et les irritent en distendant leurs
vaisseaux. C'est sous ce rapport que l'on peut
dire , que ces affections ne surviennent jamais, sans qu'il n'y ait déjà une disposition
dans le système ; mais cette disposition est

----

(1) *Quippè cum purgatio illa crasso melancholico
que sanguini expurgando sit idonea , si quandò sup-
primi aut vitiari contingat , vitiatos in corpore supe-
resse humores , nulli forè dubium arbitror , quos sa-
nè in grave aliquod malum prorumpere certum est ,
præsertim circà eam partem , cum quá majorem ha-
bet uterus communionem et colligantiam , quo fit , ut
feminarum mammæ subindè facilè in hæc vitia pro-
labantur ; præterquam quòd receptioni excremento-
rum ob laxitatem mammarum substantia prona sit.*

De mulier. affect.

F 3

un état pléthorique et une sensibilité vive de ces organes ».

S'il faut en croire Chambon, « à l'époque de la cessation des menstrues, il se développe chez les femmes une pléthore générale, soit par la rigidité de la fibre élémentaire des vaisseaux, soit par l'épaississement du sang, et son défaut d'écoulement périodique. En général les tumeurs qui se manifestent alors, prennent un accroissement très-rapide par rapport à la congestion sanguine, et à l'épaississement du sang. L'expérience prouve de plus en plus qu'un sang acrimonieux donne aux congestions qu'il forme une grande tendance à l'ulcération. Or, le sang dans les femmes âgées, comme chez celles qui ont eu long-temps un écoulement quelconque, acquiert de l'acrimonie ; de-là l'inflamation et l'ulcération. Si celle-ci est à la mamelle, elle devient carcinomateuse, parce qu'elle a lieu dans une partie où il y a une grande sensibilité, par conséquent l'inflammation est toujours accompagnée d'une irritation vive, qui fait contracter à la matière purulente, un caractère caustique, d'où l'érosion constante des bords de l'ulcère, leur agacement, leur renversement, leur dureté, et tous les autres symptômes des suppurations cancéreuses ». Vigaroux attribue directement à la suppression des règles la cause la plus ordinaire du cancer à la mamelle ; la correspondance, dit-il, entre l'utérus et cet organe, est telle que les affections de l'une se répètent sympathiquement sur l'autre (1) ; Richerand a aussi observé que c'est à l'époque de la cessation des règles que les femmes en sont surtout attaquées.

Enfin l'autorité la plus ancienne et la plus importante ; celle qui a obtenu la sanction de plus de vingt siècles, et que tous les praticiens doivent regarder comme sacrée, parce qu'elle est fondée sur l'expérience de tous les jours, est celle d'Hippocrate, qui, après avoir disserté sur la cause la plus

---

(1) Pour les plus grands développemens de cette idée, voyez les questions de médecine soutenues en 1790, par ce médecin, à l'école de Montpellier. La sixième, qui a pour titre : *An est faustis et infaustis observationibus circà tumores mammarum*, etc., est surtout remarquable par son éloquente précision, et par la pureté de ses principes physiologiques.

fréquente du cancer des mamelles, s'exprime ainsi : *Conclusi uteri menses ad mammam recurrunt... et in mammis tubercula dura excoriantur, quædam quidem majora, quædam verò minora : hæc autem minimè suppurant, sed semper duriora fiunt; exindè cancri occulti nascuntur* (1).

Après des principes si clairement exposés, et confirmés par l'autorité des plus grands maîtres, surtout par celle de ce génie divin que toute l'antiquité et les temps modernes, ont reconnu dans Hippocrate, qui pourrait encore douter que le cancer du sein ne soit dépendant du tissu anatomique des mamelles, de leur état pathologique et de leur connexion avec le système uterin, ainsi que nous croyons l'avoir déjà démontré, sous le rapport de la théorie, et comme nous le prouverons bientôt sous celui de la pratique!... Qu'il nous soit donc permis de dire, qu'on ne doit pas être surpris que les mamelles qui ont été enflammées et irritées, donnent une suppuration vicieuse, parce

____

(1) *De morbis mulier. lib. 1. sect. 5.*

qu'en effet , si la dégénérescence des dépôts dont elles sont le siége , ne tenait pas essentiellement à la structure organique de la partie affectée , nous ne verrions point sans doute , un si grand nombre de cancers mammaires provenir uniquement de causes externes , qui n'ont pu exciter que de l'irritation , sans l'inoculation à l'intérieur d'aucun virus cancéreux.

C'est de la même manière irritante qu'agissent pareillement dans le principe une suppression de mois , et la cessation du flux menstruel , lorsqu'ils sont transportés sur le sein et qu'ils y deviennent la cause primitive et matérielle d'un cancer , par les engorgemens sanguins auxquels ils donnent naissance , et qui dérivent dans ce cas de la pléthore générale de tout le système ; car , si au rapport de Pinel , les engorgemens des glandes du sein qui surviennent chez les femmes âgées de 60 à 80 ans , sont moins propres à dégénérer en cancers , et leur extirpation n'est pas suivie de récidive , n'est-ce pas à une pléthore moins considérable qu'il faut en attribuer l'effet ? A quelle autre

cause physiologique pourrait-on raisonnable-
ment le rapporter (1)?

Toutes les causes productrices du cancer, telles que la suppression des hémorragies naturelles ou accidentelles, les coups,
les contusions, un régime échauffant, les
métastases laiteuses, humorales et cutanées, sans en excepter même le chagrin,
sont donc excitantes, et préludent à la formation de cette maladie, en provoquant un
éréthisme local. La mélancolie même, qui
semble n'être qu'un état passif de l'ame,
exerce une action active sur le système des
glandes, et y produit fréquemment des squirres, dont la marche est plus ou moins aiguë,
selon l'intensité et la durée de la tristesse et
du chagrin. Ainsi Tulpius rapporte qu'une
femme qui avait porté pendant 50 ans un
carcinome dur et inégal, sans incommodité

---

(1) A l'appui de cette assertion, nous lisons dans
l'anatomie médicale de Portal, qu'une femme qui
portait depuis long-temps un squirre à la matrice,
sans accident, ayant eu une suppression de règles,
éprouva subitement divers accidens grâves, et mourut.

considérable, ayant eu de vives inquiétudes, le vit dégénérer bien vite en un cancer ulcéré des plus terribles (1). Le D. Wendelstadt, dit également que les chagrins et les contrariétés ont une influence très-marquée sur les maladies du système glandulaire, et en cite des exemples. Le D. Gardien a aussi vu un squirre qui était resté indolent depuis longues années, prendre un volume considérable en quelques semaines, et n'avoir été exaspéré que par le seul effet du chagrin. Mais parmi les observations de cette espèce consignées dans les auteurs, il n'en est point de plus frappante que celle dont nous avons été témoins, l'an passé, chez Mme. Caire, rue Sylvabelle, à Marseille. Cette dame respectable, et digne d'une meilleure destinée, portait un squirre douloureux et d'un volume considérable, à la mamelle gauche. Par le traitement que nous lui conseillâmes, et qui sera mentionné ci-après, nous fîmes disparaître dans moins de quinze jours le gonflement et la douleur de son carcinome. Mais quelques heu-

---

(1) *Observ. med. lib.* 1.

res d'un violent chagrin suffirent pour lui
faire perdre tous les bons effets des remèdes,
et même l'espoir de sa guérison. Les personnes chez qui elle était logée, peuvent
attester ce fait, qui mérite la plus grande
attention de la part des praticiens, et qui
nous explique pourquoi durant les troubles
de la révolution, tant de religieuses infortunées sont mortes dans les hospices de Paris, à la suite des ravages prompts et terribles d'un cancer au sein, d'un squirre au
pylore, ou à la matrice (1).

---

(1) C'est au professeur Pinel que nous devons
cette observation. L'hôpital de la Salpétrière, où
il est médecin en chef, étant une espèce de refuge
pour les femmes septuagénaires, et que de malheureuses circonstances ont jettées dans la misère, offre les cas les plus fréquens et les plus rares de maladies chroniques occasionnées par le chagrin. Le
professeur Corvisart a aussi observé à l'hôpital de
la Charité, que les orages révolutionnaires y ont
produit beaucoup d'anévrismes du cœur.

CHAPITRE V.

Preuves physiologiques et anatomiques qu'il n'existe point de virus cancéreux dans le sang, ou dans les humeurs des femmes qui sont accidentellement atta- quées d'un cancer au sein, leur mala- die étant purement locale dans le prin- cipe.

En rapportant dans notre premier chapi- tre ce qu'ont écrit différens auteurs sur la nature et l'origine du cancer, on a pu voir que deux opinions principales les divisent. Les uns ont admis un vice cancéreux pré- existant à la formation de la maladie ; les autres ont tout attribué à la dégénérescence de l'ulcère local. Etayer par le raisonnement et les principes la dernière opinion, c'est renverser de fond en comble les fondemens de la première ; et ce sera un grand pas que nous ferons faire sur ce point à l'art de guérir, si nous démontrons aussi quelle est la plus utile à la pratique par les succès qu'elle promet, et par l'espoir qu'elle laisse aux malheureuses victimes que la première opinion désespère.

Il répugne aux principes d'une saine physiologie, d'admettre dans l'économie un virus, qui, ayant la faculté de détruire d'une manière épouvantable et horrible à voir, les parties sur lesquelles il se dépose, sommeille néanmoins d'une manière bénigne, jusques à ce qu'une cause accidentelle vienne lui procurer un réveil furieux. Les effets des résorptions purulentes sont connus ; d'affreuses douleurs, le marasme et la mort, suivent de près, un cancer profondément ulcéré. Si sa virulence et son âcreté, ont pu produire des ravages aussi funestes, dans l'état avancé de la maladie, son principe acrimonieux a donc été primitivement adouci, en circulant dans nos humeurs ; et il n'a acquis de la malignité que lorsque par une cause occasionnelle et irritante, la nature a voulu lui faire faire un cancer. Ce sont là de ces idées érronnées qui, aux yeux de la saine physiologie moderne, n'ont pu être suscitées, que par un faux jugement, ou un vain caprice de l'opinion. Quel est le physiologiste qui à l'aspect d'un grand nombre de femmes qui jouissent d'une brillante santé, pourra dire avec quelque fondement ; plus de la moitié de ces femmes portent en elles-mêmes un germe cancéreux, parce qu'il est certain que plusieurs seront affectées d'un cancer, si elles reçoivent à certaines époques des contusions violentes au sein, et si elles les négligent. Ce raisonnement tout absurde qu'il est, serait cependant d'une exacte conséquence, si l'opinion que nous combattons pouvait être admise.

C'est en vain que l'on voudrait établir l'existence de la diathèse cancéreuse innée par les effets généraux qn'elle produit, une fois qu'elle est développée. Combien de maladies d'abord locales réagissent ensuite sur tout le systême ! Qui ne connaît l'origine du tétanos traumatique surtout dans les pays chauds (1), et

---

(1) Voyez l'ouvrage que vient de publier notre ami le savant D. Valentin, et qui a pour titre : *Coup d'œil sur les différens modes de traiter le tétanos en Amérique.* Le plus bel éloge que l'on puisse faire de son travail, c'est de dire qu'il a été jugé digne par l'Institut d'être inséré dans son recueil des mémoires des savans étrangers.

l'inoculation du virus rabique ! Dans le principe des remèdes locaux ne préviennent-ils
pas l'invasion, les progrès et la terminaison fatale de ces deux maladies ? Dira-t-on
qu'il existe une diathèse tétanique et ra-
bienne, au moment même où les convulsions
générales qui surviennent, annoncent que la
mort ne tardera pas à enlever ses victimes ?
C'est aux hommes de l'art à rapprocher ces
idées, et en reconnaître l'identité physiologique.

Pour forcer nos adversaires jusques dans
leurs derniers retranchemens, nous leur proposerons ce dilemme : ou le vice cancéreux
existe avant la maladie dans tout le système,
ou il est concentré dans la mamelle affectée.
Dans le premier cas, pourquoi pratiquer l'o-
pération, elle doit être toujours inutile ; cependant l'expérience nous prouve le contraire.
Mais si le vice est concentré, il n'est donc
que local ; et alors nous comprenons très-
bien, comment il arrive, qu'une fois que le
noyau cancéreux est enlevé par le fer, la
guérison est assurée sans aucun autre remède,
si toutefois l'opération n'a pas été trop tardive. C'est cette dernière circonstance qui la
rend aujourd'hui si souvent infructueuse. En
effet,

effet, tous les auteurs de pathologie la recommandent dans le principe, parce qu'ordinairement elle est alors couronnée de succès, le vice local n'ayant pas encore donné lieu à aucune infection générale. Le seul examen que l'on fait avant l'opération pour savoir si elle est praticable, détruit toute idée de virus constitutionnel : car dans une hypothèse contraire, avoir même la pensée de la tenter, serait la plus insigne des inepties, si elle n'était déjà la plus criminelle des horreurs, que l'on pourrait supposer, à juste titre, être dictée par le seul esprit d'un intérêt sordide, ou d'un salaire odieux.

La belle observation de Maleval qui amputa avec succès, les deux mamelles d'une femme, dont l'une était ulcérée et l'autre squirreuse, prouve à elle seule l'existence locale du virus (1). Ce serait à tort que l'on

____

(1) Cette vérité est encore démontrée par les observations de James Hill qui, sur quatre vingt-huit personnes opérées du cancer, en a vu seulement douze avoir des récidives, ou n'être pas entièrement guéries. Les insuccès au contraire de Monro, qui, sur soixante malades opérés, n'en a vu que

supposerait que dans les cas où les praticiens
ont réussi en extirpant un grand nombre de

---

quatre de sauvés , ne prouvent rien en faveur de la
diathèse cancéreuse , attendu que sa grande réputation comme anatomiste et comme chirurgien , le
mettait dans le cas d'opérer beaucoup de cancers
invétérés , et alors la chance ne pouvait être que
fort douteuse , pour ne pas dire hors d'espoir de
toute guérison. Bell lui-même qui fait cette réflexion sur Monro , avait assisté à un grand nombre
des opérations de Hill ; et c'est après s'être assuré
de leur réussite , qu'il dit : « d'après ces faits et
d'autres aussi authentiques que l'on pourrait citer
s'il était nécessaire, pour prouver que l'extirpation des
cancers est suivie d'heureux succès , il y a tout lieu
de regarder cette maladie comme une affection locale , et non comme liée primitivement avec quelque affection du système. Il paraît qu'un vice cancéreux ne peut jamais , ou que très-rarement , exister dans tout le système , et qu'il n'est qu'une suite
de l'absorption du virus cancéreux fourni par une
affection locale. Cette raison devrait nous déterminer à avoir recours à l'extirpation le plutôt possible , dans le cas de cancers ou de tumeurs squirreuses , qui , comme nous le savons , dégénérent
ordinairement en cancers. Si on employait ce moyen peu de temps après la naissance de ces tumeurs , ou avant qu'il y eut du pus formé , leur

cancers ulcérés , il n'ont eu à traiter que des cancers dont l'espèce était bénigne , tandis que la plupart des autres ne présentent pas de chances aussi funestes , parce que le virus qui les forme a plus de malignité. Mais cette

retour serait., comme on l'a déjà observé ; infiniment rare ». (*Traité des ulcères* , pag. 525.)

— A l'appui de ce que dit Bell , si nous faisons abstraction des circonstances plus ou moins aggravantes qui ont pu accompagner les observations de M. Hugher , chirurgien anglais ; nous dirons encore ici ; que sur deux cens cas pris indistinctement , il a remarqué que dans les cancers ; qui affectent principalement la peau ; parmi lesquels , il y en a quatre aux lèvres ou aux autres parties de la face , sur un dans toute autre partie du corps ; les quatre cinquièmes ont été guéris. Plus de la moitié des extirpations faites de cancers aux yeux ont eu des succès ; et les deux tiers environ des extirpations des cancers à la bouche ont réussi ; celles des cancers au sein suivies de guérison ne passent pas la moitié ; les succès des extirpations des testicules sont comme quatre à sept ; ceux des opérations faites sur le pénis égalent en nombre ceux des cancers de la peau ; enfin les opérations des cancers aux extrémités , non confinés à la peau , n'ont réussi que dans la proportion d'un sur trois.

Annales cliniques de Montpellier , *Juin* 1811.

supposition est gratuite ; dans tous les cancers ulcérés, quoique plus ou moins douloureux les uns que les autres, et plus ou moins
aigus ou chroniques, on rencontre les mêmes
symptômes caractéristiques, comme bords
renversés, douleurs lancinantes, engorgement lardacé, suppuration virulente, ichor
putride et sanieux. Cette identité de résultats et de phénomènes pathologiques nous
confirme d'une manière irréfragable l'unité de
l'essence cancéreuse, quoique les circonstances
qui l'accompagnent puissent varier ; oui ce
virus ne change point de nature, malgré
que les formes sous lesquelles il pullule
soient différentes. C'est là une vérité qui ne
saurait être méconnue, et qui repousse l'idée
chimérique de l'existence de deux virus.

L'humeur mélancolique et atrabilaire des
anciens, et la diathèse cancéreuse des modernes, avant l'explosion du mal, sont dé-
menties par l'observation. Une étude plus
approfondie de l'état pathologique des solides, et de la sécrétion dégénérée des fluides, nous ont ramené à des connaissances
plus précises sur les lois et les fonctions qui
régissent notre économie. Si l'expérience de
tous les jours nous prouve que le moral af-

fecté , change subitement les sécrétions , et donne de l'âcreté aux fluides , on ne doit point être surpris que des ulcères profonds et violemment irrités , qui attaquent une partie aussi sensible que les mamelles , corps si éminemment graisseux , sanguin , nerveux et lymphatique , rendent une sanie putride et corrosive , au lieu d'une suppuration bénigne. C'est une vérité physique susceptible de plus d'une application à notre économie , que le venin de la vipère n'est dangereux , que lorsque ce reptile est irrité. .... Le chagrin produisant comme nous l'avons déjà dit , des obstructions dans les glandes , croît - on que les angoisses continuelles qu'éprouvent les femmes qui ont , ou qui craignent un cancer, n'influent pas sur la mauvaise qualité du pus que fournissent leurs mamelles ulcérées quoique nous soyons peut - être les premiers à annoncer ce phénomène pathologique, nous ne le croyons pas moins irrécusable , et conforme aux lois de la pathologie. Nous avons été témoins dans les hôpitaux de l'armée d'Italie , de la mauvaise tournure que prenaient les plaies de certains soldats qui étaient vivement alarmés sur leur état , ou qui éprouvaient des terreurs paniques à l'ap-

G 3

proche de l'ennemi. La gangrène se déclarait subitement, et les emportait quelquefois dans vingt-quatre heures, quoique rien n'eut annoncé cette issue funeste. Ce fait pour être inexplicable, n'en est pas moins vrai. Que l'on réfléchisse un moment sur l'horreur qu'inspire aux femmes le seul nom de cancer, et l'on verra combien nous sommes fondés à admettre l'influence morale de la crainte et de la douleur sur les altérations physiques de leur sein malade, ou déjà cancéreux

Les belles et effrayantes expériences du savant, de l'intrépide et du courageux D. Alibert, pour prouver la non-contagion du cancer (1), ne sont-elles pas encore un argu-

____

(1) 1re. *Expérience*. Le lundi 17 Octobre, de l'an 1808, en présence de plusieurs médecins et élèves qui suivaient mes visites cliniques à l'hôpital de St Louis, je me fis inoculer au bras le virus cancéreux. La matière ichoreuse fut prise sur un énorme cancer situé à la mamelle interne droite, chez une femme âgée de 60 ans, qui était expirante. Je fus imité par M. Fayet, étudiant en médecine ; et dans la matinée M. Le Noble se fit pratiquer cinq piqûres. M. Durand subit aussi cette opération. Une demi-heure après cette expérience, nous éprou-

ment irrésistible contre l'existence du virus cancéreux ? Un ichor putride et corrosif qui

---

vâmes tous une douleur légèrement lancinante , et semblable à celle qui résulterait de l'application forte d'une épingle sur la peau. Cette douleur se renouvella plusieurs fois , il y eut aréole rouge autour de la piqûre , et un léger gonflement. Le deuxième jour cessation de la douleur ; mais augmentation de l'aréole , et du gonflement surtout vers le soir , formation d'un pus blanchâtre. Le troisième jour , le gonflement était à peine sensible. Le quatrième jour , desséchement du pus qui s'était converti en croûte. Le cinquième jour la croûte était tombée ; il restait une légère tache rouge. Ce phénomène était manifestement le résultat de l'irritation produite par la lancette.

2me. *Expérience.* Le lundi suivant , 24 Octobre , je m'inoculai le virus cancéreux pour la seconde fois ; je pratiquai pareillement deux piqûres à chacun des bras de M. Biett , médecin , avec une lancette chargée de la matière ichoreuse , puisée dans un horrible cancer. Pour ce qui me concerne , j'ai obtenu un résultat analogue à celui de l'expérience précédente ; mais M. Biett , éprouva le troisième jour de légères douleurs sur le trajet des vaisseaux lymphatiques , à la partie interne des deux bras. La piqûre du bras droit s'enflamma légèrement. Le soir il éprouva quelques horripilations et des frissons irréguliers. Le mouvement fébrile se prolongea tou-

est censé exister dans nos humeurs, et qui infecte tout à coup une partie extérieure comme les mamelles, simplement irritée, n'a pas même produit une maladie locale par son inoculation. Comment se fait il qu'un virus qui d'après certains auteurs corrode les os même qui sont conservés dans un bocal, puisse être sans action, lorsqu'il est transmis par contact, en aliment et par piqûre ? Faut-il qu'il soit assimilé à nos humeurs pour devenir actif ? S'il a la puissance de désorganiser un organe sain, en étant transporté de l'intérieur à l'extérieur par la circulation, pourquoi n'est-il point absorbé, ou perd-il ses qualités malfaisantes, lorsqu'il est introduit dans les vaisseaux sanguins et lymphatiques par la voie de l'inoculation ? Nous pourrions multiplier à l'infini les pourquoi et les comment ; mais nous tra-

---

te la nuit, et continua pendant deux jours. Les glandes des aisselles devinrent un peu douloureuses, ainsi que celles du col. Cet état n'a duré que quarante-huit heures. Au bout de ce temps, les piqûres se sont éteintes et entiérement cicatrisées.

Description des maladies de la peau ; etc.

vaillerons d'une manière plus utile pour la cause que nous embrassons, en combattant la diathèse cancéreuse préexistante par de nouveaux argumens.

L'objection la plus spécieuse que l'on pourrait peut-être faire, avec quelque apparence de réalité, ce serait celle de dire, qu'on n'entend pas que le virus cancéreux existe avant l'invasion du cancer, tel qu'il est, lorsque celui-ci est parvenu à sa dernière période ; mais qu'il y a dans certains individus une disposition organique ou humorale qui peut dans certaines circonstances critiques et prévues, donner naissance à l'affection cancéreuse ; que c'est à cette cause cachée que les anciens attribuaient sans doute tous les effets de leur acrimonie atrabilaire dans la génération des cancers occultes. Ces restrictions resserrent déjà dans des bornes très-étroites, toute la latitude du système jadis adopté. Mais qu'est-ce qu'une disposition organique à un virus, lorsque ce virus lui-même, en tant qu'humoral, est un être chimérique. En convenant de ce dernier point, l'existence fictive qu'on lui donne doit être assimilée à ces images vaines que l'imagination se crée dans certains momens d'illusion, ou durant les écarts phantastiques d'un sommeil maladif.

L'idée d'un vice constitutionnel entraîne sous le rapport de la pratique les effets les plus pernicieux, et elle est funeste au genre humain, parce que les médecins qui croient rencontrer un ennemi invulnérable par sa nature, convaincus de leur impuissance, n'osent le combattre. Ils conduisent lentement dans l'abyme par d'inutiles palliatifs, ou plutôt ils laissent mourir dans les horreurs du désespoir, les malheureux confiés à leurs soins. Comment pourraient-ils agir, eux qui croient que tout secours est inutile? L'homme de l'art au contraire qui pénétré de nos principes, verra qu'il est possible de prévenir la naissance d'un cancer, essayera d'atteindre ce but de toutes les manières, et il ne cessera de redoubler d'efforts, que lorsqu'il sera assuré d'en avoir détruit le germe perfide. Osons le dire, les incrédules en médecine sont aussi dangereux et aussi nuisibles à l'humanité, que les athées le sont à un peuple religieux (1). Mais nous sommes

____

(1) Rien de trop, c'est la devise du sage ; mais

loin de confondre ici la prudente circonspection d'un médecin observateur, qui ne
fait rien, lors même qu'il agit sans nuire,
avec la présomptueuse témérité des empiriques qui tourmentent leurs malades par l'inconvenance et la multiplicité de leurs médicamens, et qu'on peut comparer, avec
juste raison, à ces anciens vautours du Cau-
case, qui renouvellaient à chaque instant,
selon la fable, l'affreux supplice de Promé-
thée.

Les contusions comme cause fréquente
du cancer, réfutent encore la théorie de
ceux qui admettent la préexistence d'un virus.
Un illustre professeur de l'école de Paris (1),
enlevé comme Bichat au milieu de ses triom-

jamais assez, c'est le reproche que l'on peut faire à
la secte que nous signalons.

(1) M. Leclerc, mort il y a quelques années de
l'inoculation d'une fièvre putride, qu'il gagna par
le moyen d'une légère égratignure au doigt, en tâ-
tant le pouls d'un fiévreux à l'hôpital St. Antoine,
réunissait à des connaissances profondes, les vues
les plus neuves en physiologie. On ne pouvait à la
fois réunir plus de science, de talent et d'esprit.

phes, était intimément persuadé que les cancers au sein n'étaient devenus si communs
durant la révolution chez les femmes du peuple, que parce qu'elles avaient été exposées
à des compressions violentes dans les foules
si souvent rassemblées les jours de fêtes na-
tionales, ou à la porte des boulangers lors
de la disette, ou dans les autres grandes
réunions populaires, comme au spectacle,
les jours d'entrée gratuite, ou dans les mar-
chés publics à l'époque du *maximum*, ou
des orages insurrectionnels. Certainement
parmi toutes ces causes productrices du cancer, il n'y en a point qui aient introduit
chez les femmes qui ont été contuses ou
pressées quelque germe virulent. C'est l'inflammation primitive du sein, et la disposition locale, qui, dans des cas semblables,
provoque toujours l'état cancéreux.

Dira-t-on que le vice constitutionnel se
dépose sur les mamelles irritées comme un
abcès par congestion, quoiqu'auparavant il
ne donnât aucun signe de son existence ?
L'invasion et la marche du cancer s'opposent
à cette idée ; et ici comme partout ailleurs,
il est extrêmement raisonnable de ne rien
admettre qui répugne au bon sens. La sup-

position de vouloir que le cancer dépende
d'une certaine acrimonie humorale qui se
développe chez les femmes qui ne sont plus
réglées , est également inadmissible, puisque
des coups , des suppressions sanguines, produisent la même maladie avant l'âge critique,
et sans que l'on ait pu soupçonner aucun virus
précédent.

Si le cancer était propre à la constitution
humorale de certains individus, pourquoi les
mamelles seraient-elles les organes les plus
exposés à en devenir le siége ? Pourquoi des
contusions portées sur d'autres parties glanduleuses, ou des dépôts aigus, n'appeleraient-
ils pas les mêmes symptômes morbifiques ?
Disons plus, si la nature avait fait des femmes
sans mamelles , croit-on que le vice cancéreux se fût porté sur d'autres parties avec la
même fréquence que sur le sein ? Non sans
doute. Eh bien ! cette prédilection pour
l'organe mammaire, ne prouve-t-elle pas que
le prétendu vice, n'est que le produit de la
suppuration dégénérée de la partie souffrante, et dépend uniquement de sa structure
anatomique ? En convenant qu'il y a des
cancers qui sont la suite de causes externes,
et d'autres qui proviennent de l'intérieur, si

Leur génération était étrangère à la partie qu'ils affectent , il faudrait nécéssairement à raison de leurs différentes origines, admettre des dissimilitudes dans leurs progrès , leur ulcération , et dans tous leurs symptômes pathognomoniques. Mais quel est le praticien qui pourrait distinguer la nature diverse des causes occasionnelles à la vue d'un cancer profondément ulcéré ! Les différentes espèces de teignes , et d'éruptions dartreuses reconnues par les auteurs , ont évidemment des caractères tranchés , et cependant le cancer est toujours identique ; ce qui est encore un argument contre sa préexistence dans les humeurs. Toutes les fois donc que l'on a à se décider entre un vice local , et un virus inné , il est bien plus naturel et raisonnable de croire à l'existence du premier , puisqu'elle paraît si réelle, et douter de l'existence du second , qui est encore si problématique.

Mais nous allons plus loin, en supposant même que la mamelle puisse à l'époque critique, et surtout lorsqu'elle est irritée, filtrer une humeur âcre que l'on regarde comme cancéreuse, celle-ci ne pourrait agir dans le principe par sa quantité, puisqu'il n'y a qu'un point glanduleux qui commence à être malade, mais seulement par sa qualité irritante, et dans la forme d'un stimulus. Or, dans ce dernier cas, la méthode de traitement que nous proposerons ci-après et qui découle de notre nouvelle théorie, serait encore spécifique, parce que ce virus serait anéanti localement et paralysé, du moment que nous parviendrions à empêcher la sensibilité de se développer, et que nous étoufferions, pour ainsi dire, avant leur naissance, tous les symptômes du cancer.

Cette manière d'agir du virus constitutionnel, en supposant gratuitement qu'il existe, ne saurait être contestée par ses partisans, puisqu'elle est la seule qui s'accorde avec les lois physiologiques, et qu'il ne peut pas être de nature à différer des autres virus, quant à ses effets morbides. Alors peu importe pour la pratique, et pour la guérison des malades, qu'il préexiste à leur affection, puisqu'il agit toujours localement, comme toute autre cause irritante, et qu'il peut être détruit dans le principe par les secours topiques de l'art, ainsi que nous le ferons connaître dans le chapitre où nous publierons nos observations cliniques. Sous ce point de vue la grande question qui a divisé jusques à aujourd'hui les pathologistes , se trouve résolue par la pratique , et l'on peut dire , pour la consolation des malades et le triomphe de l'art , que dans l'idée même que le virus soit universel , il n'est point indestructible , puisque nous venons de prouver qu'il peut être anéanti , au moment où il travaille aux premiers rudimens du germe cancéreux.

Nous ajouterons de plus que la triste faculté qu'ont tous nos organes de devenir le siége d'un cancer , ne prouve encore rien en faveur d'un virus inné. Il y a loin d'une faiblesse organique , susceptible d'un certain état morbide , à un vice *sui generis* répandu dans nos fluides. Les changemens qui s'opèrent lorsque la diathèse cancéreuse se prononce , tels que la couleur citronnée de la peau , la toux , la fièvre hectique , changemens qui n'ont lieu qu'à la suite d'une résorption purulente , sont une terrible preuve contre la préexistence d'un virus qui ne s'annonce par aucun signe avant l'invasion de la maladie , et lors même qu'elle a déjà fait de longs progrès. Ce fait pathologique reconnu par tous les auteurs , nous semble

démontrer

démontrer jusqu'à l'évidence, que ce virus ne se forme et ne devient malin, qu'en acquérant une dégénérescence acrimonieuse dans le foyer putride de la partie ulcérée, et surtout d'une mamelle en suppuration. On peut donc dire avec certitude que c'est dans cet organe irrité, que se trouve pour l'ordinaire le grand laboratoire de la nature pour les cancers, et le réservoir de leurs virus. C'est de ce centre qu'ils partent pour circuler dans les humeurs où leur entrée n'est que consécutive, bien loin de quitter primitivement les fluides; pour venir se concentrer sur le point affecté par une irritation toujours dépendante dans le principe comme il a été dit d'un stimulus externe ou humoral. L'origine, les progrès, et le funeste dénoûment des affections cancéreuses, ne peuvent laisser aucun doute sur la vérité de cette assertion.

C'est à présent avec les armes que nous fournissent les auteurs les plus connus, que nous allons combattre la théorie d'un vice constitutionnel. Lecat, dans l'ouvrage précité, dit éloquemment : « Les causes qui ont coutume de produire le cancer, sont ordinairement une suppression de règles ou

H

des chagrins, de la mélancolie, où des coups douloureux, ou enfin des squirres tourmentés par des remèdes actifs. Mais dans toutes ces causes, je ne vois d'abord aucune introduction de virus ; en second lieu, à examiner la chose de près, la formation d'un atrabile, d'un levain, d'un acide coagulant, sont des imaginations sans fondement. La seule chose que je trouve constamment dans tout ce qui peut occasionner le cancer, c'est de l'irritation, de la douleur, de la tension et un éréthisme particulier. Qu'est-ce qu'un suppurant actif ou un caustique ajoute à la nature du squirre le plus benin, pour lui donner tout à coup le caractère cancéreux ? De l'irritation, en conséquence une éréthisme qui n'y était point. — Si l'adhérence est un prétexte pour ne pas entreprendre l'amputation du cancer, la circonstance de cause interne n'en fait pas un moindre. C'est ici surtout qu'on a coutume d'abuser de l'idée du cancer occulte ; il ne faut plus faire valoir la circonstance de cause interne, plus qu'elle ne vaut, je l'ai réduite à sa juste valeur dans la théorie précédente, où l'on voit que ce vice, purement local, n'est point incompa-

tible avec sa production pour cause interne ».

La manière avec laquelle Lassone s'exprime
sur le même sujet n'est pas moins précise :
« A l'égard du carcinome héréditaire, dit-il,
on doit ce me semble observer, qu'un commencement de calme des symptômes prouve,
que si le virus cancéreux est dans le sang,
il n'y est pas développé, comme il l'est dans
la mamelle, lorsque par la stagnation, ou
par le mouvement intestin, il est monté au
plus haut degré d'âcreté, de corrosion et de
pourriture ; ajoutons, pour répondre à Celse,
qu'ordinairement la sphère d'activité du virus
ne s'étend pas au de-là de la tumeur, surtout
lorsque le cancer est produit par une cause
externe, ou par quelque humeur transmise
à la mamelle. Ce principe est appuyé pre-
mièrement sur ce que cette humeur n'y fait
de ravages que lorsque la putréfaction lui a
acquis cette qualité âcre et caustique. Secon-
dement sur ce que la tumeur pouvant toujours
recevoir de nouveaux degrés d'accroissement
par l'abord continuel des fluides, n'en re-
çoit pourtant aucun tant qu'elle reste indolente ; elle augmente seulement, lorsque devenue douloureuse, elle devient plus maligne,

ronge peu à peu les parties voisines , et s'agrandit (1) ».

Pouteau , en disant : « Les exemples de cancers qui sont la suite d'un vice interne guéris sans retour par l'opération , sont assez multipliés pour faire voir que le bonheur d'enlever toute la cause avec ses effets , serait plus fréquent , si on se déterminait de bonne heure à l'opération » , établit d'une manière évidente sa profession de foi relativement au siége local du cancer, et il le confirme encore plus par ces mots : « Le cancer le moins malin même , celui de cause externe, peut bouleverser toute l'économie , et porter sa funeste influence sur la poitrine , sur les viscères du bas-ventre , et causer des engorgemens dans une partie éloignée par l'entremise seule des nerfs , sans transport de vice vénéneux. Ainsi les douleurs de tête , à la poitrine , les crachemens de sang , la constipation absolue , l'inappétence , ne sont souvent que des effets sympathiques (2) ».

----

(1) Mémoire sur le cancer, année 1739 , inséré dans les prix de l'académie de chirurgie.

(2) Œuvres posthumes.

Si Ledran qui a fait un si bon mémoire
sur les cancers, et qui les a distribués en
quatre classes, dit que l'opération est efficace
dans trois, et qu'elle réussit même dans les
cancers héréditaires, puisque M. Manne opéra et guérit une religieuse d'Avignon qui avait
un cancer à la mamelle droite, quoique
sa grand-mère et un grand-oncle maternel
fussent morts d'un cancer, reconnaît donc que
le plus souvent le vice cancéreux est une
maladie locale ; car, dans l'hypothèse d'un vice
général, comment assurer que l'opération
puisse réussir, et détruire l'acrimonie d'un
sang vicié !

« Il est des cas, nous dit Bichat, où les
solides sont primitivement affectés, et où les
fluides ne le sont que consécutivement ; ainsi
dans le cancer les diverses nuances jaunâtres
qui se répandent sur la face, sont un indice
des altérations consécutives que les fluides
ont éprouvées dans leur couleur, et par
conséquent dans leur nature. Considérez les
vices dartreux, psorique, vénérien, cancéreux, lorsqu'après avoir cessé d'être de maux
locaux, ils se sont généralement répandus ;
ils affectent alternativement divers tissus,
suivant le rapport qu'a avec eux la sensibilité

organique de ces tissus. Dans le cancer au sein une petite glande qui roulait primitivement sous le doigt, s'enflamme, devient volumineuse et s'ulcère ; à la fin tous les tissus glanduleux, cellulaire, cutané même, sont confondus en une masse commune et cancéreuse. Pour peu que vous ouvriez des cadavres pour la même maladie chronique, et à différentes époques, il vous sera facile de vous convaincre de cette assertion ; savoir : qu'un tissu étant d'abord affecté dans un organe, communique peu à peu son affection aux autres, et que ce serait mal juger du siége primitif, que de l'estimer par les parties où il a lieu à l'instant où l'on examine le sujet (1) ». Certes, quand on a en sa faveur une autorité comme celle de Bichat, on doit être fier d'avoir émis *ex professo* une opinion qui se trouve confirmée par la doctrine de ses immortels écrits. Aussi voilà l'homme que nous opposons à nos adversaires pour résoudre la question qui jusques à ce jour a divisé les médecins.

----

(1) Anatomie générale.

Nous avons précédemment fait connaître l'opinion de MM. Roux, Bell, *etc.*, qui nient également la préexistence du virus cancéreux. Un auteur qui n'est pas moins digne de marcher sur leurs glorieuses traces, et que nous citerons encore avec orgueil, c'est M. Richerand : « L'extirpation des parties cancéreuses, dit-il, est d'autant plus urgente, que bientôt les lymphatiques ont absorbé l'ichor putride, résultant de la fonte de l'organe, et le mêlant aux humeurs lymphatiques, en infectent toute la masse. Cette diathèse cancéreuse enlève tout espoir de guérison. Elle naît, comme on voit, du vice local, tient à la résorption de la matière formée dans le cancer, et ne préexiste point à cette affection. C'est donc à tort qu'un grand nombre d'auteurs accusent le vice cancéreux de la formation des cancers primitifs (1) ».

On retrouve les mêmes idées dans le traité de M. Gardien, dont nous avons déjà parlé avec avantage. « La matière âcre, corrosive des ulcères dartreux et même cancéreux,

---

(1) Nosographie chirurgicale.

n'est formée, suivant lui, que dans le lieu même qui est le siége de la maladie. La masse des humeurs est saine tant qu'il n'y a pas d'absorption par les lymphatiques qui la portent dans le torrent circulatoire. Les déplacemens de ce vice morbifique sont dus aux forces actives du système absorbant, comme le dit Pinel : « Lorsqu'il existe un écoulement d'une nature âcre, n'est-il pas une dégénération de la partie elle-même devenue un organe sécréteur de cette matière, sans que la masse totale des fluides soit infectée ? (1) ». En effet, ne voit-on pas l'ulcère le plus benin, si on le néglige, ou si on applique des substances irritantes, dégénérer en ulcère du plus mauvais caractère, et rendre des matières âcres et corrosives qui détruisent les parties voisines. Ce qui indique que les altérations de la matière de cet écoulement dépendent uniquement de l'irritation des organes sécrétoires qui sont intéressés ; que l'ulcère seul fournit ces matières, et qu'elles n'existaient pas auparavant dans la

---

(1) Nosographie philosophique, tom. 2.

masse du sang, puisqu'on en peut changer la nature à volonté, en employant des moyens propres à modérer la douleur et à dissiper l'irritation (1) ».

M. Gardien émet ici, comme on le voit, une opinion bien précise, et qui doit convaincre même les plus incrédules. Celle de M. le D. Vigaroux n'est pas moins tranchée; voici sur quels fondemens il l'appuye, et comment il raisonne : « Existe-t-il dans les humeurs un virus cancéreux qui se porte dans telle ou telle partie selon la cause occasionnelle qui le détermine ? ou bien ce virus prend-il naissance dans l'engorgement cancéreux, et par l'effet du mouvement intestin qui s'y établit? Pour résoudre cette question, il n'y a qu'à suivre pas à pas le développement du cancer. On observe en effet, que ses principes, ses élémens qui existent dans le squirre parfait, sont tout-à-fait innocens, et ne donnent aucun signe de leur présence jusqu'au moment où la douleur commence à se faire sentir. Il s'établit alors d'une ma-

____

(1) Traité d'accouchemens, des maladies des femmes, *etc.*

nière indubitable , un véritable mouvement fermentatif ; il se fait un centre d'irritation dans un ou plusieurs points de la tumeur ; et les humeurs qui y affluent de toutes parts, viennent par leur pression continuelle, augmenter l'engorgement et les douleurs. Le virus cancéreux est le produit de cette fermentation ; avant elle cette tumeur n'était qu'un engorgement lymphatique simple , sans mouvement sensible , et où la lymphe n'avait encore acquis aucune faculté délétère. La plus ou moins grande sensibilité de la partie doit aussi avec la chaleur concourir au développement du cancer. Car plus une partie est sensible, plus l'effet des douleurs et des coups irritans , l'est aussi, ce qui ne doit pas manquer de faire entrer en érection, et mettre dans un véritable spasme toutes les parties environnantes. Il en résulte un plus grand afflux d'humeurs , le sang y abordant avec force, augmente l'embarras , y occasionne plus de chaleur , il s'arrête dans ses vaisseaux au voisinage de l'obstacle , y prend une espèce de consistance , occasionne des varices plus ou moins considérables , et donne lieu à des engorgemens partiels tout au tour de l'engorgement principal. Ces engorgemens , lorsque la concrétion les gagne, forment les racines du cancer. On voit par-là que le vice cancéreux n'existait pas avant la formation du cancer; qu'il est un effet, et non une cause, et qu'il prend sa source dans la tumeur même, par le mouvement fermentatif qui s'y excite en raison de la chaleur et de la sensibilité de la partie où il siége; que conséquemment toutes les acrimonies qu'on avait imaginées, sont des êtres de raison que le bon sens, et la méthode de philosopher repoussent (1) ».

L'auteur de l'article cancer dans la grande encyclopédie, s'exprime d'une manière aussi péremptoire : « le cancer est un vice local qui a commencé par un squirre, effet de l'extravasation et de l'épaississement de la lymphe ; le squirre devient carcinomateux par la dissolution putride des sucs épanchés ». Le professeur Petit Radel a également consigné dans l'encyclopédie méthodique : « que le cancer doit être considéré comme une maladie locale, qu'il n'existe dans le système qu'en conséquence d'une absorption, et que

---

(1) Maladies des femmes, tom. 1.

dans son principe, il tient toujours à une cause locale , comme à une condition essentielle à sa formation ; et lors même que contre toute apparence , une telle conclusion ne serait pas suffisamment fondée , nous pensons que cette erreur serait bien moins dangereuse que l'opinion contraire , si jamais elle venait à être généralement adoptée ».

Rien de plus sage et de mieux pensé que ce que vient de publier sur le cancer, dans les annales de Montpellier, M. Maunoir, chirurgien distingué , et savant praticien à Genève (1). « Le D. Baillie a dit , que la connaissance de la structure morbifique des organes ne mène point avec certitude à la connaissance de l'action morbifique de ces mêmes organes , quoique la première soit l'effet de la seconde (2). Il n'y a pas peut-être de maladie , ajoute M. Maunoir , à laquelle cette vérité soit applicable avec plus de raison qu'au cancer ; et il semble que plus on mul-

______

(1) Réflexions et observations sur le cancer.

(2) Traité d'anatomie pathologique , traduite par Ferreal.

tiplie les observations , plus le doute et l'obscurité augmentent. Nous sommes dès le
premier pas arrêtés par cette question. La
maladie est - elle locale ? La maladie est - elle
constitutionnelle ? On est loin d'avoir donné
la solution de cet important problême. L'action morbifique qui se passe après l'inoculation de la petite vérole , ou de tout autre
virus , ne peut - elle pas nous aider à concevoir ce qui se passe dans les différentes
époques du développement du squirre ou du
cancer , depuis l'instant où le bouton de la
petite vérole , où tout autre foyer d'inoculation a paru , jusques à l'invasion de la fièvre , il y a matière contagieuse avec laquelle
on peut inoculer. Cependant si on enlève ce
bouton , ou si on le brûle , la maladie ne
se développera pas. Quelle que soit la manière d'être du cancer , il est probable que
sa marche a quelque chose d'analogue à celle
des maladies dont je viens de parler. Sans nous
fatiguer à des recherches , vraisemblablement
inutiles sur son origine , l'expérience nous
apprend qu'il est *le plus ordinairement à sa
naissance une maladie locale , et susceptible de destruction* , et pour qu'il devienne
une maladie constitutionnelle ; il faut qu'il

ait subi une certaine altération qui ait fa-
vorisé l'absorption d'un principe particulier,
lequel déterminera l'infection générale ; mais
ce en quoi cette action diffère beaucoup de
celle des autres affections contagieuses , c'est
que le temps nécessaire pour que le travail
qui prépare l'infection générale soit achevé,
varie singulièrement ; que rien n'annonce
d'une manière certaine cette époque fâcheuse ;
et que lorsqu'elle a eu lieu , il en résulte
moins un développement de tumeurs cancéreuses dans différentes parties du corps, qu'une
augmentation dans le volume de la principale,
et dans la rapidité de tous les accidens ».

La comparaison qu'établit ici M. Maunoir entre le bouton variolique et le bouton cancéreux , lors de leur développement
est très-ingénieuse , nous paraît parfaitement
juste , et bien propre à renforcer notre opinion sur la non-préexistence de la diathèse
cancéreuse.

Le D. Bridault qui a publié un si grand
nombre d'observations sur l'emploi et les vertus de la carotte, dans le traitement de cette
cruelle maladie , pense aussi : « que le cancer n'est dans le principe qu'une maladie locale , même celui par cause interne. Ce n'est

qu'après son entier développement , ses progrès et ses ravages causés par l'affection chancreuse externe , que l'habitude intérieure devient successivement cancéreuse par le re-
foulement et l'assimilation de cette humeur
virulente introduite dans la masse des liqueurs. Le vice cancéreux prend son premier
caractère dans la tumeur squirreuse , irritée
vers le centre de sa formation et du foyer
de chaleur; il s'étend progressivement aux parties voisines ; l'habitude intérieure n'en est
attaquée que successivement , et de proche
en proche par l'irritation devenue générale ;
c'est alors que les symptômes pathologiques
du virus cancéreux se manifestent , s'aggravent de plus en plus , que les douleurs primitivement locales et concentrées dans le noyau cancéreux se propagent , se font sentir
intérieurement , et que tous les fluides sont
infectés de ce virus , d'où naissent tous les
funestes accidens d'un cancer ulcéré , et qui
tend vers son horrible terminaison.....

Le vice cancéreux n'existe donc point primitivement et essentiellement dans les fluides;
c'est dans l'engorgement et l'obstruction externe des parties glanduleuses et vasculeuses ,
ainsi que cela s'observe dans le cancer primi-

tif dont la cause est toujours interne , ou
dans la concrétion et l'obstruction totale d'une
tumeur froide, dure , indolente et squirreuse ,
qui a été échauffée et irritée comme cela arrive dans le cancer secondaire , que commence l'éréthisme douloureux , premier symptôme du principe et du caractère cancéreux ,
qui n'est d'abord que local (1) ».

Le professeur Peyrilhe , dont chaque jour
l'on apprécie de plus en plus les utiles travaux , et dont le vrai génie médical malgré ses
vastes connaissances l'a fait compter au sein
de la capitale , parmi les plus célèbres gué-
risseurs , pensait aussi , que la matière ul-
céreuse , qui naît dans un squirre devenu
cancéreux , est le produit de la dégénérescence
de ce dernier , et que les effets généraux qui
en sont la suite existent secondairement
à l'affection locale ; qu'ainsi le virus n'est
seulement qu'effet , et non cause de la maladie. Ce qui semble encore confirmé par ce
qui se passe dans les différentes sécrétions de
nos humeurs ; quoique le sang en fournisse
tous les matériaux , cependant elles n'acquiè-
rent leurs propriétés caractéristiques que lorsqu'elles ont été préparées par les organes qui

____

(1) Traité sur la carotte , *etc.*

doivent

doivent les sécréter. Il n'est aucun médecin qui ne sache que les topiques irritans font subitement dégénérer en ichor, la suppuration des ulcères bénins, et des simples vésicatoires. Combien de chancres vénériens sont devenus de véritables carcinomes, lorsque les caustiques ont été employés à leur cicatrisation ! C'est un fait dont nous avons eu occasion de nous convaincre dans le temps que nous suivions les leçons de clinique du professeur Cullerier, à l'hôpital des vénériens à Paris. Beaucoup de malades traités dans la ville par des charlatans avec les poudres escarotiques, portaient des ulcérations carcinomateuses, suite de quelques chancres bénins qui avaient été imprudemment irrités. Par l'usage des calmans et des anodins, cet habile professeur ramenait presque toujours ces ulcères dégénérés à leur première bénignité. Il est vraisemblable, et l'expérience ne nous l'avait que trop démontré, qu'un traitement contraire, les aurait infailliblement fait passer à l'état cancéreux, qui aurait fini ensuite par donner lieu à une infection générale. Ce fait de pratique ne s'applique-t-il pas tout naturellement à la pathologie des mamelles dans les affections cancéreuses,

lorsque par une cause interne ou externe ,
elles ont été contuses , engorgées , et conséquemment irritées ? D'après des observations pareilles , comment ne pas douter de
l'existence d'un virus constitutionnel , lorsqu'il appartient pour ainsi dire à l'art de créer
à volonté des ulcères cancéreux , semblables
dans tous leurs effets destructeurs , à ceux
que la nature engendre si fréquemment dans
la dégénérescence actuelle , et les vices si
multipliés de notre état social. Les partisans
d'un système contraire ne peuvent donc s'appuyer sur leurs observations pathologiques
pour admettre un virus primitif , parce que
les lois physiologiques de l'économie animale
sont suspendues et même abrogées , du moment qu'il se déclare un état opposé à la
santé , et que c'est à tort que l'on croit lire
dans le grand livre de la destruction , l'historique de la vie ; ou qu'on veut connaître , d'a-
près l'autopsie , le poumon d'un phthisique
qui l'est devenu accidentellement , ou par sa
constitution, et le juger alors après la mort,
comme il avait pu être tel sur le vivant.

Enfin nous terminerons ce chapitre important , par un précis de l'opinion du célèbre
commentateur de Boerrhaave. Van-Swieten

pense : « que les humeurs qui arrosent la masse cancéreuse putréfiée, dégénèrent en une malignité semblable à la sienne, quelques bonnes qu'elles aient été auparavant ; et il ajoute : il paraît que ça été l'opinion de Van-Helmont, quand il a dit : le pus et la sanie ne sont pas des excrémens de l'ulcère ou de la partie affectée, de la même manière qu'ils ne sont pas non plus le résultat d'une digestion naturelle. Ce sont au contraire des productions des semences ou des racines de l'ulcère, quoique *le propre corrupteur habite dans l'ulcère ;* ce sont des indices, des signes, des productions, des effets ou des fruits d'un sang dégénéré en une matière nuisible (1) ».

Ce langage quoiqu'un peu suranné, ne laisse pas d'être fort expressif, et fort concluant, en faveur des principes que nous avons cherché à fortifier dans tout le cours de ce chapitre, par le raisonnement, l'expérience et les observations des plus grands maîtres de l'art.

---

(1) Ouvrage précité.

CHAPITRE VI.

Insuffisance et quelquefois danger des remèdes qu'on a regardés jusques ici comme spécifiques dans la cure du cancer, sans en excepter le plus souvent l'opération. Notice historique de tous les remèdes proposés à ce sujet.

DANS tous les temps , les médecins et le vulgaire se sont occupés de la recherche des remèdes qu'ils ont crus les plus convenables au cancer. L'incurabilité de cette maladie, a fait éclore des milliers de spécifiques, qui ont joui chacun à leur tour, d'une plus ou moins grande célébrité ; mais le temps et l'expérience ont fini par en détruire le charme et les vertus. La liste seule des remèdes employés est effrayante; le fer, le feu, les caustiques , les poisons âcres et corrosifs, ont successivement remplacé les anodins et les stupéfians narcotiques , lorsque ceux - ci ont paru inutiles. C'est ainsi que les tristes victimes de ce mal affreux, ont encore vu bien souvent accroître leurs douleurs par le seul effet des médicamens qui leur étaient prescrits pour les soulager, ou pour en détruire l'intensité.

Storck est le médecin qui a proné avec le plus d'ardeur la ciguë. En lisant son recueil d'observations (1), on est vraiment étonné des effets surprenans qu'il en a obtenus dans la cure des squirres qui pouvaient devenir cancéreux ; mais les médecins Français n'en ont retiré aucun succès (2) ; peut-être que trop timides dans les doses qu'ils en

---

(1) *Antonii Storck, libellus, etc.* — M. Puaux s'est très-bien trouvé de l'usage de la ciguë, à 40 et 60 grains par jour pendant deux ans, pour fondre un cancer occulte, de la grosseur d'un œuf de poule, et suivi d'élancemens. Il a suivi avec succès cette méthode, lorsqu'il procède à l'opération. Avant l'usage de la ciguë, il donne un purgatif, et il le réitère à la fin de chaque mois.

(2) Plus de cent femmes au moins, dit le D. Alibert, affectées de squirre ou de cancer, ont fait successivement usage de ce médicament dans l'intérieur de l'hôpital St. Louis, sans en retirer le moindre avantage. (*Nouveaux élémens de thérapeutique,* tom. 1. pag. 426.

ont prescrites , ils ont eu à se plaindre moins de l'inefficacité du remède que de sa trop petite quantité. Le D. Valentin , qu'on trouve sur tous ses pas , et dans tous les livres où l'on cherche une idée utile , est le premier médecin qui ait donné la ciguë à des doses extraordinaires. Il rit de la pusillanimité de ses confrères qui la fractionnent par grains , tandis que lui-même en avale jusques à deux gros à la fois, et qu'en Amérique il l'a prescrite à la dose d'une once par jour (1) ; mais il l'a toujours combinée avec le soufre doré d'antimoine , ou le tartre émétique. Cependant nous ne conseillerions à aucun praticien d'imiter un si courageux exemple , dans la crainte que le sort de Socrate ne lui fut reservé.

Plusieurs médecins ont blamé l'usage de la ciguë. Bierchen dit que le mal empire après avoir pris cette plante , et le respectable D. Joyeuse, le doyen de la médecine Marseillaise , m'a souvent dit qu'un long usage de la ciguë décompose le sang. Schmucker ,

---

(1) Annales de la société de médecine-pratique de Montpellier , Octobre 1808.

James Hill (1), Marc Akenside ont un sentiment analogue. Burrow (2), Fothergill (3) ont réuni les plus fortes preuves pour démontrer l'inutilité de la ciguë. Tibere Lambergen, vante beaucoup la bella donna qui calme les nerfs, et les nerfs, suivant lui, ont la plus grande influence sur la production comme sur les progrès du squirre et du carcinome (4). Withéring loue aussi cette plante. Vandermonde dit : que ses feuilles à l'intérieur sont spécifiques ; Zimmermann, Dariés, Vandenblock, Ziegler et Caels en

***

(1) *Cases in surgery particulary of cancers*, 1772.

(2) Nouvel essai de médecine - pratique sur les cancers, 1767.

(3) Observations du D. Fothergill sur le traitement du cancer.

(4) Tout dans l'économie animale, a dit Pouteau, s'opère directement par l'entremise des nerfs et des affections qu'ils éprouvent, soit en bien soit en mal ; les dépravations du sang, de la lymphe et des autres humeurs ne sont que les effets de la sensibilité nerveuse, et de son influence sur la circulation.

I 4

ont apprécié tous les bons effets (1). Ce dernier place la jusquiame parmi les calmans les plus utiles , parce qu'elle a encore la propriété d'être laxative , propriété qui est toute opposée à celle des autres narcotiques , dont le premier effet est la constipation.

Lange et Stromayer ont employé l'un, le fenouil aquatique, et l'autre, la digittale pourprée. Lombard, a publié les heureux effets qu'il a obtenus de la petite joubarbe (*sedum acre*), et Alibert a confirmé la vertu de cette plante dans trois ulcères cancéreux (2). Jean de Vigo et Amatus Lusita-

---

(1) Annales de Montpellier, Février 1811. — Le D. Baumes a consigné dans ce cahier une longue série des remèdes employés tant à l'intérieur qu'à l'extérieur dans le traitement du cancer. Il indique même le titre des ouvrages où il a puisé. A notre tour nous profiterons de son travail, et nous lui dirons comme Horace ; *Veniam petimus, damusque vicissim.*

(2) Description des maladies de la peau. — Voyez aussi le mémoire sur l'illecebra, ou petite joubarbe, par M. Marquet.

nus ont conseillé à l'extérieur le sublimé (1) ; Rodéricus à Castro , l'eau alumineuse (2) ; Claude Chappuis , le mercure dissous dans l'eau-forte , ou nitrate de mercure ; Grégoire Horst , le soufre et l'arsénic (3) ; Jean Vigier , l'huile de Saturne (4). Peceti a employé le suc des solanées et du plantin (5). Alliot, l'arsénic dissous dans l'eau-forte (6). La chaux vive mêlée avec le miel , et une poudre préparée avec le vitriol , l'alun, l'orpiment , le verdet et le sel gemme, ont été les remèdes de Pierre - Michel Hérédia (7).

Les mémoires de l'Académie des sciences, pour les années 1777 et 1778 , font

---

(1) *In practic. lib. II. — In curat. med. cent. III.*

(2) *De univ. morb. medelâ , lib. I.*

(3) Traité des cancers , 1607.

(4) *In obs. med. lib. IX.*

(5) *In operat. chir. lib. I.*

(6) *Epist. ad Alliotum de curâ cancrorum.*

(7) *In oper. med. tom. IV. lib. II.*

mention des vapeurs gazeuses , et Peyrilhe recommande le gaz silvestre , ou acide carbonique (1). Les solanées étaient déjà en usage à l'intérieur du temps d'Aëtius. David Rulard a indiqué un médicament composé avec la limaille de cuivre, de fer et d'écorce de grenade (2). Plusieurs médecins ont célébré un mélange de verdet avec la gomme ammoniaque et le soufre ; ou avec d'autres substances, à la manière de Michel Langelot , ou de Basile (3). Quelques auteurs ont donné des pilules de verdet en assez grande dose (4). Gamet a réuni le verdet à la ciguë. Fallope a conseillé la squine intérieurement. Benjamin Gooch et Wilmer ont vu réussir le sublimé. Ils l'unissaient à la tein-

---

(1) Darwin parle dans sa zoonomie de deux cancers ouverts guéris par le D. Ewart, de Balt, au moyen de l'acide carbonique , maintenu en contact par le secours d'une vessie.

(2) *Pharmacop.* , pag. 113.

(3) Etmuller *in schroderi mineral.* — Geoffroy, mat. méd. — Beorrhaave , mat. méd.

(4) Solier de la Ranelas. — Gerbier.

ture thébaïque, au laitage, aux bois sudorifiques, à la dose d'un demi-grain dans six onces d'eau. Hartmann s'est servi avec succès de la liqueur mercurielle de Plenck.

Lefebvre prescrivit en 1775, quatre grains d'arsénic sur une pinte d'eau distillée. Il en donnait une cuillerée à bouche avec autant de lait, et un demi-gros sirop diacode tous les matins pendant huit jours ; puis il portait la dose à deux cuillerées, et au bout de quinze jours, il en administrait trois. Six bouteilles de solution suffisent pour guérir un cancer ouvert. On purge tous les huit jours ; on boit du petit-lait, et de la tisane d'althéa. On se prive du vin, des liqueurs ; on prend des bouillons succulens, du rôti, des fruits, du laitage. Le D. Romanow dit dans un mémoire imprimé dans le recueil de l'Académie de Stockolm, que le remède de Lefebvre a agi d'une manière à-peu-près spécifique contre vingt cancers ; mais il est contredit par les DD. Justamond, Metzgers et Acret, de Stockolm, qui regardent l'arsénic comme un remède funeste.

Crawfort a préconisé une solution de baryte dans l'acide muriatique, à la dose de deux gouttes jusques à dix dans un verre d'eau. Buchan dit avoir guéri ou fait disparaître des tumeurs dures, qui avaient toutes les apparences d'un cancer commençant, par l'usage des pilules mercurielles communes, trois fois la semaine, pendant longtemps, la saignée, et les frictions locales renouvellées deux fois par jour, avec l'onguent mercuriel simple. Mais suivant Carmichaël rien n'est comparable au spécifique qu'il propose, d'après l'idée qu'il s'était formé que le cancer était produit par des vers. Le carbonate de fer est, suivant lui, ce remède divin (1). On l'applique à l'extérieur; on peut le donner aussi intérieurement. Mais

____

(1) C'est dans l'ouvrage de ce chirurgien, qui a pour titre : *An essay on the effets of carbonate of iron upon cancer with an inquiry into the nature of thut disease*, Lond. 1806, que l'on voit que ce sel métallique a guéri cinq ulcères sordides qui avaient l'aspect cancéreux. Le phosphate oxigéné de fer blanc surtout est préférable : il réussit principalement dans les cancers du visage. Ce remède fait cesser de suite les douleurs lancinantes ; il s'applique en poudre, ou en teinture même sur les cancers ulcérés. C'est de cette manière qu'une dame, attaquée d'un cancer au sein, fut guérie radicalement.

le phosphate de fer, et le phosphate suroxigéné de fer , sont des préparations encore
plus avantageuses.

Le D. Baumes loin de se borner à un
seul remède, embrasse la thérapeutique du
cancer avec ce génie, et ce vaste coup d'œil
médical qui ne peuvent appartenir qu'à un
savant et habile praticien. On peut en juger
par le traitement qu'il propose. « Après deux
saignées faites au bras , on donne chaque
matin, dit-il, à la malade pendant une vingtaine de jours, un bouillon fait avec le veau,
et les plantes altérantes , comme racine de
patience sauvage , feuilles de chicorée amère,
laitue, bourrache, buglosse et scolopendre,
ajoutant à la colature un gros de sulfate de
soude, en purgeant tous les six jours avec
deux onces et demie de manne , et un gros
de tartrite de potasse. Après l'usage des bouillons, on donne l'opiate suivante : prenez
extrait d'aunée , d'absinthe et oxide de fer
(safran de mars) de chaque, demi-once ;
corail préparé, yeux d'écrevisses, oxide d'antimoine avec la potasse (antimoine diapho-
rétique) de chaque, un gros et demi ; sulfure de mercure noir (éthiops minéral),
demi-once ; mêlez le tout ensemble, et faites-

en une opiate avec suffisante quantité de sirop de prunes. La dose est d'un gros à prendre chaque matin ; on donne à boire par-
dessus deux tasses de thé.. Extérieurement
on applique un morceau de flanelle trempée
dans une décoction émolliente pendant un
mois ; on y substitue ensuite de l'eau, dans
laquelle on a fait fondre parties égales de muriate d'ammoniac et de muriate de soude, le
régime doit être doux, humectant, rafraichissant ; on tient le ventre libre par des
lavemens (1). »

Pissier attaquait aussi le cancer d'une manière rationnelle par les bains, un régime
adoucissant, et une pommade faite avec l'o-
pium, la cire vierge et l'huile de lin. Cet onguent calme les douleurs et l'éréthisme cancéreux. Le quina est recommandé par Vigaroux, comme propre à empêcher la résorption cancéreuse, ainsi que les purgatifs acides, et les acides minéraux (2). Chambon
prescrit les tisanes savonneuses, telles que

---

(1) Annales de Montpellier, Février 1811.

(2) Maladies des femmes, tom. 1.

les carottes , betteraves , chicorées, scorso-
nères ; l'eau réduite en vapeur , les linimens
avec le vinaigre , les emplâtres avec la gomme
ammoniaque , cet acide surtout , lorsque les
squirres peuvent avoir une cause laiteuse. Galien et Fabrice de Hilden employaient avec
succès ce topique.

Le professeur Boyer se sert utilement du
sel marin , renfermé dans un sachet , et appliqué sur les obstructions. Strack a loué les
feuilles de pensée (*viola tricolor*) ; il les
avait déjà conseillées dans le traitement de
la teigne (1). Il en donna avec le plus grand
succès trois scrupules par jour en trois doses , à une dame qui éprouvait des douleurs
lancinantes au sein , avec une peau rouge ,
livide et des veines variqueuses. Après l'usage
d'une once , la rougeur et les taches livides disparurent ; au 20me. jour , il n'y avait
plus de douleur , ni rougeur au sein , mais
elle éprouvait une demangeaison prurigineuse ,
et au 30me. jour , elle fut parfaitement bien.
Strack voudrait qu'on donnât une once par
jour de feuilles de pensée en poudre , deux

---

(1) Mémoire sur le cancer.

onces en décoction , et qu'on en fît des fomentations réitérées.

Dans les cancers commençans , et qui sont
la suite des affections de l'ame, Riviere assure avoir réussi en employant les antispasmodiques , et l'opium. Ce célèbre médecin
rapporte deux guérisons obtenues par la décoction de têtes de pavot. Peyrilhe ne ces-
sait de répéter dans ses cours , qu'on pouvait prévenir dans le principe le développement du cancer , en calmant au moyen de
l'opium , la douleur et la sensibilité de la
partie affectée. Il blâmait les cataplasmes
émolliens, les bains tièdes, comme plus propres à favoriser l'engorgement, et à nuire , soit
que le cancer soit occulte , soit qu'il soit ulcéré.

Le D. Gardien signale dans son ouvrage ,
un sirop dépuratif dit de Vital , qui est en
dépôt à Paris , chez Boullay , pharmacien ,
rue des fossés montmartre , et qui a guéri
dans un mois et demi , à la dose de six
cuillerées à café par jour, un cancer ulcéré
chez une femme âgée de 58 ans ; beaucoup
d'autres guérisons déposent en sa faveur ; les
douleurs qui étaient intolérables ont disparu
avec l'ulcère (1). Pouteau conseillait l'eau à

____

(1) Ouvrage précité.

la

la glace pour toute nourriture , la dose était
de cinq à six pintes dans les vingt-quatre
heures. Il parvint à guérir par ce moyen une
tumeur squirreuse à la matrice , et un cancer au sein de la femme Bugnet dans l'espace de deux mois (1). M. Delacourt, à Marseille , a vu dernièrement l'eau froide en fomen-
tation désinfecter un ulcère cancéreux au sein ;
le rétrécir et en opérer presque la cicatrice ;
du moins la dame qui en est atteinte le
porte depuis plusieurs années sans incommodité (2).

On connaît les grands éloges que Bridault
donne à la carotte ; s'il faut l'en croire , c'est
une plante divine pour la guérison des cancers cutanés , inflammatoires , qui sont occasionnés par des coups , des contusions et des
dépôts laiteux ; mais il annonce qu'elle est
inerte et même nuisible , lorsque les cancers
ont été précédés de tumeurs froides , dures ;

---

(1) Œuvres posthumes.

(2) Le célèbre Louis et les DD. Alibert et Terrier ont conseillé avec succès , les injections d'eau
froide dans les cancers de l'uterus.

indolentes et squirreuses , ce qui ne leur permet plus de se terminer par résolution (1). ·

Le D. Duportal a obtenu les plus grands effets de l'emploi des préparations aurifiques in-
ventées par le D. Chrestien de Montpellier, dans
le traitement d'un ulcère cancéreux à la lèvre , au nez et à la joue. Il faisait friction-
ner tous les jours , les gencives du malade
avec le muriate triple d'or et de soude , il
donnait à l'intérieur de l'oxide d'or précipité par la potasse , et pansait l'ulcère avec
un digestif dans lequel entrait l'oxide d'or (2).

Les fumigations d'acide muriatique ont

____

(1) Nous sommes parvenus à guérir , un cancer
ulcéré à la joue droite chez une femme âgée de 36
ans , en employant la tisane et les cataplasmes de
carotte , dans l'espace d'un mois et demi. Cet ulcère était horrible par sa fétidité , ses bords renversés , sa couenne grisâtre et lardacée. Cette femme
demeure à Marseille , rue de l'échelle , n°. 2 , et se
porte très-bien aujourd'hui 14 Mai 1811 ; elle s'appelle Marie Roubin. Comme son affection nous a paru du genre des canchroïdes , nous en avons adres-
sé l'observation détaillée à M. le D. Alibert . auteur
d'un excellent ouvrage sur les maladies de la peau.

(2) Recueil périodique de la Société de médecine
de Paris , Mars 1811.

été employées avec succès, par le D. Za-
genbuhler (1), dans le traitement d'un ulcère cancéreux à la lèvre d'un prêtre catholique, qui l'avait gagné par contagion en con-
fessant un malade ; et M. Maurice, de Genève, croit que l'électricité peut décomposer le virus cancéreux, comme elle décompose les alkalis (2). Au rapport de Lassus,
les substances résineuses réussissent toutes
bien dans les cancers ulcérés ; et j'ai vu,
dit cet auteur, un empirique employer pendant trois mois de la thérébenthine dont il
imbibait des étoupes sur un cancer incurable : la tumeur s'adoucit, devint moins douloureuse, tous les symptômes fâcheux disparurent, et peu s'en fallût que l'ulcère ne
fût cicatrisé (3).

---

(1) Bibliothèque médicale, Janvier 1811. — Le
D. Adair Craward est le premier qui ait conseillé
ce remède. (*Transac. philos.*, *vol.* 80.)

(2) De l'Électriclté médicale, Paris 1808.

(3) Voyez notre ouvrage qui a pour titre : *Nouveaux élémens de médecine-pratique*, tom. 2, pag.
602, Paris 1805, de l'Imprimerie de Crapelet.

Joenisch , médecin de Pétersbourg , applique avec avantage sur les cancers ulcérés ,
un onguent fait avec trois onces de litharge
triturée dans un mélange de six onces d'extrait de saturne , jusqu'à ce qu'elle soit réduite en poudre sèche. En saupoudrant l'ulcère avec ce topique , il appaise la chaleur,
résiste à la putréfaction , empêche les chairs
fongueuses de s'élever , arrête les hémorragies , et calme souvent la douleur (1).

Nous croyons faire plaisir aux praticiens
en leur faisant connaître l'observation intéressante rapportée dans la bibliothèque britannique , Mars 1811. « Le 3 Juillet de l'année dernière , dit le D. Odier , je fus consulté par une infortunée paysanne âgée de 43
ans , demeurant à quelques lieues de chez

––––––––––––––––

(1) Encyclopédie méthodique , art. canc. — *Ab-
händlung von dem krebs , Pétersbourg , 1784.* —
Muller veut qu'on applique sur les mamelles endurcies , comme sur celles qui sont ulcérées , une
poudre composée avec une once et demie de limaille de plomb , et deux onces d'oxide de plomb
rouge , triturées jusqu'à ce qu'on ait obtenu un
poids de quatre onces.

moi, et qui depuis onze ans était affligée d'un énorme cancer occupant le front, le nez, les joues, les paupières, les lèvres, *etc.*, pour lequel elle avait inutilement employé toutes sortes de remèdes, et qui présentait l'aspect le plus hideux. Je lui conseillai de se laver le matin et le soir avec une infusion de sureau, dans un verre de laquelle on verserait douze gouttes de la solution minérale de Pearson, (qui contient huit grains d'arséniate de soude par pinte), et de prendre quatre fois par jour cinq à six gouttes de cette solution, en doses graduellement augmentées, dans un verre d'eau, le tout sous la direction d'un chirurgien de son village. Elle ne tarda pas à s'en trouver mieux, et le 8 Octobre, jour auquel elle vint me voir pour la dernière fois, le front, les joues, les paupières, le nez étaient entièrement cicatrisés ».

Baumbach et Love ont administré l'eau de chaux et le bois de gayac; d'autres l'eau de goudron. Nous avons employé nous-mêmes, plusieurs fois avec succès, la poudre de charbon sur les cancers ulcérés; elle désinfecte promptement, mais comme elle est puissamment tonique, elle irrite bientôt, et les malades ne peuvent pas en supporter un long usage (1). Desault nous a donné la recette du caustique de Plumket, qui a eu tant de célébrité. Il est composé d'une poignée de feuilles et tiges de renoncule des prés, de trois rameaux de peucedanum ou fenouil de porc, pulvérisés, de soufre, et d'arsénic, de chaque, trois fois un dé de moyenne grandeur. On forme avec ces trois substances mêlées dans un mortier de petites boules de la grosseur d'une noix muscade, et qu'on fait sécher au soleil. Puis ayant réduit une de ces boules en poudre très-fine, on la mêle avec un jaune d'œuf frais, on l'applique sur le mal qu'on couvre d'un morceau de vessie de cochon, qui aura l'étendue de la tumeur ou de l'ulcère, et qu'on laissera jusqu'à ce qu'il tombe de lui-même, ce qui arrive au bout de sept à huit jours. On en applique une seconde, une troisième

---

(1) C'est le célèbre Alphonse Le Roi, qui le premier a fait des injections avec la poudre de charbon dans les ulcères de la matrice ; dans ses cours il nous recommandait souvent dans les maladies putrides l'emploi de ce puissant antiseptique.

fois , jusqu'à la destruction du mal. Mais ce caustique ne réussit que dans les cancers d'un petit volume , superficiels , mobiles et sans vaisseaux variqueux (1).

Le D. Barker a guéri en peu de temps , un cancer ulcéré avec une forte lessive de cendres. Quelques médecins se sont servis avec succès de la pierre d'aimant pulvérisée. Plenck vantait beaucoup sa liqueur anticancéreuse (2). Il la préparait avec une livre d'eau de chaux , une once de suie de cheminée , demi once de céruse , et demi once huile de myrrhe , qu'on a fait bouillir ensemble pendant demi heure , et dont on imbibe ensuite de la charpie , et des compresses pour le pansement de l'ulcère. La manière d'agir de l'acide muriatique oxigéné à l'intérieur dans les fièvres putrides et pestilentielles , nous porte par analogie à en recommander l'usage dans les maladies cancéreuses ; la dose est de six gros par jour dans une pinte de tisane mucilagineuse. A notre

––––––––––

(1) Œuvres chirurgicales , pag. 44.

(2) Pharmacologie medico-chir. , Paris , 1786.

avis la médecine ne possède pas de plus puissant antiseptique (1).

Bell assure que la ciguë appliquée à l'extérieur, produit un changement plus rapide dans la nature du pus, que si on la fait prendre à l'intérieur. En été, il mêlait le suc de cette plante aux cataplasmes, et en hiver, il saupoudrait ceux - ci avec la poudre desséchée. Dans un ouvrage que Justamond a publié à Londres, sur le cancer, il recommande une préparation escarotique, en usage depuis long - temps à Vienne, et dans d'autres parties de l'Allemagne. On la compose en mettant dans l'esprit de vin du

______

(1) Le D. Brathwaite a le premier annoncé, que l'acide muriatique oxigéné donné à l'intérieur est aussi spécifique dans la scarlatine, que le mercure dans la syphillis. Les DD. Durr, Zugenbuhler, Kapp et Rossi, l'ont aussi employé avec succès dans les maladies putrides et asténiques. Le D. Estribaud, dans la fièvre épidémique des prisonniers espagnols à Carcassonne, en a obtenu des effets surprenans ; et M. Cluzel dit qu'à Bordeaux, plusieurs personnes mordues par un loup enragé, ont été guéries ou préservées de la maladie, par l'usage du même acide. (*Bibliothèque médicale, Mai* 1811.)

sel ammoniac et de l'acier , qu'on y laisse infuser , et en ajoutant de l'huile de tartre , et de l'esprit de vitriol dans une certaine proportion. Justamond conseille d'humecter constamment avec ce mélange les bords de l'ulcère cancéreux , et les excroissances qui l'accompagnent. Il recommande aussi pendant l'usage de ce médicament externe , d'employer à l'intérieur l'acier et le sel ammoniac sous la forme de fleurs martiales. La dose peut être portée à douze et quinze grains , et successivement jusqu'à demi-dragme , qu'on renouvelle trois , quatre , cinq fois par jour (1).

____

(1) Le remède dont parle ici Justamond , et dont il fait un si grand éloge , a été publié en 1707 , à Vienne , par M. François - Xavier Mare , qui en avait d'abord fait un secret , et qui l'appelait la panacée anticancéreuse. Il entre dans sa composition quatre onces d'acier et de sel ammoniac , deux onces d'esprit de vitriol noir , deux-livres d'esprit-de-vin rectifié , et quatre onces d'esprit de tartre. On trouve dans le traité des ulcères de Bell , le manuel pharmaceutique de ce remède.

Mais parmi tous les remèdes en usage, dans le traitement du cancer, il n'y en a point sans doute de plus hardi, que celui que vient de proposer M. Rigal, chirurgien en chef de l'Hôtel-Dieu de Gaillac. Il a cru trouver dans la gangrène inoculée, un remède contre cette affreuse maladie, et le succès a paru répondre à son attente. C'est dans un mémoire que ce médecin a fait parvenir au mois de Décembre 1809, à l'institut de médecine, qu'il a consigné ses observations *sur l'utilité de la gangrène, et de son inoculation.* On y lit : « Mme. Besse, de Dénat, arrondissement d'Alby, âgée de 37 ans, d'un tempérament nerveux, portait depuis plusieurs années des glandes engorgées au sein. Nombre de remèdes, l'extrait de ciguë entr'autres, avaient été employés inutilement, comme il arrive toujours lorsque les glandes ont acquis le véritable caractère squirreux. Un empirique promit une guérison prompte et radicale ; les applications topiques qu'il fit déterminèrent, dans l'espace de six mois, un engorgement si volumineux, qu'on n'en a peut-être jamais vu de semblable. Le sein, mesuré à sa base, avait trente-un pouces de circonférence ; les douleurs

lancinantes qui, depuis plusieurs mois, si-
gnalaient la dégénérescence cancéreuse, tourmentaient la malade, particulièrement pendant la nuit, et ne lui laissaient pas goûter
un instant de sommeil. La tumeur qui oc-
cupait tout le côté de la poitrine, était formée de plusieurs petites masses agglomérées.
Elle descendait jusqu'au bas des fausses côtes, était inégale, raboteuse, et n'avait aucune mobilité, même dans le plus grand
relâchement du muscle sterno-huméral ; des
vaisseaux variqueux parcouraient le tissu
cutané qui était altéré ; enfin la malade était
déjà exténuée par les souffrances et le chagrin. Les règles coulaient peu et irrégulniè-
rement. Quoique le creux de l'aisselle fût
exempt de tout engorgement, la malade avait
horreur de la ressource dernière et très-ha-
sardeuse qu'on lui offrait pour l'amener à
guérison.

Dans une consultation, il fut décidé qu'on
se bornerait à un traitement palliatif : le lait
d'ânesse, le petit-lait, les antispasmodiques,
un régime analeptique furent prescrits sans
aucun avantage. Dès-lors, persuadé qu'il
vaut mieux recourir à des moyens douteux
que de n'en employer aucun, je conçus le

projet de faire une petite incision dans le centre de la mamelle, et de couvrir la plaie de charpie imbibée de sanie gangréneuse. Mes idées furent accueillies dans une seconde consultation qui eut lieu vingt jours après la première. Du troisième au quatrième jour, la plaie s'enflamma, et exhala une odeur putride ; la gangrène se manifesta au centre de la tumeur, et fit des progrès si rapides, qu'en dix-huit jours cette masse effrayante fut entièrement détruite. L'examen des deux glandes, grosses comme le poing, qui se détachèrent le quinzième jour, offrit le caractère du véritable squirre, c'est-à-dire, une substance lardacée, carnifiée dans quelques endroits. L'une et l'autre contenaient dans leur centre ulcéré, et légèrement phlogosé, une sérosité jaunâtre. La plus grande quantité de la peau, qui n'avait pas été frappée de pourriture, se recolla aux parties subjacentes ; un paquet de glandes, semblable à une grappe de raisin, et porté sur un pédicule étroit, résista seul à la destruction : la ligature en fut faite, et il tomba sept jours après. La plaie, pansée à sec, diminuait tous les jours d'une manière sensible ; et dans l'espace de quatre mois et demi, la cicatrice fut parfaite (1). Mme. Besse, traitée de cette manière en Juin 1791, jouit encore aujourd'hui (1809) d'une santé parfaite, sans aucun reste de cette cruelle maladie, de laquelle on s'est efforcé de prévenir la récidive, en établissant deux cautères avant l'entière guérison ».

M. Rigal cite encore deux observations d'ulcères calleux aux jambes, qui ont été également guéris, à la suite d'une gangrène inoculée (2). Sauvages dit avoir vu guérir un carcinome phagédénique au visage avec de l'huile corrosive de plombagine. Suivant lui un cancer fort gros à la mamelle d'une femme, occasionné par une petite verrue profondément enracinée, plutôt que par au-

---

(1) Si le cancer est frappé de gangrène, dit Desault, il se détache par son poids dans sa base, et tombe en totalité. Après avoir arrêté l'hémorragie et appliqué sur la plaie qui est noire, d'abord de la charpie qui est saupoudrée de kina, et quelques jours après de plumaceaux couverts de balsamiques, et la suppuration devenant louable, on peut obtenir une cicatrice parfaite.

(2) Bibliothèque médicale, Avril 1811.

cun virus vérolique, fut réduit à la dixième
partie de son volume, par l'usage du mercure;
et il raconte de la manière suivante la guérison d'un cancer vérolique : « Une fille,
âgée de 30 ans, qui usait depuis plusieurs
mois de l'extrait de jusquiame blanc, avait
aux deux mamelles une tumeur grosse comme
un œuf de poule, dure, tubéreuse, profonde , accompagnée de douleurs lancinantes
qui s'étendaient par intervalle depuis l'aisselle jusqu'à la mamelle ; elle se plaignait
en même temps d'ulcères à la bouche et au
vagin, lesquels étaient des restes d'une vérole
acquise depuis dix ans. Les circonstances ne
permettant pas d'employer les frictions, j'eus
recours aux pilules de Keiser , dont l'usage
continué pendant un mois et demi, fit disparaître la tumeur et la douleur des mamelles,
ainsi que tous les autres symptômes de la
vérole, qui n'ont plus reparu depuis (1) ».

Comme le suc gastrique est antiseptique,
et qu'il a été donné avec succès à l'intérieur
dans les fièvres intermittentes et putrides,
on en a fait aussi usage en cataplasme dans

____

(1) Nosologie méthodique, pag. 532.

les ulcères putrides et cancéreux (1). En 1785, Sennebier, si connu dans le monde savant, publia un ouvrage qui a pour titre : *Observations importantes sur l'usage qu'on peut faire du suc gastrique dans la chirurgie.* Suivant le célèbre Odier, cet auteur est le premier qui ait eu l'idée de tirer parti des propriétés antiseptiques de ce suc, et le service qu'il avait rendu par-là à l'humanité souffrante, lui faisait attacher plus de prix à ce petit ouvrage, qu'à la plupart de ceux qui sont sortis de sa plume féconde (2).

Boerrhaave avait conseillé un emplâtre avec l'huile de rhue, quatre jaunes d'œufs, deux onces de cire jaune, et trois onces de racine de bryonne blanche ; et Brambilla regardait comme un excellent résolutif le suc de navet, l'huile d'olive et l'oxide de plomb rouge. D'autres ont recommandé, au

---

(1) Voyez Hoospers Lexicon, au mot *gastric juice.*

(2) Principes d'Hygiène, Genève 1811. — Van Wy, a substitué au suc gastrique, le sang de bœuf frais.

rapport de Baumes (1), le suc des feuilles de haricots, avant qu'ils soient en fleurs, la crême nouvelle et le miel. On sait que l'ammoniaque, à la dose d'une cuillerée sur une pinte d'eau, et dont on imbibait des compresses, était le remède du Curé Martinet (2). Pascal et Lecomte ont publié les bons effets qu'ils avaient obtenus du moxa et du feu solaire dans deux cas de cancer. L'observation de Mistris Wynne, guérie d'un squirre au sein gauche, après avoir été frappée de la foudre, peut nous porter à tenter avec succès l'application du fluide électrique et du galvanisme, dans des circonstances analogues.

Solander, Colden et Swediaur ont vanté comme spécifique contre le cancer, le suc des baies de phytolacca, cuit en forme d'extrait, ainsi que celui des feuilles, lorsque l'arbuste est un peu fort. Suivant Steidèle, l'un des meilleurs caustiques dans les ulcères

____

(1) Annales cliniques de Montpellier, Juin 1811.

(2) Observations médico-chimiques sur le cancer, 1781.

cancéreux,

cancéreux , est un mélange composé avec
une once et demie de décoction de kina ,
deux gros de laudanum liquide , et autant
d'alcohol de myrrhe. Davaloz assure que jamais femme attaquée d'un cancer n'a péri ,
lorsqu'elle a fait usage à temps d'un liniment
préparé avec un gros de vert-de-gris, quelques gouttes de jus de limon , et suffisante
quantité de cire blanche et d'huile d'olive (1).

La poudre caustique du frère Côme est
employée journellement avec succès contre
les ulcères chancreux du visage ; on sait
qu'elle est composée avec deux gros de ci-
nabre artificiel , huit grains de cendres de
vieux souliers brûlés , douze grains de sang
dragon , et quarante grains d'arsénic blanc,
que l'on détrempe avec quelques gouttes
d'eau (2). Au rapport de Swediaur les Indous

---

(1) *De morbis limæ grassantibus , Monspel.* 1787.

(2) La poudre de Rousselot employée dans des
cas analogues , contient une once de sulfure de mercure , demi-once sang dragon , demi-gros oxide d'arsénic, que l'on réduit en pâte en les mêlant avec de
l'eau ou du cérat.

L

se servent d'un liniment fait avec deux grains d'arsénic blanc , et une once d'huile d'olive , pour combattre les ulcères carcinomateux et phagédéniques. Le sublimé corrosif, a aussi été employé comme topique dans le cancer commençant et ulcéré , et ça été avec un grand succès , suivant le D. Willison. C'est avec une livre de rob de carotte , une once de quina en poudre , et de feuilles de ciguë pulvérisée , deux gros d'extrait de saturne, et de laudanum liquide , qu'est composé le cataplasme recommandé par l'institut clinique de Hambourg , contre le cancer. L'infusion de malt est recommandée non-seulement comme une boisson appropriée , mais encore comme un puissant remède dans le cancer. Il faut en faire souvent de fraîche ou de nouvelle , et que le malade en boive à sa discrétion. Il peut en prendre une pinte , trois chopines , et même deux pintes par jour , pendant un temps considérable.

Lentin , médecin de Hanovre , dit avoir employé avec avantage l'acide phosphorique dans une affection cancéreuse de l'utérus. Le mercure doux et les pilules de Belloste ayant la propriété d'agir sur le système lympha-tique , ont été recommandés d'après l'idée que l'on s'est formée que le squirre et le cancer dépendent de la faiblesse des vaisseaux absorbans, et de l'épaississement de la lymphe. C'est pour remplir le même but que l'on a prescrit la décoction de gentiane avec le carbonate de potasse. Un cataplasme de feuilles de roses rouges bouillies dans le vin, nous a paru produire de bons effets sur une mamelle squirreuse. Le tan, dans ce cas, ne serait peut-être pas à dédaigner, ainsi que diverses autres substances astringentes ; mais il faudrait les faire précéder de quelques doux émolliens. Evers donnait pendant un mois cinq grains de bella-donna et autant de rhubarbe. Selon le D. Gardien, on attribue au marrube blanc la propriété de prévenir la dégénérescence cancéreuse. D'autres donnent en pareil cas, avec succès, les sucs des plantes chicoracées, unis aux antiscorbutiques.

Au rapport de Deschausses, des compresses imbibées d'eau-de-vie camphrée, et appliquées sur les plumaceaux qui recouvrent les ulcères cancéreux, ont quelquefois beaucoup diminué les douleurs, et suspendu les progrès du mal. On a beaucoup préconisé les bains d'eaux sulfureuses naturelles ou artificielles, et les injections de ces mêmes eaux dans les indurations squirreuses du col de la matrice ; mais s'il y avait sensibilité vive et douleur à cet organe, les eaux sulfureuses, comme stimulantes et toniques, seraient nuisibles (1). Dans les anciens journaux de médecine, on a beaucoup préconisé la poudre de crapauds, employée en cataplasme ; on pourrait aussi la prendre avec avantage sous forme de pilule. L'alkali volatil, administré à l'intérieur, arrête les progrès du cancer, et en suspend les douleurs. C'est d'après cette indication sans doute que le D. Don Joseph Florès a employé en Amérique la chair de l'anolis, (*lacerta vulgaris*) qui contient beaucoup d'alkali volatil.

---

(1) L'expérience prouve tous les jours que les eaux de Barèges sont très-propres à fondre les obstructions et les engorgemens de la matrice. Les eaux de Digne ont également été prescrites avec succès dans les mêmes maladies, ainsi que les eaux de Gréoulx et d'Aix. Nos eaux minérales de la Provence, peuvent donc nous tenir lieu dans le midi, de toutes les eaux des Pyrennées.

On la fait cuire au four, et on la donne en
poudre (1).

------

(1) Il a paru, en 1786, un petit ouvrage intitulé : *Essai en forme de lettres à un ami, sur l'usage
des lézards ; nouveau spécifique, apporté du Mexique, pour la guérison de la maladie vénérienne,
de la lèpre et du cancer ;* traduit de l'italien de M.
Jean-Baptiste Meo, prêtre, doyen de la société de
médecine, et premier médecin-physicien du grand
hôpital de Palerme ; par M. Martinet, médecin.
Cet essai, dit Buchan, donne une idée du traité
que Don Joseph Florès, médecin à Guatimala, au
Mexique, a publié sur les propriétés médicinales
du Lézard. On y voit la guérison, en quelques jours,
d'un cancer ulcéré, de la pire espèce, à la lèvre supérieure ; d'une maladie vénérienne, chez une jar-
dinière, qui était couverte d'ulcères ; d'un chancre
au nez, qui céda en trois jours ; d'un ulcère cancéreux à la langue, déclaré incurable, chez un vieil-
lard de 63 ans ; d'une lèpre corrosive, chez une autre indienne. A Malaga, en Espagne, un homme
qui avait le corps et surtout le visage profondément
ravagé d'ulcères, fut guéri en quarante jours ; un
autre homme, dont les pieds étaient couverts de
plaies noires et écailleuses, et le visage défiguré par
une véritable éléphantiasis, les yeux obscurcis,
etc., fut guéri aussi en quarante jours, par l'usage
des lézards. A Cadix une dame qui portait, depuis

On ne saurait croire combien les différens remèdes dont nous venons de faire men-

---

long-temps au sein, un cancer ulcéré, et onze glandes au cou, et dont la tête était comme paralysée, prit vingt-deux lézards, en vingt-deux jours. Le cancer disparut, huit glandes se dissipèrent ; les trois autres étaient diminuées, la tête s'était rafermie.

A Palerme, une française mariée dans cette ville, âgée de 25 ans, souffrait depuis plusieurs années, au sein droit, d'une tumeur squirreuse, grosse comme un œuf de poule, adhérente aux côtes supérieures. Les remèdes des plus habiles médecins ayant échoué, M. Meo, après l'avoir fait saigner, lui donna des pilules de lézard. Dès le premir jour, elle rendit abondamment une salive écumeuse et blanche. Cet unique symptôme dura jusqu'au quatrième jour. La nuit du cinquième, elle eut un travail considérable et douloureux dans les intestins, avec des selles presque dyssentériques. Le sixième, les douleurs devinrent atroces, il fallait continuellement les appaiser avec quelques tasses d'eau tiède. Les crachats, les selles, les urines se succédaient. Celles-ci étaient bilieuses, âcres, fétides. En même temps elle ressentait une sorte de fourmillement sous le sein, avec un peu de spasme du côté droit ; de la chaleur, de l'ardeur et un certain sentiment, comme si on lui arrachait quelque chose dans la partie malade. Elle s'effraya de ces symptô-

tion, ont dû être nuisibles, surtout lorsqu'ils ont été pris dans la classe des corrosifs,

---

mes; elle craignait d'y succomber, et elle inter-
rompit le remède.

Déjà cependant l'état du sein était bien amélioré.
La tension dure et renitente, qu'on y avait obser-
vée, avait fait place à cette molesse élastique, qui
caractérise la bonne santé. La tumeur était réduite
à la grosseur d'une noisette; plus d'adhérence, une
mobilité parfaite, sans aucun sentiment de douleur.

On y lit encore l'histoire de huit malades, traités
dans le grand hôpital de St. Barthelemy, à Palerme,
dont les uns furent parfaitement guéris et les autres
considérablement soulagés.

La manière d'employer les lézards est la suivante :

On coupe la tête, la queue et les pieds du lézard, on lui ouvre le ventre, on en retire les intestins; on enlève la peau, et on en fait manger le
tronc tout crud, tout palpitant, tout chaud. On
répète ce remède deux ou trois fois par jour. Si le
malade montre de la répugnance à manger cette
chair toute vive, on la coupera en plusieurs petits
morceaux, dont on fera des pilules grosses comme
une balle de mousquet.

Ce remède a beaucoup d'activité, beaucoup d'é-
nergie. Plusieurs des malades dont il est parlé dans

des émolliens et des suppuratifs. De tout
temps le charlatanisme, la crédulité, ou le

cet essai, l'ont abandonné avant d'être guéris, parce qu'ils ne pouvaient en supporter les effets. Il occasionne ordinairement de la chaleur, de l'ardeur
et la fièvre. Il excite la salivation, la sueur, les urines, les selles qui, comme on l'a vu dans la malade, dont nous venons de donner l'histoire, peuvent
devenir dyssentériques ; mais il suscite encore le
spasme, des convulsions, des anxiétés, des défaillances. Il ne faut donc le tenter qu'avec réserve intérieurement : car on applique très-heureusement
les lézards en cataplasme. Il est question d'une religieuse qui, ayant avalé deux lézards en deux jours,
fut soulagée en quarante heures, d'un cancer affreux, dont elle souffrait depuis trois mois des douleurs qui la réduisaient au désespoir. Se trouvant
mieux, elle ne voulut pas le continuer ; mais quelque temps après les douleurs étant revenues, elle
fut également soulagée avec des cataplasmes de lézards. On observera qu'il ne faut pas qu'ils se cor-
rompent sur l'ulcère. On doit donc les renouveller
souvent ; il en fallait de trente à quarante par jour,
pour la religieuse dont nous parlons, parce que ce
sont des lézards de la petite espèce qu'on employa.

Pour remédier aux effets de ce remède, qui sont
violens, M. Meo en suspend l'usage pendant quelques jours, et il fait suivre un régime adoucissant.

chimérique et vain espoir de trouver un remède à une maladie incurable , ont tour à
tour mis en usage des *farrago* pharmaceu-
tiques , et une triste expérience nous apprend
combien ils ont été funestes et dangereux ,

Lorsqu'il survient des accidens graves , il prescrit
les acides , le vinaigre surtout.

Le journal de médecine , cahier d'Août 1787 ,
donne la notice d'un recueil d'opuscules, sur les lézards, employés pour la guérison du cancer. Ce recueil est en italien , et forme un vol. *in-8°.* ; il contient : 1º. les pièces dont est composé l'essai , dont
nous venons de donner l'extrait ; et en outre , une
lettre de M. Fontana , qui pense , qu'en faisant sécher les lézards , on pourrait les donner en poudre,
à la dose d'un gros , ce qui équivaudrait à un lézard
entier ; 2º. des notices de plusieurs guérisons opérées contre le cancer, les bubons malins et les affections dartreuses opiniâtres ; 3º. enfin , des remar-
ques très-intéressantes sur l'usage médicinal des lézards , par M. Baldini , médecin de Naples.

Le rédacteur du journal observe, qu'on trouve
dans le *giornale per servire alla storia raggionata della*
medecina , tom. 2. , Venise , 1784, d'autres détails
sur les propriétés spécifiques du même remède, ainsi que quelques observations sur des guérisons radi-
cales qu'il a opérées à Turin , Gênes , Milan , *etc.*
— *Médecine domestique*, tom. 5.

surtout lorsqu'ils ont été âcres et irritans. Disons-le ici avec toute la franchise de notre caractère, et pour l'instruction des femmes qui en sont les victimes. Le cancer occulte et ulceré, est un animal féroce qu'il faut sans cesse caresser pour l'endormir ; tout ce qui irrite peut exciter sa fureur : c'est sans doute cette considération qui avait fait dire à Hippocrate et à Celse, ainsi qu'à tous les auteurs anciens et modernes qui ont la philosophie de leur état, qu'il vaut beaucoup mieux ne pas entreprendre la guérison de ceux qui ont des cancers occultes, parce que si l'on vient à la tenter, ils périssent promptement (1).

Quoique le traitement qui convient au cancer confirmé, soit étranger au but que nous nous proposons, cependant pour la consolation et le soulagement des malheureuses femmes qui portent dans leur sein ce ver rongeur, nous

---

(1) *Quibus occulti cancri fiunt, eos non curare melius est, qui enim curantur citò pereunt. Qui verò non curantur, longius tempus perdurant.* Sect. 6. aph. 38. — Dans le chapitre 12me., nous expliquerons encore plus en détail cet aphorisme, et dans quel sens il faut entendre, ce qu'Hippocrate appelait cancer occulte.

dirons un mot des remèdes les plus propres à diminuer leurs horribles souffrances, et à prévenir l'abattement et le désespoir qui les accompagnent.

Un abus que nous nous empressons d'abord de signaler comme la cause de beaucoup de cancers, c'est la fausse sécurité des femmes qui, après avoir reçu des contusions au sein, se croient à l'abri de tout danger après l'application de l'emplâtre pharmaco, ou leurs lotions résolutives avec l'urine. Ces remèdes insignifians font toujours un grand bien, lorsqu'ils ne sont qu'inutiles ; mais dans combien de cas, ils hâtent la fermentation putride, qui est une suite de l'inflammation primitive, ou de la corruption des sucs extravasés par la contusion ! Il importe donc aux praticiens de faire connaître dans les campagnes surtout, les funestes conséquences de cette détestable habitude. Combien d'infortunées mères de familles n'appellent les secours des gens de l'art, que lorsque leur sein est déjà squirreux ou ulcéré ! Cependant dans le principe une saignée du bras, ou quelques sangsues, auraient prévenu chez elles l'invasion d'un cancer. C'est ici un conseil que nous dicte l'humanité, et qu'il faut sans cesse répandre, si l'on veut prévenir la source de bien des pleurs.

Le premier soin que l'on doit avoir, lorsqu'on est consulté pour un engorgement cancéreux qu'on juge à-peu-près incurable, c'est de proscrire tous les emplâtres, et de couvrir seulement la partie affligée d'une peau de cygne, afin de la mettre à l'abri du frottement des habits, et des contusions extérieures. On emploie en même-temps la méthode délayante, et la plus capable d'adoucir l'acrimonie des humeurs. Dans cette intention, on prescrit les décoctions des racines de bardane, de squine, de scorsonère, de salsepareille, de chiendent et de toutes les plantes douces et savonneuses. Les infusions d'aigremoine, de fleurs de guimauve, de bouillon-blanc, de bétoine, de sureau, de pavot rouge, conviennent aussi. On conseille les herbes potagères les plus émollientes, le lait frais, le petit lait, les graines, les fécules, les fruits d'été bien mûrs ; pour boisson le lait coupé avec la décoction d'orge, d'avoine. On a soin d'écarter les idées tristes, et les passions exaltées ; on renonce aux substances âcres et échauffantes, et on les remplace par la diète lactée, ou par un

régime très-doux , on fait un exercice mo=
déré. Si la malade éprouve des douleurs lan=
cinantes , ou un prurit incommode , on em=
ploie les anodins et les narcotiques ; on remédie à l'inflammation des tégumens par les
préparations de plomb , comme le vinaigre
de litharge , alongé d'eau , le nutritum composé de ce vinaigre et d'huile de morelle ,
et le diapompholix exactement mêlés ensem=
ble- On évite enfin les habillemens étroits
et serrés, et l'on donne l'opium, la jusquiame , la bella-donna à l'intérieur, en mê=
me-temps qu'on les fait entrer à forte dose
dans les topiques anodins et calmans.

Ces derniers remèdes sont encore les seuls
convenables , lorsque le cancer est ulcéré ; on
les unit dans ce cas aux antiseptiques non irritans. Van-Swieten recommande le vinaigre
étendu de vingt parties d'eau , avec une petite
quantité de sel marin , ainsi que l'esprit de
sel adouci, pour fomenter le cancer. C'est à
la faveur de ce dernier remède qu'il s'opposa
pendant quinze mois aux progrès d'un cancer ulcéré , chez une pauvre femme. « On
tâche de rendre le cancer supportable en cor-
rigeant la diathèse putride , suivant Desault ,
par les boissons d'eau d'orge , d'avoine , avec

le miel , par des alimens propres à lacher le ventre , comme les viandes blanches , les épinards , la chicorée ; par la diète lactée , des purgatifs doux , répétés souvent selon le tempérament , et tels qu'une forte décoction de pruneaux avec la crême de tartre à petite dose ; en diminuant l'afflux des humeurs au sein par *la saignée du bras , ou l'application des sangsues à la vulve* , vers le temps où les règles paraissent , par les bains de pied , par un ou deux cautères aux extrémités inférieures plutôt qu'aux supérieures , si le mal a pour principe une humeur douteuse , menstruelle , repercutée ou supprimée ; en calmant les douleurs par les boissons d'eau de fleurs de sureau et de coquelicot , avec le sirop diacode.

On applique encore les feuilles amorties de morelle , de bella-donna , de jusquiame et de ciguë , ainsi que leurs sucs qu'on réduit avec des jaunes d'œuf en consistance de digestif. Enfin on peut se servir trois fois par jour d'un cataplasme fait avec des crottes de chamois , de miel , de graine de lin , de pain émietté , de farine de froment , de chaque partie deux cuillerées , bouillies avec une chopine de crême dans un vaisseau de

terre pendant un quart d'heure. Ces topiques rendent le pus blanchâtre, épais, presqu'inodore, raffermissent les chairs, ré-
priment les fongosités, diminuent l'engorgement, et resserrent l'ulcère dans des bornes
étroites (1) ».

Comme nous l'avons déjà dit, il est vraisemblable, que l'extirpation de beaucoup de
cancers n'est si souvent inutile, que parce
qu'elle est intempestive, ou ordinairement
trop tardive. Dans le premier cas, on con-
trarie la nature, ou on l'arrête lorsqu'elle est
encore au premier jet d'un travail que l'on
peut regarder comme critique, suivant la
belle pensée de Ledran, qui a conseillé de
ne pas opérer le cancer qui survient à la cessation du flux menstruel, tant qu'il prend de
l'accroissement, et qu'il n'est point douloureux (2). Il veut même qu'on attende un

____

(1) Œuvres chirurgicales, pag. 42 et 43.

(2) Hill, Sharp, Féaron, Kircland, Justamond,
et plus anciennement Albucasis, ont au rapport
de Baumes, manifesté à peu près la même opinion. (*Annales cliniques de Montpellier*, *Juin*
1811.)

certain nombre d'années après l'apparition
de la tumeur. Les vaisseaux absorbans qu'a
découverts Camper, et qui passent des mamelles aux glandes sous-sternales, où ils
servent de véhicule au virus qui engorge si
souvent ces glandes, nous expliquent en second cas, pourquoi les opérations pratiquées
trop tard, réussissent si mal; et de quelle
manière le cancer se propage d'une mamelle à l'autre. Les champignons cancéreux
qui s'élèvent sur le sein des femmes qui ont
été guéries, au moment même où les plaies
semblent entièrement cicatrisées, ont leurs
radicules dans les mêmes glandes, et c'est
d'elles sans doute que naissent les récidives
si fréquentes après l'extirpation des cancers
ulcérés. La douleur pongitive à l'endroit où
les vaisseaux mammaires sortent de l'intérieur
de la poitrine, entre les seconde et troisième
côtes, signalée par Camper comme un signe
certain d'incurabilité du cancer, a donc pour
base l'observation anatomique, et nous prouve
combien peu nous devons être surpris de voir
les opérations trop tardives, accompagnées
de si peu de succès.

Il est encore beaucoup de circonstances que
les auteurs ont remarquées, dans lesquelles
l'opération

l'opération du cancer devient dangereuse. In-dépendamment de ce qu'Alexandre Monro a écrit contre elle , Tissot a dit en propres termes : « Quand le mal est venu peu à peu , j'ai vu presque toujours , que quoique faite de bonne heure , elle hâtait la mort , et quelquefois après avoir fait souffrir des maux plus cruels que le cancer même (1) ». Le célèbre Petit , de Lyon , a manifesté la même opinion , en parlant des cancers qui ont une origine scrofuleuse. Cette considération doit faire apprécier de plus en plus la méthode que nous allons publier , puisqu'au moyen de son emploi , on peut prévenir le développement d'une maladie si terrible , et dans laquelle la cruelle voie de l'opération ne donne même pas dans le dixième des cas , l'espoir fondé d'une véritable guérison. (2).

----

(1) Inutilité de l'amputation des membres. (*Œuvres de Tissot , tom.* 5.)

(2) Il est vraisemblable que l'extirpation réussirait plus souvent , si on n'y avait pas recours si tard ; mais quel médecin peut engager les femmes à y consentir , sans un danger imminent !

CHAPITRE VII.

Nouvelle méthode de traitement d'après l'étiologie que nous avons donnée du cancer, et son efficacité confirmée par dix observations couronnées de succès.

C'est en vain qu'un praticien ami zélé de son art, remontant aux causes occasionnelles des maladies, chercherait à les éclairer par de savantes discussions théoriques ; c'est en vain qu'il proposerait une méthode curative fondée sur les meilleurs principes ; sa science serait vaine, et ses travaux stériles, si l'expérience et l'observation ne proclamaient d'une manière bien authentique ses succès. S'il est des circonstances où l'on doive se défier des prestiges de l'enthousiasme, c'est surtout dans l'exercice de la médecine, où il est si facile à l'esprit de suivre même en s'égarant les fausses impulsions du cœur. L'amour de l'humanité et le désir d'effacer de ses tables nécrologiques, quelques-uns des maux

qui y sont inscrits, ont en général des at-
traits si puissans pour les auteurs qui ont
l'ame sensible, qu'il leur est souvent bien
difficile de ne pas errer, lorsque par excès
de bienfaisance, ils publient à la hâte des
idées non assez mûries par la réflexion, mais
qu'ils croient propres à servir utilement leur
philantropie. Heureusement qu'aujourd'hui ces
craintes ne sauraient être fondées. La doctrine nouvelle que nous professons repose sur
des faits si apparens et si irréfragables, que
tout autre que nous, aurait incontestablement
le droit de dire, qu'ici pour le bonheur et la
conservation des femmes, l'art a miraculeu-
sement surpris et deviné le secret de la nature.

Comme nous l'avons exposé, le cancer soit
qu'il se forme à la suite d'un coup ou d'un
engorgement laiteux, soit qu'il provienne
d'une suppuration hémorroïdale ou menstruelle,
reconnaît toujours pour cause primitive une
irritation occasionnée par une phlogose locale aiguë ou chronique, sanguine ou lymphatique. C'est en réfléchissant à cette cause,
que sans connaître la pratique de quelques
auteurs à cet égard, et après avoir entendu dans ses cours, le célèbre professeur
Pinel, nous inviter à rechercher pourquoi le

cancer se développait si fréquemment à l'époque critique, que nous conçumes l'idée du
traitement qui pouvait lui convenir d'après
son étiologie. La formation du cancer qui
est produit accidentellement par un coup ou
une compression, nous conduisit naturellement à la cause première de celui qui accompagne la cessation des règles, et conséquemment à la méthode curative qui doit être
adoptée en pareil cas.

Disons-le pour la conservation des femmes,
il n'y a rien dans toute la médecine de comparable à la saignée et aux sangsues, pour
prévenir l'invasion d'un cancer. C'est le remède spécifique, soit que l'on veuille fondre
un engorgement mammaire aigu, soit que
l'on n'ait à combattre qu'une maladie chronique, mais qui cesse d'être telle, et passe sour-
dement à l'état inflammatoire, dès que la
sensibilité s'y exalte, et s'y développe. Ce
n'est pas sans raison qu'on a dit, que la douleur était au physique comme au moral, le
plus grand ennemi du genre humain. Aussi
dans l'horrible maladie qui nous occupe, cal-
mez la douleur, et vous étoufferez le monstre dans son berceau.

« Les causes générales de l'inflammation,

dit Broussais, se réduisent pour nous à deux, qui sont, une stimulation venant de l'extérieur : une stimulation venant de l'intérieur. Dans tous les cas, la douleur précède la phlogose ; mais celle-ci varie selon la structure de la partie. Si l'on irrite dans un lieu épais et sanguin, on obtient une phlegmasie ; si l'on agit sur un tissu blanc et serré, on ne provoque qu'un engorgement ; si l'on stimule un tissu nerveux, on excite des douleurs atroces, un gonflement et presque sans phlogose. C'est la sensibilité des capillaires artériels à l'action des stimulans qui favorise la phlogose ; c'est la douleur qui est la cause provocatrice des phlegmasies (1) : et nous pouvons ajouter, et des engorgemens cancéreux. Notre théorie sur l'inflammation s'accorde parfaitement bien, comme on le voit, avec les principes de Broussais. Ainsi du moment qu'une cause interne ou externe, a pu exciter de la douleur dans un organe aussi sensible que la mamelle, les vaisseaux lymphatiques et sanguins irrités, s'enflamment, se gonflent par pléthore, et de-là nais

____

(1) Histoire des phlegmasies, tom. 1.

sent suivant l'axiome hippocratique , *ubi do-lor* , *ibi fluxus* , des engorgemens plus ou moins considérables. Cet état pathologique augmente de jour en jour suivant l'intensité de la douleur , qui amène bientôt l'irrita-tion , l'inflammation et la suppuration can-céreuse , suite d'un éréthisme particulier et naturel à la structure anatomique de l'or-gane et du tissu mammaire. C'est donc à la douleur seule qu'il faut attribuer l'ori-gine du cancer sous le rapport mécanique de sa formation. Tout remède capable de dé-truire la douleur , sera donc un véritable spécifique contre le cancer ; et c'est avec juste raison que dans le traitement de cette épouvantable maladie , l'on doit s'écrier avec Peyrilhe : *dolorem sedare , quid divi-num est !*

Tous les médecins savent que dans les congestions sanguines et humorales , du mo-ment que la sensibilité organique, et celle des tissus sont mises en jeu , l'unique moyen propre à combattre la pléthore est la saignée; n'y eut-il même qu'un état de spasme , la saignée serait encore un remède indiqué. Cette doctrine est consignée dans les écrits de nos meilleurs auteurs , et surtout dans le recueil de leurs observations cliniques. Comme les principes sont généraux , la cure d'un cancer commençant ne doit point faire exception. Les douleurs qui l'annoncent , la tumeur glanduleuse ou lymphatique qui a donné lieu à son développement , n'ont pu se déclarer sans irritation locale , et conséquemment sans inflammation. Or comment guérit - on les inflammations , si ce n'est par la saignée ? Un régime végétal et austère , les délayans , les laxatifs , les évacuans apéritifs , peuvent bien diminuer la pléthore veineuse et artérielle , si on les continue pendant long - temps ; mais cette méthode est fautive. Toutes les fois que le sang et les humeurs ont fait une irruption sur un organe , si on ne se hâte de désobstruer par une déplétion subite les parties engorgées , cellles-ci se désorganisent rapidement par la surcharge des fluides qui y abordent. Ceux-ci épanchés , dégénèrent bientôt par le mouvement fermentatif qui s'excite dans toutes les liqueurs extravasées , lorsque la dilacération des vaisseaux rendant leur résolution impossible , y fait naître un levain putride , et un ichor cancéreux. Nous proposerions avec moins de hardiesse cette méthode curative, si l'expérience de plusieurs années, ne nous avait mis à même de publier les plus brillantes observations. Ce n'est point avec des recettes inconnues, ou enveloppées des ombres mystérieuses du charlatanisme, que nous proposons d'étouffer le monstre. Notre tactique est simple, il ne s'agit que de la mettre en usage dans le temps opportun. Promettre de guérir le cancer, serait de notre part sans doute, une promesse aussi illusoire que chimérique ; mais annoncer sans prétention l'art qui peut le prévenir, nous paraît devoir être considéré comme un tribut bien modeste, que la conscience d'un homme de bien acquitte généreusement envers l'humanité. Si nos principes n'étaient basés que sur le raisonnement et une théorie purement spéculative, nous serions les premiers à la soumettre au creuset de l'expérience, et nous demanderions à tous les praticiens, d'en faire un examen rigoureux ; mais on ne résiste point au torrent de la vérité, quand c'est l'évidence des faits qui nous y entraîne.

PREMIÈRE OBSERVATION.

Au mois de Mars 1809, nous fûmes consultés

par Mme. Chr... épouse d'un M^d. de vin de cette ville de Marseille, âgée de 36 ans, mère de deux enfans qu'elle a nourris, d'un tempérament sec, malingre et bilieux. Elle portait depuis dix-huit mois à la mamelle droite, une tumeur glanduleuse, et du volume d'un œuf de poule. Cette tumeur la faisait beaucoup souffrir. Elle en attribuait l'origine à un coup de coude qu'elle avait reçu dans un bal. Comme la douleur et l'engorgement faisaient beaucoup de progrès, elle consulta dans le principe divers médecins. Les uns soupçonnant quelques vices dans les humeurs, lui donnèrent les apéritifs, et les fondans qui ne fondirent rien. Les autres remontant à l'idée de quelque infection siphilitique de la part du mari, lui donnèrent des pilules mercurielles; mais tous ces remèdes employés pendant huit mois, ne diminuèrent en aucune manière la tumeur, et chaque jour elle devenait plus inquiétante. Consultés à notre tour, nous jugeâmes la maladie très-grave, et susceptible de dégénérer promptement en une glande carcinomateuse, d'après le caractère lancinant et périodique de la douleur. Nous n'eûmes pas beaucoup de peine à nous convaincre que si nous voulions assurer les jours de cette femme , nous devions nous écarter du sentier battu , et nous ouvrir une marche toute contraire à celle des praticiens qui nous avaient si infructueusement précédés , et qui fût conforme à nos nouveaux principes. La malade fut d'abord mise à l'usage du petit-lait coupé avec le suc de cerfeuil et la chicorée blanche , à une diète végétale; et nous tachâmes de lui inspirer beaucoup de confiance, afin de tranquilliser son esprit , et d'en chasser les idées mélancoliques qui la tourmentaient. Après huit jours de cette boisson apéritive, et d'une pilule calmante tous les soirs et légèrement résolutive , nous ordonnâmes une saignée au bras. Six heures après la malade éprouva un soulagement marqué du côté de la douleur, mais l'engorgement resta le même. Les remèdes prescrits furent continués pendant quatre jours , avec une amélioration sensible. Le cinquième , six sangsues furent appliquées à la mamelle douloureuse. L'évacuation sanguine, fut abondante, et le lendemain à part les piqûres , la tumeur ne donna plus qu'un léger signe de sensibilité. Les jours suivans elle diminua de volume , ce qui fit concevoir les plus grandes espérances à la malade pour sa prochaine guérison.

Que l'on se figure la joie d'une femme qui croit déjà avoir un cancer formé, et qui est presque subitement guérie sans remèdes violens et dispendieux. Nous ordonnâmes une seconde fois l'application des sangsues et toujours avec un nouveau succès. Nous prescrivîmes ensuite des linimens anodins et résolutifs; nous les fîmes suivre des évacuans que nous jugeames nécessaires, et dans quarante-cinq jours nous eûmes la satisfaction d'avoir amené à une parfaite résolution une tumeur qui était très-considérable, qui chaque jour devenait plus douloureuse, et même lancinante, et qui abandonnée à elle-même, ou exaspérée par des remèdes irritans, aurait promptement dégénéré en cancer, surtout chez une malade dont le tempérament était mélancolique et bilieux. En effet, les angoisses continuelles qu'elle éprouvait, et ses craintes justement fondées, avaient déjà ostensiblement altéré ses traits, et la figure grippée que nous lui apperçûmes dès notre première visite, nous fit soupçonner une diathèse cancéreuse. Nous devons l'avouer avec ingénuité, nous n'avions entrepris qu'en tremblant cette cure , parce que c'était la première fois que nous mettions en usage notre nouvelle méthode , déclarant sur notre conscience et notre honneur , que nous n'a-vions encore eu alors aucune connaissance de l'ouvrage anglais du D. Féaron. Mme. Chr.... continue aujourd'hui , 17 Mai 1811 , à se bien porter , et n'a plus conservé aucune trace ni ressentiment de sa maladie. Un des médecins qui l'avaient inutilement traitée , a ensuite été témoin de sa guérison , et a rendu un hommage aussi vrai que sincère à notre nouvelle méthode curative , nous engageant même à la publier.

DEUXIÈME OBSERVATION.

Une femme , âgée de 39 ans , veuve depuis longues années , et mère de plusieurs enfans , avait reçu depuis quelques mois un coup à la ma-melle gauche. Elle avait une suppression mens-truelle depuis six mois. Par le toucher , on dé-couvrait une glande profonde et très-douloureu-se , ce qui lui donnait de vives inquiétudes. Nous lui ordonnâmes une large saignée du bras , et l'application de quelques sangsues sur la ma-melle affectée. Nous fîmes encore usage de

quelques remèdes fondans apéritifs et anodins ; et dans moins de quinze jours, nous
eûmes le bonheur de rendre à sa famille
cette mère infortunée, dans un état de guérison parfaite.

Troisième Observation.

Une blanchisseuse, âgée de 37 ans, d'une constitution athlétique, et d'un tempérament sanguin, se donna un coup violent à la mamelle
droite en se baissant sur l'angle d'une table pour
ramasser un fer chaud et nécessaire à son
état. La contusion fut si forte, que le lendemain la mamelle fut couverte d'une échymose violette, suivie d'élancemens à l'intérieur. Ce ne fut que le quinzième jour que
nous fûmes consultés. Elle ressentait des
douleurs très-vives qui l'empêchaient de dormir, et en l'examinant, nous sentîmes un
engorgement glandulaire très - considérable.
Elle fut traitée par les saignées du bras et
les sangsues, plus quelques légers apéritifs;
dans moins d'un mois tous les symptômes
fâcheux disparurent, et le sein reprit sa couleur et son volume ordinaires.

QUATRIÈME OBSERVATION.

Mme. H.... jeune et belle femme, ayant sévré son enfant, sans prendre aucune précaution pour son lait, eut à la mamelle droite un engorgement inflammatoire dont il nous fut facile de reconnaître la cause et l'origine. Le tact y faisait distinguer un chapelet de glandes plus ou moins douloureuses et sensibles. Employer dans cette circonstance les émolliens et les maturatifs, c'eut été peut-être agir selon la routine ; mais n'ignorant point combien sont graves et dangereuses les suppurations des glandes mammaires, et combien de dépôts laiteux mal traités ont été des noyaux de cancers, nous eûmes recours à notre méthode ordinaire, et nous vîmes avec plaisir cet engorgement se terminer par une résolution très-prompte. Du moment que la douleur fut appaisée, la tumeur diminua d'une manière très-sensible, et dans moins de vingt jours notre intéressante malade fut complétement rétablie. Le petit-lait rendu très-apéritif et coupé avec le suc de cerfeuil, nous fut très-utile ; et nous en recommandons l'usage dans tous les cas pa-

reils, ainsi que les eaux sulfureuses naturelles et artificielles, comme jouissant à juste
titre d'une vertu anti-laiteuse, la mieux prononcée.

CINQUIÈME OBSERVATION.

Une femme, âgée de 27 ans, veuve, d'un
tempérament sanguin, et d'une humeur aca-
riatre, ayant perdu sa mère à l'âge de 36
ans d'un cancer au sein, à la suite d'un coup,
était très-alarmée sur un engorgement douloureux qu'elle avait à la mamelle gauche,
après y avoir reçu une contusion. Elle avait
heurté contre la clef d'une porte. Les quinze
premiers jours après son accident, elle souf-
frit beaucoup, mais ayant appliqué en forme
de topique, un remède de bonne femme,
elle ne sentit plus aucune douleur, quoiqu'elle
conservât une glande engorgée de la grosseur
d'un œuf de pigeon. Deux mois après, sans
cause connue, cette glande devint sensible,
et s'annonça avec des symptômes alarmans.
La malade avait sans cesse présent à son esprit très-inquiet, la fin malheureuse de sa
mère ; qu'on juge de son trouble et de ses
craintes, lorsqu'elle vint nous consulter. Elle

était domestique chez la dame qui nous à
fourni l'observation précédente. Pour adoucir
l'âcreté de ses humeurs , nous lui fimes prendre une abondante quantité de petit - lait, et
lui prescrivimes un régime approprié à son
état. La saignée et les sangsues réitérées furent encore ici les remèdes spécifiques. La
tumeur et la douleur cédèrent à ce calmant.
Cette femme avait eu besoin de toute la confiance que la guérison de sa maîtresse avait
pu lui inspirer , pour croire à l'efficacité de
nos remèdes , surtout d'après l'exemple terrible qu'elle avait eu dans sa famille, de l'inutilité des mille et une recettes précédemment
employées pour guérir sa mère.

SIXIÈME OBSERVATION.

Une petite fille , âgée de 9 ans , ayant
reçu un coup de poing, en jouant avec son
frère , à la mamelle droite , se plaignit
d'une douleur vive à cette partie , qui fut
suivie bientôt après d'un engorgement assez
considérable. Quoique dans un âge si tendre
les maladies du sein ne soient pas beaucoup
à craindre , cependant l'intensité de la douleur, alarma vivement la mère de la jeune
malade ,

malade, et nous fumes appelés pour lui donner nos soins. De suite nous lui prescrivîmes
à l'intérieur, les remèdes que nous emplo-
yons en pareil cas, et nous travaillâmes ef-
ficacement à sa guérison, par l'application de
trois sangsues. Comme nous l'avions promis
le succès fut complet ; et depuis lors la jeune
demoiselle n'a eu plus à se plaindre de sa
contusion.

SEPTIÈME OBSERVATION.

Une femme âgée de 40 ans, d'une constitution sanguine, reçut une compression violente à la mamelle droite. N'éprouvant les
premiers jours qu'une douleur légère, elle ca-
cha son mal, et continua à vaquer aux af-
faires de la maison à laquelle elle était atta-
chée, en qualité de domestique. Ce ne fut
qu'après le douzième jour, que la douleur
augmentant, elle s'apperçut d'une glande assez volumineuse, et très-sensible par le tact.
Connaissant par la renommée, la manière
heureuse dans laquelle nous avions traité beaucoup de ces sortes de maladies, elle vint nous
consulter. Son sein était encore échymosé,
et très-douloureux, ce qui l'affectait beau-

N

(194)

coup. Nous jugeâmes inutiles tous les remèdes internes, vu l'état récent de la maladie;
et nous nous contentâmes d'ordonner une large
saignée du bras. La glande devint moins sensible, et diminua beaucoup de volume, six
sangsues furent ensuite appliquées, ce qui
completa la guérison dans moins de quinze
jours.

HUITIÈME OBSERVATION.

Une femme âgée de 45 ans, d'un tempérament
bilieux, et très-sujette aux vapeurs, reçut dans
une foule un coup violent à la mamelle gauche;
depuis trois ans elle avait perdu son tribut
menstruel, et cette époque avait été assez
orageuse. A l'extérieur elle n'apperçut aucune
meurtrissure, ce qui la rassura pour le moment; mais huit jours après, elle ressentit
quelques douleurs passagères. Divers topiques
adoucissans dissipèrent en apparence le mal,
lorsqu'ayant reçu une nouvelle contusion, la
douleur fut beaucoup plus vive que la
première fois, et il ne tarda pas à s'y former
une petite glande. Pendant plusieurs mois
cette tumeur resta stationnaire, mais une
affection morale prolongée, augmenta la douleur et l'engorgement. La tumeur grosse

comme une noix était dure et applatie, située
à la partie interne et moyenne du sein gauche, quelques douleurs lancinantes commen-
çaient même à s'y faire sentir par intervalle. Consultés par la malade, nous nous hâ-
tâmes de recourir à notre spécifique; la saignée et les sangsues furent employées, d'a-
près notre méthode accoutumée. Elles pro-
duisirent les effets désirés; mais comme la
malade se trouvait à l'époque critique, et
qu'alors tout le système est pour ainsi dire,
dans un véritable état de pléthore, nous fumes obligés de revenir plusieurs fois aux évacuations sanguines, et de leur joindre l'usage
des dépuratifs et des calmans. Une diète sévère fut prescrite, et nous empruntâmes de
la médecine morale et de l'hygiène, tous les
secours que nous jugeâmes pouvoir convenir à la malade. Notre méthode fut encore
couronnée du plus heureux succès, ce qui
continue de se soutenir, quoique depuis la
guérison de cette femme, il se soit écoulé un
intervalle de dix-huit mois.

NEUVIÈME OBSERVATION.

Une femme âgée de 47 ans, d'un tempé-

rament sanguin, visage coloré, avait cessé
d'être réglée à l'âge de 39 ans. Dans sa jeunesse, elle avait eu souvent des pertes utérines, à la suite de quelques mouvemens d'im-
patience ou d'accès de colère, n'ayant jamais
pu supporter les contrariétés. Quelques mois
après la cessation des menstrues, elle fut su-
jette aux accidens qui accompagnent cette
époque pour l'ordinaire orageuse chez les femmes sanguines. Elle vecut ainsi plusieurs années, tourmentée par les ravages du sang,
et pour se délivrer des bouffées de chaleur,
des tintemens d'oreille, des vertiges, des oppressions qu'elle éprouvait, elle recourait de
temps en temps à la saignée. Il y a deux ans
que sans aucun accident externe, elle sentit
une petite glande mobile située profondément
sur le sein droit. Comme cette glande était
indolente, elle n'y fit aucune attention, et
ne s'en inquiéta en aucune manière, mais
ayant eu le malheur de recevoir un coup violent, la glande devint douloureuse, augmenta de volume, et communiqua de l'inflammation et de l'engorgement à toute la
mamelle. L'âge de la malade, son tempérament, son extrême susceptibilité, les orages qui s'y étaient développés à la suppres-

sion des règles, ajoutez de plus l'irritation locale, tout semblait devoir faire craindre des suites funestes. Il nous fût impossible de dissimuler aux parens l'état fâcheux où se trouvait la malade. Pour parer aux premiers accidens, nous ordonnâmes deux saignées dans la journée. Dès la nuit même, la malade éprouva du calme. Nous réunimes à une diète sévère, l'usage des délayans en abondance, les végétaux et quelques pilules calmantes. Quatre jours après les saignées du bras, nous fîmes appliquer sur la mamelle, et tout au tour de la glande, huit sangsues. Celles-ci donnèrent beaucoup de sang, ce qui calma la douleur et les symptômes inflammatoires d'une manière surprenante, et presque ins-tantannée. Le régime humectant et anodin fût continué, et huit jours après, malgré l'amé-lioration des symptômes, nous renouvellâ-mes l'application des sangsues, et la glande perdit beaucoup de son volume. De jour en jour la malade faisait un grand pas vers sa guérison ; enfin celle-ci fut entièrement con-solidée, après deux mois de traitement, sui-vant notre méthode. Indépendamment des évacuations sanguines répétées pendant six fois, nous mîmes en usage divers autres mo-

yens appropriés ; car on sent bien que lorsque la maladie est compliquée, et se trouve
aggravée par des circonstances particulières,
il faut employer une méthode et des remèdes qui puissent remplir les vues qu'on se
propose, et qui découlent naturellement d'une
longue expérience, et de l'observation précise et exacte d'un grand nombre de faits.

DIXIÈME OBSERVATION.

Madame Caire, âgée d'environ 60 ans, d'une
constitution sanguine, ayant été très-incommodée à la cessation de ses règles, vint nous
consulter au mois d'Octobre 1810, pour une
tumeur douloureuse qu'elle portait au sein
gauche depuis un an. Cette tumeur s'était développée à la suite de violens chagrins, et
faisait beaucoup souffrir la malade, par les
douleurs lancinantes qui revenaient périodi-
quement toutes les nuits, et quelquefois dans
la journée. Madame Caire qui s'était retirée
à Géménos, avait eu dans ce village, avant
son arrivée à Marseille, de violentes oppressions précordiales, des bouffées de chaleur
au visage, et même des vertiges dans l'é-
glise. Ses joues fortement colorées, présen-

çaient quelquefois une couleur d'un pourpre violet , enfin tous les symptômes extérieurs annonçaient une diathèse sanguine bien prononcée. La mamelle gauche avait un volume double de son état naturel ; le tact nous fit reconnaître à sa partie supérieure , et bien près du mamelon , qui était déjà rentré en dedans et effacé , une glande applatie , de plusieurs pouces de longueur, et très-sensible. Le caractère de cette tumeur , la déformation de la mamelle , et surtout les douleurs lancinantes , ne nous laissèrent aucun doute sur la formation d'un cancer. Cependant comme la malade s'était entièrement livrée à nos soins, et avait quitté Géménos , pour se rapprocher de nous , nous crûmes ne pas devoir abandonner le mal à ses progrès effrayans, sans avoir tenté les remèdes qui nous réussissent si bien , lorsque l'inflammation primitive n'a point encore amené un état putride et cancéreux.

Il est bon de se rappeler que Madame Caire souffrait depuis un an ; qu'elle avait une tumeur énorme au sein avec des veines variqueuses , et que c'était à une compression qu'elle attribuait l'origine de sa glande. Quelques jours après l'usage du petit lait,

coupé avec le suc de cerfeuil , nous ordonnâmes une forte saignée du bras ; dans quelques jours les symptômes furent adoucis , et
la mamelle tuméfiée sembla s'affaisser. Les
sangsues furent ensuite appliquées ; elles sus-
pendirent comme par enchantement les douleurs lancinantes ; et la malade beaucoup ras-
surée , se flattait déjà qu'elles seraient éteintes pour toujours. Depuis quinze jours, madame Caire était dans l'état le plus satisfaisant. lorsqu'une lettre lui ayant apporté des
nouvelles fâcheuses , relatives au dérangement
de sa fortune, elle perdit dans vingt-quatre
heures, tous les bons effets qu'elle avait retirés
des premiers remèdes. La mamelle redevint
douloureuse , très-enflée , et la malade re-
tomba dans une position aussi triste que
la première fois qu'elle avait été soumise à
notre examen. Après quelques consolations
morales , et l'usage des antispasmodiques ,
nous reprîmes notre traitement par les saignées. Ceci se passait à la fin de Novembre;
les mêmes remèdes nous procurèrent encore
les mêmes succès ; et cette seconde fois,
ils furent si constans et si prononcés, qu'a-
près deux mois de séjour à Marseille, Madame Caire retourna à sa campagne de Gé-

ménos , dans un état de sécurité parfaite , ne souffrant plus , et sa mamelle étant redevenue à son volume ordinaire , mais un petit noyau glanduleux quoiqu'il parût insensible , nous laissa à nous-mêmes des craintes , que l'évènement a justifié n'avoir été que trop fondées. Cette opération fit beaucoup de bruit , et avant son départ pour Géménos , Madame Caire visita tous ses amis et ses connaissances , pour faire devant eux , l'éloge de la science et des succès de son médecin. Ce ne fut qu'au commencement du printemps que les douleurs se renouvellèrent, mais la malade ne pouvant quitter sa campagne, pour venir encore suivre sous nos yeux le traitement nécessaire à son nouvel état , nous lui fimes faire une saignée du bras , ce qui fut suivi d'un soulagement bien sensible par rapport aux douleurs. Il était naturel de croire ici que l'état avancé de la maladie , la désorganisation intérieure de la mamelle , désorganisation qui était manifeste par la nature des douleurs , ne pouvaient nous laisser l'espoir d'une cure radicale , mais nous voulions retarder , autant que possible , le dénouement funeste de la scène horrible de souffrances et de pleurs qui se préparait. La malade fut mise à la diète blanche, et prît quelques pilules composées avec la ciguë et l'opium. Une grande partie de l'été se passa sans orage, la malade fut même aux eaux d'Aix, mais vers la fin du mois d'Août, son cancer se réveilla avec fureur. Madame Caire renonça alors aux saignées et aux sangsues, d'après les conseils de quelques bonnes femmes, qui lui firent craindre mal-à-propos une hydropisie. Privés de ce remède qui avait été jusqu'alors si héroïque, nous ne pûmes recourir qu'aux narcotiques ; mais ce moyen n'étant que palliatif, n'empêcha point les funestes effets du virus cancéreux qui se manifesta bientôt par une suppuration putride, et amena à sa suite tous les symptômes que l'on remarque dans les cancers ulcérés. Madame Caire vit heureusement finir ses souffrances vers la fin du mois de Janvier dernier, quinze mois après nous avoir consultés, et vingt-sept après l'invasion de son mal (1).

____

(1) Nous devons citer encore ici une observation qui vient d'autant plus à l'appui des précédentes, qu'elle nous est en quelque sorte étrangère.

Nous avons rapporté cette observation avec quelques détails circonstanciés , parce que quoiqu'elle ait eu une issue funeste, elle n'est pas moins probante en faveur de la saignée ; car , si nous avons pu guérir en apparence , un cancer déjà formé ; si nous avons pu en arrêter les progrès et les douleurs , à chaque saignée que nous avons ordonnée , n'est-il pas évident que notre méthode doit être efficace , toutes les fois que l'on n'aura point à traiter un organe désorganisé. Si l'on se rappelle le titre de notre ouvrage , l'on verra

---

En l'an 1809 , M. le D. Lautard soignait une jeune dame très-connue à Marseille par son amabilité et ses talens ; elle portait au sein droit une glande assez volumineuse et très-sensible. Cet estimable médecin nous ayant appelé en consultation avec M. le D. Moulaud, chirurgien en chef de l'hôpital, et si habile , comme on sait, dans l'art des opérations, il fut résolu à l'unanimité , que pour compléter les bons effets des remèdes qui avaient été précédemment administrés , six sangsues seraient appliquées sur la partie souffrante. Cette évacuation produisit le dégorgement presque subit de la glande , et les douleurs diminuèrent très-sensiblement. Quelques semaines suffirent ensuite pour opérer une entière guérison. Depuis cette époque, la malade a continué de jouir d'une bonne santé.

que nous n'avons jamais eu la prétention de guérir le cancer, mais nous avons indiqué les moyens propres à le prévenir; et ces moyens que nous signalons ici, sont les saignées et les sangsues, lors de l'invasion du mal, et avant la dégénérescence de la glande tuméfiée, en squirre, ou en cancer. Si chez Mme. Caire, nous n'avons pu obtenir une guérison parfaite; n'est-ce pas parce que à l'époque où nous avons été consultés, sa maladie n'était plus curable par aucune puissance de l'art? Elle datait d'un an; un foyer putride était sans doute déjà établi au centre de la tumeur, ainsi que l'annonçaient les douleurs lancinantes et périodiques qui s'y manifestaient. Comment alors aurions-nous pu au moyen des saignées, rétablir dans son premier état une partie interne, déjà en suppuration, et abreuvée d'un ichor cancéreux? Cependant nous en avons modéré les symptômes; nous avons pour ainsi dire enchaîné pendant long-temps la rage de ce mal affreux, et nous ne doutons point que les armes avec lesquelles nous l'avons combattu, n'eussent été victorieuses, si nous eussions pu l'attaquer dans son principe; car, c'est surtout aux maladies cancéreuses que l'axiome, si connu , *principiis obsta* , doit être appliqué ; un jour perdu peut rendre la maladie incurable.

Indépendamment des succès que nous avons obtenus de l'emploi de notre méthode curative , nous avons la satisfaction de la voir confirmée par la pratique des meilleurs auteurs , ou du moins nous en trouvons les élémens dans les ouvrages qu'ils nous ont laissés. En effet , Hippocrate observe qu'il faut rappeler les règles , lorsqu'une suppression accidentelle a donné naissance au cancer ; et s'exprime ainsi : *Sin autem priusquàm hùc pervenerit curetur , menses solvantur , sanescit ;* et ailleurs il dit encore : *in primis uteri fovendi.* Galien reconnaît aussi que la suppression des règles est la cause fréquente des cancers mammaires , et que la saignée est fort utile dans ces cas (1).

---

(1) *Qui cum in omnibus corporis partibus fiunt , tunc maximè in mulierum mammis , quæcumque non ampliùs naturali purgatione purgantur ; quæ cùm opportunè fit , integrâ sanitate mulieres fruuntur. — Quod si ætas et vires suaserint , sanguis priùs mittendus est. Atque si mulieres sint , menses ciere , si ni-*

« La curation du squirre, nous dit le célèbre Ambroise Paré, se fera par trois points
principaux. Le premier aura égard à la manière de vivre, laquelle sera sobre et mo-
dérée, tendante à l'humidité, et non aucu-
nement à la chaleur, tempérée comme il
sera monstré parlant du chancre, et évitera
le courroux, et surtout la compagnie des
femmes. Le second point sera à l'évacuation
de la matière antécédente, comme par phlébotomie (où il en sera besoin), et purga-
tions, provoquant les hémorroïdes aux hommes, et aux femmes leurs mois (1). » Un
texte aussi précis n'a pas besoin de com-
mentaire ; par le mot phlébotomie *où il en
sera besoin*, Ambroise Paré a sans doute
entendu parler des sangsues appliquées localement ; et en recommandant de rappeler le
flux hémorroïdal chez les hommes, et les
menstrues chez les femmes, il a évidemment
admis la pléthore sanguine, comme cause

---

mirùm quinquagesimum annum nondùm attingant.
(Meth. med. ad Glauc. lib. 2. cap. 12.)

(1) Les œuvres d'Ambroise Paré, liv. 7. pag.
178.

excitante du cancer. Cette doctrine est d'autant plus remarquable chez cet auteur, qu'en parlant du squirre, il admettait quatre différences de tumeurs faites de mélancolie, et que selon lui le squirre chancreux était fait par adustion et corruption. Ce qui ne peut s'expliquer qu'en supposant que dans sa pratique notre célèbre chirurgien, suivait comme par instinct le génie de l'art, en s'écartant des fausses routes qu'aurait pu lui ouvrir une théorie erronnée.

Dans son excellent traité des maladies des femmes, Scardone recommande également la saignée dans la cure du squirre, et il dit expressément : *Ubi scirrhi indicia appareant, menses verò, aut lochia suppressa sint, viribusque mulier constet, sanguis primùm ex bracchio, mox pede detrahendus ; et interdùm ex hæmorrhoidibus.* A l'appui de sa pratique Scardone cite dans son ouvrage qui, comme on sait, est rempli d'une si grande érudition, l'autorité et les préceptes des plus grands médecins de l'antiquité, et des temps modernes (1).

____

(1) *De cognosc. et curand. morbis mulierum,* cap. *VI.*

C'est par les *saignées appropriées* que Ledran nous rapporte avoir guéri une glande grosse comme un jaune d'œuf dur, qui donnait de légers élancemens, et qui s'était développée chez une demoiselle de 30 ans mal réglée, et à la suite d'un coup de coude qu'elle avait reçu depuis deux ans dans le sein. Il mit ensuite pendant dix-huit mois la malade à l'usage du lait pour toute nourriture (1). M. le D. Gardien assure « que chez les femmes pléthoriques et sujètes à des évacuations copieuses, on peut prévenir les accidens (de l'époque critique) par des saignées du bras faites à petites doses, mais répétées souvent dans le premier temps. Je regarde, dit-il, l'usage fréquent de la saignée ; dans quelques cas, l'application des sangsues à la vulve et aux aines, joint à la modération des passions, comme le moyen le plus sûr de prévenir les *squirres* et les *cancers* de la matrice et des mamelles, chez les femmes qui ont quelque disposition à cette fâcheuse maladie. Et il ajoute : lorsqu'il y

---

(1) Mémoire avec un précis de plusieurs observations sur le cancer.

a

a des signes de pléthore générale, la saignée du bras doit être préférée à celle du pied, parce que si la saignée du pied agit comme révulsive, elle pourrait procurer un afflux de sang vers les parties de la génération, ce qui ne pourrait qu'être nuisible, vu l'engorgement de la matrice à cette époque. Cette même disposition doit rendre très-circonspect dans l'application des sangsues à la vulve. Chez Mme. * * *, que je voyais avec M. Hallé, et qui était atteinte d'un squirre, où la sensibilité commençait à se développer avec intensité, on a appliqué, avec beaucoup d'avantage, les sangsues au pli des aînes. Ailleurs M. Gardien dit encore : lorsqu'un squirre est commençant, il faut combattre la cause éloignée, par des remèdes appropriés ; de-là l'usage des saignées, des sangsues, des vésicatoires, si c'est le sang ou une affection cutanée qui en soit la cause (1). « Dans l'ouvrage du D. Vigaroux on trouve la même doctrine. « La saignée, est, suivant lui, recommandée par un grand nombre d'auteurs, non - seulement comme moyen sédatif de

____

(1) Ouvrage précité.

O

combattre l'éréthisme , mais encore comme un puissant révulsif et dérivatif. Comme révulsive , on saigne au pied , ou on applique des sangsues à la vulve ou à l'anus. Comme dérivative , on saigne au bras , dans la vue de dégorger la partie. Lorsque la mamelle est le siége du mal , pour éviter que la saignée n'attire le virus dans les humeurs , il faut appliquer des sangsues à la base de la tumeur (1) ». Le célèbre Marc-Antoine Petit, dit en propres termes : « Que le cancer qui succède aux coups , aux maladies laiteuses, aux irrégularités du flux menstruel , se guérit facilement par les saignées et les sangsues (2) ». Mais de tous les auteurs qui ont écrit sur le cancer , il n'y en a aucun qui ait recommandé la saignée , d'une manière plus particulière que le D. Féaron. Sans avoir aucune connaissance de son ouvrage (3)

----

(1) Ouvrage précité.

(2) Discours sur les maladies observées dans l'Hôtel-Dieu de Lyon.

(3) *A treatise on cancers*, etc.

et de sa pratique ; nous sommes devenus comme lui un chaud partisan de la saignée; et l'on peut dire que tous deux voyageurs philantropes sur la mer vaste et orageuse des infirmités humaines, nous avons été l'un et l'autre dirigés au port, sous les auspices de la même étoile, et à la faveur du même vent. C'est de la manière suivante que le professeur Baumes a exposé dans son journal, un précis de la doctrine de Féaron (1). « Lorsque dans quelque partie externe du corps que ce soit, surtout dans les mamelles ou les testicules, il se déclare une tumeur squirreuse, il faut, suivant cet auteur expérimenté, mettre des sangsues sur la partie affectée, et les réappliquer tous les deux ou trois jours, à moins qu'on ne soit obligé

____

(1) Annales de Montpellier, Février, 1811. Dans l'hôpital de *Middlessex*, à Londres, il y a une salle pour les maladies cancéreuses, fondée en 1792, par un particulier qui légua à l'hôpital une rente uniquement destinée à faire des expériences sur le meilleur traitement à suivre pour ce genre de maladies. Le D. Féaron est un des médecins de cet hôpital. On voit par-là que sa doctrine est vraiment clinique.

de mettre plus d'intervalle ; et c'est ce qui arrive, quand, à la suite des piqûres occasionnées par ces insectes, il survient une irritation qui peut se prolonger plus ou moins. Mais, toutes les fois que par les symptômes qui ont lieu, on peut reconnaître une affection de la matrice, ou celle de quelqu'autre viscère, susceptible de dégénérer plus ou moins promptement en cancer, il faut persévérer dans l'application de l'un et de l'autre de ces moyens. Il résulte en effet, de l'expérience de l'auteur qui vient d'être cité, que, quoique le pouls ne justifie pas l'usage de ces fréquentes saignées, les malades, bien loin d'en souffrir, s'en trouvent au contraire bien ; il y a même cela de remarquable, que lorsque les intervalles, mis entre ces saignées, sont trop grands, les symptômes qui s'étaient déjà amendés, sévissent de nouveau, et mettent les malades dans le cas de redemander un secours, auxquels ils ont dû la diminution de leurs souffrances. Il y a plus, chez des personnes que la langueur du mal a épuisées, et dont toute la constitution a fortement souffert, les poumons même fussent-ils affectés ; les reins, le foie ou d'autres vis-

cères fussent ils frappés de squirres ! y eut-il
d'autres symptômes d'une lésion particulière,
tels que des coliques, indices d'une vive
affection d'entrailles, la mauvaise couleur du
visage? l'opération intimidât - elle le praticien, et la ciguë et l'opium ne lui offrant
plus de ressource, de petites saignées faites de loin en loin, peuvent encore ralentir
la marche de la maladie, appaiser l'intensité
des symptômes, et retarder la dernière ca-
tastrophe.

« Les observations sur lesquelles est fondée
la doctrine du D. Féaron, sont assez nombreuses pour mériter la plus grande attention,
et pour leur faire obtenir quelque préférence.
On doit surtout en faire cas dans les cancers
internes. Cet auteur prescrit à ses malades
de composer leur véritable nourriture avec
des végétaux, avec du lait ; il veut qu'ils
renoncent au vin, aux boissons alcoholiques ;
il fait également un précepte de tenir le ventre libre ; enfin dans les cas qui en sont susceptibles, il a recours avec confiance aux
applications qui peuvent être faites avec des
préparations de plomb.

« Pour montrer que la méthode fondée sur
l'emploi rationnel de la saignée dans le trai-

tement du cancer , est un des plus grands
moyens que la nature mette au pouvoir de
l'art contre cette fatale maladie , il n'y aurait
qu'à donner le tableau du cancer , celui de
son développement. On verrait dans les trois
périodes qui le caractérisent , une tumeur
dure , arrondie , nullement ou très peu douloureuse , croissant par degrés , ou quelquefois restant stationnaire ; éprouvant bientôt
un changement marqué par une titillation ;
de la chaleur et des douleurs plus ou moins
lancinantes qui se font sentir de temps à autre.
Une tumeur inégale dans sa surface , que
des vaisseaux variqueux , rendent plus ou
moins hideuse , s'augmente souvent avec rapidité ; la peau s'altère et se crevasse. Une
matière qui peut être puriforme , mais qui
plus souvent est séreuse , roussâtre et sans
odeur s'épanche d'abord ; mais elle est rem-
placée par une autre qui devient tenue , noirâtre , ichoreuse , fétide. Les douleurs augmentent avec la violence de la tumeur, l'ulcère fait des progrès , offrant une surface inégale d'un brun livide , et des bords durs ,
saillans , renversés , comme déchirés. Enfin
toute l'économie animale , entraînée dans un
dérangement plus ou moins absolu , présente

après un temps plus ou moins long., des signes d'altération sensible dans les diverses
fonctions. L'appétit tombe, l'acte digestif est
ralenti ; un dépérissement graduel, mais général, et une diarrhée opiniâtre, colliquative
même, ne laissent aucun doute sur la destruction prochaine de la personne. Cette description convient sans doute aux cancers qu'on
a appelés vrais ou véritables, dartreux, occultes, primitifs, *etc.* Les ulcères cancroïdes, qui leur ressemblent par une douleur
âcre, leur corrosion extensive, offrent souvent
les mêmes indications, celles d'adoucir la
souffrance plus ou moins vive ; de prévenir
les élancemens, de détourner ou de combattre cette inflammation sourde à laquelle
le cancer doit sa naissance et ses progrès.
Il en est de cette affection, comme de ces
phthisies pulmonaires entées sur une diète
phlogistique ou soutenue par elle, et qu'on
ne combat jamais mieux qu'à l'aide de quelques saignées suffisamment répétées ».

Mais pour donner à la doctrine du D.
Féaron, adoptée et confirmée, comme on
vient de le voir, par le professeur Baumes,
toute l'évidence d'une démonstration, et tout
l'intérêt d'une vérité-pratique, nous croyons

devoir rapporter ici les faits principaux consignés dans l'ouvrage du docteur Anglais. « Une dame, dit-il, me consulta en 1784, au sujet d'une tumeur qu'elle venait d'appercevoir depuis peu, dans le sein droit, et qui lui occasionnait une sorte d'oppression, et un sentiment de tension et de plénitude, dans le voisinage de la partie affectée. Comme ces symptômes n'étaient pas très incommodes, et comme elle était accoutumée à en éprouver de pareils aux époques de ses règles, ou dans le commencement de ses grossesses, elle demeura quinze jours sans en parler; mais la dureté venant à augmenter, et à lui faire éprouver des douleurs vives et lancinantes, la crainte des conséquences, la détermina à chercher des secours. Elle avait alors 49 ans, et n'avait point été réglée depuis deux mois. La tumeur me parut de nature à requérir assez promptement l'opération. Mais sept à huit semaines après qu'elle eut commencé à se manifester, la malade eut un retour de ses règles qui coulèrent avec abondance, et plus long-temps qu'à l'ordinaire, et la délivrèrent tout-à-fait de sa tumeur, et de tous les autres symptômes qui l'avaient alarmée. Nous convînmes que si après la suppression totale

des règles, la malade éprouvait quelques re-
tours des mêmes maux, on lui ferait une
petite saignée toutes les six semaines ou tous
les deux mois, qu'elle se tiendrait le ventre
libre, et se mettrait à un régime sévère. Ce
plan a été exactement suivi, et depuis trois
ans, elle n'a point eu de rechute. J'ai rencontré depuis beaucoup de cas de cette nature, chez des femmes qui étaient à l'époque
de la cessation de leurs règles, et je les ai
en général traitées avec le même succès et
la même méthode ».

« En 1784, une femme vint demander
mon avis sur une tumeur qu'elle avait au
sein depuis six mois. Cette tumeur était dure,
incompressible, et lui occasionnait de vives
douleurs, surtout après avoir été maniée. Le
bout du sein était rentré en dedans, les veines
des environs étaient variqueuses, les douleurs
lancinantes, et augmentaient en vivacité à
mesure que la tumeur faisait des progrès. Je
lui fis prendre d'abord de la ciguë à forte
dose, et fis appliquer de l'eau végéto-mi-
nérale. Je soulageai un peu la malade; mais
impatiente, elle renonça à mon traitement.
Deux mois après elle revint à moi. Je la
mis alors au régime végétal, et je fis appliquer

tous les deux jours quatre sangsues sur le sein affecté. Bientôt en suivant cette méthode, la tumeur diminua de volume, la douleur et les autres symptômes se dissipèrent peu à peu, et tout alla si bien qu'en neuf semaines, la malade fut parfaitement guérie. Les fréquentes saignées l'avaient maigrie, et rendue extrêmement pâle, au point qu'on craignait, qu'elle ne pérît phthisique, et qu'on l'exhortait à renoncer à ce traitement ; mais les bons effets qu'elle en retirait les lui firent continuer ; elle reprit ensuite sa santé, et sa vigueur première, dont elle a joui depuis sans aucune interruption ».

Je pourrais, continue Féaron, ajouter beaucoup d'autres cas, à ceux que je viens de rapporter, mais je crois que ceux-ci doivent suffire (1) ».

Dans un ouvrage justement estimé, nous trouvons encore une observation intéressante, et qui milite en faveur de notre système, d'une manière aussi décisive que celles de l'auteur précité. — Un homme, âgé de 34 ans, qui avait depuis plus d'un an, un ulcère

______

(1) *A treatise on cancers*, etc.

au fond de la bouche , avec douleurs lancinantes , écoulement d'une sanie fétide , l'a-
mygdale gauche détruite , avait pris beaucoup de remèdes , et même le mercure sans
succès. Une vieille femme lui prescrivit de
mettre des sangsues sur la langue , de répéter de temps en temps. Quatre furent appliquées le premier jour ; le malade éprouva
du soulagement. Le lendemain on en mit
six , et peu de jours après encore autant.
Le bien être les lui fit continuer ; par ce
moyen , la sanie ichoreuse de l'ulcère perdit
sa fétidité , devint d'une qualité louable ; et
peu-à-peu tous les symptômes se dissipèrent
complètement. Quatre ou cinq ans après ,
il n'y avait encore point de récidive ; cependant il ressent de temps à autre , après
s'être fatigué , une douleur de poitrine , vers
le bord inférieur du muscle dentelé ; mais
il n'en est jamais incommodé , que lorsqu'il
a négligé de se faire tirer du sang par des
sangsues , ce qu'il réitère trois ou quatre
fois dans l'année , et ce qui le soulage immédiatement (1).

---

(1) Médical commentaries , Edinburg , 1794.

(220)

A l'appui de ces observations, nous pourrions encore citer les préceptes de beaucoup d'autres grands maîtres de l'art, qui ont également préconisé la saignée en pareil cas. Ainsi Astruc, dans le traitement des glandes squirreuses ; après avoir conseillé un régime pris tout entier dans la classe des délayans, faisait saigner ses malades tous les mois, et il dit, que c'est là un des remèdes les plus *efficaces* (1). C'est sans doute dans la même intention, que Morgagni pour retarder les progrès du cancer de l'utérus et des mamelles, ordonnait, d'après la méthode de Valsalva, quatre saignées par an, deux au printemps, et deux en automne (2). Le célèbre Alphonse Le Roi, qui depuis près de 40 ans, fait une étude particulière des maladies des femmes, a aussi employé avec le plus grand succès, la saignée dans les affections des mamelles, près de dégénérer en cancer. Durant le cours de nos études à Paris, ayant eu l'occasion

____

(1) Maladies des femmes,

(2) *De sed. et caus. morbor.* Lib. 3, epist. 39.

dé suivre ce savant praticien , nous avons été témoins des cures étonnantes qu'il opérait en recourant à la saignée dès le début de ces maladies. Possédant à fond la théorie des différens tissus des systêmes sanguin , nerveux et cellulaire, lorsqu'ils sont irrités , il agissait parlà d'une manière conséquente à ses principes. Enfin M. Le Brettevillois , dans la thèse latine qu'il a présentée à l'école de Paris , en l'an 13, où sont écrites en peu de mots , beaucoup de choses sur le cancer , après avoir parlé avec éloge de la doctrine de ce professeur (1), dit en propres termes : *reiterata de tempore ad tempus profuit missio sanguinis.* Mais outre notre méthode antiphlogistique , et qui porte principalement sur les évacuations sanguines , aidées de quelques doux purgatifs ,

------

(1) *Doctissimus hujusque scholæ professor Alphonsus Le Roi , in primo et secundo stadio , glandulas squirrosas mammarum cancrum minantes , resolvisse ait , duplici et largâ missione sanguinis è saphenâ , et post mensem bis iterùm repetitâ ; et deindè internis medicamentis resolventibus et purgantibus et analepticis.* (Dissertatio pathologico-medica, de cancro mammarum, 25 Brum. anno XIII.)

nous ne négligeons aucun des autres remèdes recommandés par les auteurs. Les délayans sont ceux dont on doit faire le plus
long , et le plus fréquent usage : les apéritifs savonneux , réunis à quelques pilules et
extraits fondans sont également indiqués ;
mais rien ne peut remplacer les anodins et
les narcotiques , tirés de la classe des solanées. Galien attribue de grands avantages aux
vapeurs d'eau chaude et de vinaigre , de
même qu'aux emplâtres de gommes férula-
cées , telles que la gomme ammoniaque , le
sagapenum , le galbanum et le vinaigre. Van-
Swieten dit , avoir guéri par cette méthode ,
continuée pendant plusieurs mois , des tumeurs squirreuses récentes , qui avaient affecté les mamelles. Les mêmes remèdes lui
ont réussi chez des nourrices qui avaient
des squirres au sein , qui étaient la suite
de tumeurs dont elles avaient cherché à prévenir la suppuration en les frottant devant
le feu. Le même auteur a vu aussi produire
de bons effets à une dissolution de savon
de Venise dans du lait , qu'on avait réduit
en consistance de bouillie , et dont on avait
imprégné une éponge , et qu'on avait appliqué sur la partie affectée , ayant soin de la

couvrir d'une vessie de cochon frottée d'huile (1). Hildan rapporte avoir guéri une tumeur fort dure à la mamelle gauche d'une femme, au moyen d'un liniment de gomme ammoniaque, dissoute dans du vinaigre scillitique, d'un cataplasme émollient renouvellé deux fois le jour, et d'un purgatif répété (2). Le vinaigre saturé de sel alkali bien purifié, est peut-être suivant le commentateur de Boerrhaave, le remède interne le plus efficace que l'on connaisse : rien ne peut lui être comparé, sinon une chopine de vin du Rhin,

----

(1) *Method. med.*, *lib.* 14. *cap.* 5. — Aphorismes de chirurgie de Boerrhaave, tom. 4.

(2) Observ. chirurg. cent. 1. — C'est en faisant seulement deux lotions de vinaigre que nous avons dissipé en un jour, un engorgement laiteux très-considérable, à la mamelle d'une chienne, à laquelle on avait enlevé ses petits. Dans 24 heures, il n'y eut plus aucune apparence de lait, ni de tuméfaction. Un remède aussi spécifique pourrait peut-être convenir aux femmes qui ont des engorgemens laiteux; mais dans ce cas, la prudence conseillerait d'employer en même-temps les diurétiques et les purgatifs, afin de prévenir toute métastase à l'intérieur.

à laquelle on ajoute, demi once de sel de chardon béni, de tiges de fèves, dont on administre demi once au malade, trois ou quatre fois par jour.

Dans les engorgemens lymphatiques qui reconnaissent pour cause une inflammation chronique, les mercuriaux combinés avec les antiscorbutiques sont très-utiles suivant le D. Broussais. La dissolution de muriate suroxigéné de mercure, adoucie avec l'opium produit aussi de bons effets. Mais on sent bien que les préparations mercurielles, et les autres substances minérales corrosives, doivent être administrées avec toute la réserve possible, elles deviennent des remèdes perfides dans les mains des charlatans ; tandis qu'elles sont une des plus grandes ressources de l'art de guérir, lorsque la prudence et le savoir président à leur administration.

Les remèdes actifs ont toujours été nuisibles dans les affections des mamelles ; en excitant la sensibilité de cet organe, ils accélèrent la formation du cancer ; et cependant tous les jours l'on en abuse.

Pour ne rien laisser ignorer aux praticiens sur les remèdes les plus propres à prévenir cette déplorable maladie, nous ferons connaître

naître la méthode du célèbre Desault dans
des cas pareils. Il tentait la résolution du
squirre, récent, petit, peu sensible, qui cé-
dait à l'impression des doigts, et n'avait pas
une dureté pierreuse, en appliquant alternativement les émolliens et les incisifs, comme
les vaporations d'eau tiède; puis de vinaigre; les solutions savonneuses ou alkalines
légères; les cataplasmes de farine de lin avec
l'extrait de saturne, où ceux de feuilles de
ciguë, de carotte ratissée; l'emplâtre de mu-
cilage et de vigo à partie égale dissoute dans
l'huile de lys; enfin l'emplâtre de savon cam-
phré, après avoir touché la peau avec un
pinceau trempé dans l'huile empiréumatique
de tartre; en employant les remèdes internes de même vertu, les bains, les boissons
d'eau de veau et de pissenlit; de chicorée
blanche et de bourrache, puis les apozèmes
avec les feuilles de fumeterre, de buglose,
de cerfeuil, les écrevisses, et la terre foliée
de tartre; en donnant de temps en temps
des purgatifs plus ou moins actifs suivant la
sensibilité du sujet. Le même auteur conseille aussi les pilules de ciguë avec un quart
de grain de sublimé par jour; et dans les
squirres rebelles et sans douleurs aigues, il

faisait prendre pendant quatre jours, le matin, dans un verre de lait ou d'eau de gruau, une cuillerée à bouche d'une liqueur composée d'une solution de huit grains d'arsenic dans deux onces de vinaigre, à laquelle on ajoute une pinte d'eau ; le cinquième jour, il en donnait deux cuillerées ; puis il augmentait tous les quatre jours d'une cuillerée jusqu'à la quantité de quatre, et il en continuait l'usage pendant deux ou trois mois. Ce remède, nous dit Desault, a plusieurs fois excité la résolution du squirre (1).

Là saignée et les sangsues, ne constituent donc pas notre méthode thérapeutique, d'une manière exclusive ; nous avons soin, comme on vient de le voir, de la corroborer de tous les remèdes que nous jugeons être les plus utiles ; mais il importe de savoir, que dans leur administration, il faut autant les soumettre, si l'on veut réussir, au génie de l'art, qu'aux lumières de l'expérience et de l'observation.

D'après la doctrine, et les faits irrécusables que nous venons d'exposer dans ce chapitre, il nous semble que la méthode cura-

____

(1) Œuvres chirurgicales, pag. 37.

tive que nous préconisons, doit inspirer beaucoup de confiance, aux médecins appellés
au traitement des maladies cancéreuses, pour-
vu qu'ils commencent d'agir, lorsqu'il n'y
aura point encore d'organe essentiellement
lesé. C'est la crainte, d'une opération douloureuse, et souvent inutile ; c'est l'emploi
malheureux de certains remèdes violens qui
jusqu'ici ont porté tant de femmes à taire
l'origine et l'invasion de leur mal au sein,
et à s'abandonner désespérément à la nature, dans la ferme persuasion, qu'il leur
était impossible de guérir. Mais aujourd'hui
qu'on pourra leur dire, que grâce aux progrès de la médecine moderne, l'art cesse d'être
impuissant, nul doute qu'un grand nombre
de mères de famille ne profitent avec empressement des bienfaits, et de la méthode conservatrice que nous leur offrons. Ah ! combien de larmes seront alors taries ! Combien
de victimes arrachées au désespoir et à la
douleur ne seront plus réduites à la dure
nécessité, d'invoquer à grands cris l'impito-
yable mort, comme le dernier terme de leurs
souffrances ; et l'heureux dénouement de la
scène horrible qui doit terminer leur misérable
ble vie ! . . . .

CHAPITRE VIII.

*Signes caractéristiques d'une tumeur glan-
duleuse que les remèdes peuvent encore
résoudre, avant sa dégénérescence en
squirre ou en cancer.*

Tous les engorgemens qui peuvent donner lieu à des cancers au sein, ne suivent
pas la même marche, et présentent des symptômes différens. Les uns sont aigus et douloureux ; les autres chroniques et indolens.
Tantôt ils présentent des surfaces minces et
oblongues ; tantôt ils sont inégaux, angu-
leux et lisses ; et quelquefois réunis en cha-
pelets glanduleux. Leur volume peut être
comme celui d'un poix ou d'un petit noyau
de fruit, ou dans d'autres circonstances, il
est très-considérable. Ces différens caractères, et l'état physique de la tumeur méritent la plus grande attention de la part du
médecin, et servent à l'éclairer dans son pronostic, et dans sa méthode curative.

A quelque détérioration que parviennent dans la suite ces glandes primitives, si on n'a pas eu le bonheur de les fondre dans le principe, ou de les paralyser, elles offriront encore des différences remarquables dans leurs effets pathologiques. Ainsi on a observé que les tumeurs laiteuses qui s'ulcèrent sont moins sensibles, que celles qui sont la suite d'une congestion inflammatoire active. Ici, les douleurs sont atroces ; là, elles sont modérées.

En général on peut dire que toute tumeur ou glande, qui au tact n'est point dure et irrégulière, élastique et rebondissante, laisse plus d'espoir pour sa résolution, que lorsqu'elle présente un état contraire. C'est un signe très-favorable, lorsqu'on la rencontre mobile, solitaire, molle, et non adhérente aux tissus voisins : mais on n'en juge pas de même, lorsqu'elle forme comme un noyau enkisté au milieu d'une masse charnue, graisseuse, vasculaire, lymphatique et engorgée. Le pire de tous les symptômes, c'est lorsque la mamelle est bosselée par des tubercules, variqueuse, et offre sur divers points de sa surface des grains orbiculaires qui ont une dureté de pierre, et qui commencent à devenir douloureux. Le can-

cer est alors inévitable et bien prochain ; si
toutefois il n'est déjà formé (1).

---

(1) Tous les auteurs qui ont écrit sur les maladies cancéreuses s'accordent à regarder la douleur
comme un signe pathognomonique du squirre qui
passe à l'état de cancer ; ce diagnostique paraît assez
certain, lorsque la douleur est périodique, lancinante, et succède à un squirre ancien ; mais dans
beaucoup de circonstances, on n'est point autorisé
à porter un pronostic aussi fâcheux. Il n'est pas rare
que chez quelques femmes, la suppression mens-
truelle ou accidentelle des règles, ou même l'époque de leur retour régulier occasionne, par la sympathie qu'il y a entre la matrice et les mamelles, un
gonflement à celles-ci, et des douleurs passagères
très-vives. Ainsi cet état n'a rien d'alarmant en
lui-même, parce qu'il ne peut présenter des suites funestes, pour les femmes qui en sont momentanément affectées. Cette tuméfaction légère du sein,
est bien éloignée sans doute d'avoir quelque simili-
tude avec les symptômes qui précèdent les engorgemens cancéreux, et qui donnent des inquiétudes
si fondées dès leur invasion. Un médecin accoutumé
à traiter ces dernières maladies ne peut les confondre avec un engorgement purement sympathique des
mamelles, et qui cesse pour l'ordinaire par le retour du sang menstruel, ou par une fluxion sanguine provoquée par l'art, et secondée par l'usage
des antispasmodiques. Porter dans ce cas un pronostic différent, ce serait agir d'une manière bien imprudente pour les malades qu'on alarmerait, et très-

Mais il est facile de concevoir , qu'il n'est guère possible d'assigner *ex professo* et par écrit , tous les signes qui doivent engager les praticiens à entreprendre la cure radicale d'une tumeur qui est sur le point de dégénérer en un squirre cancéreux. Les nosologistes n'ont point encore tracé la véritable ligne de démarcation qui sépare une glande endurcie d'un squirre commençant. Cette distinction cependant serait bien essentielle sous le rapport de la pratique , puisque la première est encore susceptible de résolution , tandis que la seconde affection est classée parmi les maladies incurables. L'expérience nous a appris , que lorsqu'en touchant une tumeur indolente ou sensible, le tact fait reconnaître un simple engorgement comme spongieux , c'est-à-dire mou et dilatable) , et non une traînée de glandules réunies en faisceaux proéminens par leurs nodosités , la cure peut être tentée avec succès ; dans le cas contraire , il faut se borner aux simples palliatifs. Il est encore d'autres signes accessoires que nous

---

peu rationnelle pour le médecin qui n'aurait pris pour base de son hasardeux jugement , qu'une erreur pathologique des plus grossières.

P 4

ne pouvons décrire , mais qu'une main exercée reconnaît très-bien dans l'exploration pathologique. Dans tous les arts , l'habitude donne une certaine science instinctive et de pratique , qu'on n'acquiert jamais dans les livres ; et c'est là ce qui constitue le coup d'œil, et le talent clinique du vrai médecin, qualité qui est la plus éminente de son génie, et sans laquelle il ne pourra jamais être un homme supérieur.

Le squirre dégénéré en cancer occulte, ou ulcéré, étant donc incurable, et le produit d'une tumeur glanduleuse qui est elle-même la suite d'une cause irritante , on sent combien il importe d'agir , lorsque le mal est encore susceptible de guérison. Un remède tardif n'est pas toujours seulement inutile , mais bien des fois , il devient dangereux.

Disons-le ici , comme une vérité qu'il est bon de répéter sans cesse ; le médecin qui aura vu quelques-uns de ces malades , sera beaucoup plus promptement , et beaucoup mieux instruit , que celui qui possédant toutes les nosologies , n'aurait d'autre science que celle qu'il aurait puisée dans les livres (1).

____

(1) Il était généralement reçu autrefois dans le monde, que pour avoir quelque talent en médecine,

Les préceptes que l'on y trouve, indiquent bien, il est vrai, la route à suivre, et ressemblent jusqu'à un certain point, à ces phares que l'on allume la nuit sur les places maritimes pour la sûreté des voyageurs; mais c'est au pilote habile qui arrive, à tenter une heureuse entrée dans le port, en franchissant avec audace les écueils qui font reculer d'épouvante, ou qui engloutissent le plus souvent le commun des navigateurs.

---

et surtout pour obtenir des succès; il fallait avoir beaucoup vieilli dans l'exercice de son art, et avoir acquis les lumières d'une longue pratique. Cette opinion était fondée, lorsque l'enseignement médical se faisait dans les anciennes facultés par le seul moyen des livres, et avec les opinions systématiques de leurs auteurs. Mais aujourd'hui que l'établissement des salles de clinique, rend très-promptement les jeunes médecins de vieux praticiens, par le grand nombre de malades soumis à leurs observations, nul doute qu'on doive effacer du frontispice du temple d'Esculape l'ancien adage si connu : *vieux médecin* ; parce que les progrès que depuis vingt ans les jeunes gens ont fait faire à toutes les sciences physiques et naturelles, prouvent, que la raison se développe dans les têtes bien organisées d'une manière très-précoce, lorsque des circonstances favorables, et les gouvernemens font un appel au génie, et suscitent la renaissance de tous les arts, par la multiplicité de leurs bienfaits.

CHAPITRE IX.

Régime physique et moral que doivent suivre les femmes après leur guérison: et conduite de celles qui approchant de leur époque critique, sont menacées d'un cancer.

QUELLE que soit la cause qui ait donné lieu à un engorgement des mamelles , qu'on a été assez heureux d'avoir pu résoudre , il faut toujours prescrire un régime antiphlogistique , ou rafraichissant , la maladie n'ayant pu se développer , sans y avoir été excitée par une pléthore universelle ou locale. Mais comme nous l'avons déjà dit , c'est surtout à l'époque de la cessation du flux menstruel , qu'il existe dans toute l'économie des femmes , une surabondance sanguine , d'où naissent les orages et les accidens auxquels elles sont alors exposées. Cette effervescence naturelle est encore augmentée par un régime incendiaire , soit au physique , soit au moral, régime dont on fait aujourd'hui un abus si fréquent. En effet, le vin, les liqueurs, le café, les alimens épicés, les viandes noires, salées, l'usage journalier du poisson qui est si aphrodisiaque dans les villes maritimes, la recherche de la parure, les parfums, la musique, les bals, les spectacles, le jeu, les veilles, les plaisirs bruyans, les peintures lascives des boudoirs, les romans licencieux, les chansons et les plaisirs érotiques, les promenades et les conversations suivies avec des personnes d'un sexe différent, les passions haineuses, tristes ou jalouses, enfin l'oisiveté et le célibat d'où l'amour tire très-souvent sa source, sont autant de causes incendiaires, surtout chez les femmes qui sont nées avec un tempérament porté à la volupté (1). Si aujourd'hui nous

---

(1) On ne peut douter encore que les compressions exercées par les bandes élastiques, et les corsets étroits qui ont remplacé les anciens corps à baleine, ne deviennent aujourd'hui la cause d'une infinité de maladies du sein. Souvent ces compressions ne produisent des effets funestes qu'à l'âge critique, mais très-certainement elles donnent naissance à beaucoup de squirres et de cancers. Nous

voyons un grand nombre de maladies autrefois rares et peu communes, nous étonner
par leur fréquence, n'est-ce pas parce que le
luxe et l'immoralité ont tout perverti ? L'é-
ducation donnée depuis vingt ans aux demoi-
selles, et surtout depuis la destruction des
couvens, où leurs études et leur vie étaient
si calmes, si tranquilles, et si innocentes,
prélude dès cette première époque à faire germer
dans leur sein, tous les maux physiques,
dont elles seront affligées, en avançant en

---

sommes encore persuadés que c'est à la même cause que sont dus les engorgemens laiteux et les ulcérations qui font si cruellement souffrir les femmes qui
nourrissent pour la première fois. Les robes si légères et si échancrées que la mode a si généralement introduites sans faire distinction d'aucun âge,
et sans avoir égard aux brusques vicissitudes de notre climat, contribuent aussi à toutes ces affections,
en repercutant sur l'organe mammaire l'humeur si
âcre de la transpiration, d'où naissent ensuite ces
atteintes goutteuses et rhumatismales que l'on ne
devrait compter pour rien, si elles pouvaient n'être
que des symptômes douloureux, mais dont tous les
médecins connaissent la primitive et fatale influence
dans bien des circonstances, sur l'état carcinomateux de la matrice et du sein.

âge. Une femme qui fréquente le monde ; et quelle est celle qui aujourd'hui ne cherche pas à y briller, passe sa vie dans l'agitation, le tumulte, les soucis, les angoisses et l'épuisement que donnent la vanité, l'ambition, les jouissances variées, et les plaisirs énervans ! bien différente de cette mère de famille qui toute entière aux soins de son ménage, et aux sentimens naturels et affectueux de la tendresse maternelle, voit couler ses premiers jours dans le calme de l'innocence, et sent approcher leur déclin sans avoir à craindre les remords, ni la triste cohorte maladive qui attaque si constamment à l'époque critique, les femmes qui ont vécu dans la licence, se livrant alternativement à toutes les passions désordonnées comme le jeu, la table, la danse, la toilette et l'amour....

Les femmes qui ont eu le bonheur d'être délivrées d'une glande ou d'un engorgement qui aurait pu devenir suspect, doivent s'astreindre donc par nécessité, et dans l'intérêt le plus réel de leur santé, à une vie douce et tranquille, éviter toutes les causes excitantes intérieures, ou compressives et vulné-

rantes. Le plus petit écart dans le régime (1),
ou la plus légère contusion, suffirait pour
rappeler le mal avec plus de fureur. Une
partie blessée, est toujours affaiblie, et par
là même plus susceptible de devenir le siége

----

(1) Il est naturel de croire que les alimens âcres,
salés et épicés, ainsi que les liqueurs fortes et spiritueuses, doivent être interdits aux femmes qui ap-
prochent de leur époque critique. Beaucoup de médecins, en effet, attribuent la fréquence actuelle
des maladies de la matrice et du sein, au grand usage
que la plupart des femmes font du café. Cette boisson si nécessaire aux tempéramens lymphatiques,
pour réveiller leur énergie vitale, ne peut qu'être
funeste en général aux femmes d'une constitution
irritable et éminemment sensible. Nous ne parlerons point encore ici de la part active que le café
semble avoir de nos jours, sur la production des apoplexies diverses qui attaquent en si grand nombre
les habitans des grandes villes ; mais il est certain
que cette liqueur, ayant la propriété d'accélérer la
circulation du sang, doit déterminer beaucoup d'engorgemens sanguins, dans les organes qui en sont
susceptibles, et conséquemment, n'être point étrangère aux maladies du cerveau, du sein, et de la matrice.

d'une nouvelle maladie (1). C'est pourquoi beaucoup de cancers ne sont produits aux

----

(1) On convient généralement aujourd'hui, que c'est en affaiblissant le tissu des vaisseaux lymphatiques, que les contusions produisent le squirre et le cancer. Cette vérité est mise dans tout son jour par M. Duprest Rony : « Il faut, suivant lui, un certain degré d'intensité dans la puissance qui agit, degré au-delà duquel on ne craint plus le cancer. Si dans le temps de la percussion, la personne frappée éprouve seulement une légère douleur ; que les tégumens restent intacts, la douleur cessera bientôt et la malade se croira guérie : cependant une petite tumeur paraîtra quelque temps après ; elle prendra successivement un accroissement plus ou moins rapide, et finira par offrir tous les caractères du cancer ; mais si la percussion a été très-vive, qu'elle ait désorganisé tout l'organe glanduleux, que les tégumens aient été plus ou moins contus, dans ce cas on doit peu craindre le cancer : une inflammation rapide se développe, des abcès se formeront... la suppuration qui survient entraîne les débris des vaisseaux lymphatiques contus, déchirés... Dans le premier cas, les vaisseaux ont été seulement affaiblis, leur action diminue, la lymphe s'y arrête, y séjourne et se durcit par l'absorption des parties les plus tenues... il en résulte un engorgement squirreux, indolent ». Dans son traité du cancer, Peyrilhe avait aussi reconnu l'atonie des vaisseaux lymphatiques dans la

mamelles que par des compressions réitérées, ou des engorgemens laiteux souvent renouvellés ou mal traités. Dans le premier cas, il faut obvier aux accidens consécutifs par la saignée ou les sangsues ; et recourir aux anti-laiteux internes et externes , lorsque l'on a à craindre les ravages d'un lait épanché. Les apéritifs fondans, tels que le petit-lait , le suc de cerfeuil , les cloportes, le nitre , la potasse , les sulfures alkalins , les eaux minérales salines, sulfureuses et hydrogénées, jouissent dans ce cas , du titre de spécifiques anti-laiteux. L'on combat ensuite par les remèdes que nous avons prescrits dans le chapitre VII, tous les symptômes maladifs qui se manifestent par pléthore à l'âge critique. On prévient par ce moyen, les métastases sanguines qui peuvent se fixer aux mamelles , et donner lieu à la formation de certaines glandes qui d'abord stationnai-

---

formation du cancer, et c'est conformément à cette idée qu'il prescrivait les toniques et les stimulans, tels que la gomme dissoute dans le vinaigre, les dissolutions savonneuses et alkalines, et l'usage des plantes amères à l'intérieur.

res

res finissent par devenir squirreuses. Les
douleurs goutteuses, rhumatismales, les éruptions herpétiques et galeuses, qui se manifestent chez beaucoup de femmes à la même
époque, ne reconnaissent aussi bien souvent
pour cause, que la pléthore qui accompagne
la cessation du flux menstruel.

L'exercice à pied, les promenades au grand
air, l'habitation à la campagne, une vie douce et frugale, l'abandon des plaisirs et du
tumulte des grandes villes, la fuite du théâ-
tre, des bals, des concerts et de toutes les
réunions où les femmes qui sont sur leur
retour, n'apprennent que trop amèrement,
combien le souvenir des jouissances passées,
augmente les privations du présent ; sont les
conseils hygiéniques les plus salutaires que
la médecine puisse donner aux femmes pour
échapper physiquement aux dangers qui les
menacent ; lorsque la nature leur enlève la
douce faculté de devenir mères.

Si l'on craignait quelque vice humoral et
cutané, les vésicatoires, les cautères à pois,
et les autres remèdes connus ne seraient point
oubliés. Les évacuans doux conviennent très-
bien ; mais on doit proscrire les purgatifs
drastiques, l'aloës surtout comme excitant,

emménagogue, et provoquant le flux hémorroïdal. C'est dans le même sens, et pour
remplir les mêmes indications, que nous lisons dans Van-Swieten, que pour débarrasser les humeurs de la matière morbifique,
on emploie avec succès les purgatifs, mais
les plus légers, et ceux qui sont capables
de fondre et d'évacuer les humeurs, sans
exciter beaucoup de trouble dans le corps.
Galien nous apprend de quel avantage il est
de faire usage des purgatifs pour conserver
des cancers occultes, et les empêcher de
dégénérer en ulcères. Il a purgé tous les ans
au commencement de la saison nouvelle,
avec un médicament propre à évacuer la matière atrabilaire, une femme qui avait à la
mamelle une disposition cancéreuse ; et il
remarque qu'ayant négligé de donner le même purgatif, la douleur se fit sentir dans un
lieu plus profond, preuve certaine que la
malignité de la disposition cancéreuse s'augmentait pour lors (1).

----

(1) Aphorismes de chirurgie de Boerrhaave. — *In
libello : quos decet purgare, et quibus catharticis,
et quando.*

(243)

Mais indépendamment de tout ce qui a
déjà été dit ci-dessus sur le régime diété-
tique et médicamenteux, sous le rapport de
l'hygiène, ou du traitement préservatif, nous
ne pouvons passer sous silence ce qui concerne la diète lactée, et les eaux minérales,
qui peuvent être si utiles aux femmes menacées de quelque maladie cancéreuse, lorsqu'elles se soumettent à en faire un usage
raisonné et continuel.

Il n'est aucun médecin qui ne sache que
dans beaucoup de maladies chroniques, il
convient souvent de n'administrer que le lait
comme médicament. Cette méthode est particulièrement efficace, lorsque l'on a à combattre l'acrimonie des humeurs, ou la faiblesse constitutionnelle des organes digestifs.
Si, d'après les auteurs, les substances âcres et
irritantes, sont propres à produire beaucoup
d'affections cutanées, et assez fréquemment
des engorgemens glandulaires; si la cessation
naturelle du flux menstruel est accompagnée
chez beaucoup de femmes d'une âcreté dans la
lymphe et dans le sang, âcreté qui se manifeste par une infinité de maladies éruptives; on
doit être convaincu que dans ces circonstan-

ces le lait doit former la première base de
leur régime. Toutes les fois donc que l'on
peut soupçonner dans l'économie des femmes
qui touchent à leur époque critique quelque
acrimonie humorale , ou quelque vice dartreux et psorique , ou même quelque affection rhumatismale et goutteuse , il ne faut
point balancer de leur faire prendre en abondance le lait , et selon le besoin leur interdire tous les autres alimens. La diète lactée
est même un des grands moyens que nous
fournit l'hygiène pour diminuer la pléthore
sanguine ; à laquelle ne sont que trop ordinairement soumises les femmes qui ont
perdu leur tribut menstruel. C'est aux médecins à tracer la conduite que l'on est alors
obligé de tenir , et à régler tout ce qui peut
en assurer l'emploi facile , et des résultats
heureux.

Nous pensons que même dans les cancers
ulcérés, l'usage exclusif du lait peut beaucoup
calmer les souffrances , et beaucoup retarder
l'infection générale des humeurs. En effet ,
ne serait-il pas possible que le lait, qui,
sous le rapport chimique , et en raison de
sa crême , comme l'ont dit MM. Deyeux

et Parmentier (1), est le meilleur antidote
de tous les poisons acides, alcalins, ou pris
dans la classe des substances salines, pût
aussi jouir de quelque propriété dissolvante
du virus cancéreux? Cette idée ne sera peut-
être considérée que comme une rêverie phi-
lantropique; mais si la raison la condamne,
au tribunal sévère de la vraie médecine, du
moins elle aura toujours l'assentiment du cœur,
aux yeux de toutes les ames sensibles.

Comme nous avons fait une étude particulière des eaux minérales, et que nous
avons recueilli beaucoup d'observations cliniques, aux eaux de Digne, de Gréoulx
et d'Aix, nous recommandons aux femmes
qui auraient eu avant leur époque critique
des maladies cutanées, ou des douleurs rhumatismales, ou quelques vices héréditaires,
ou accidentellement acquis, de faire des
voyages fréquens aux eaux. Comme celles
qui sont sulfureuses, et même simplement
thermales, jouissent de grandes propriétés

____

(1) Précis d'expériences et d'observations sur les
différentes espèces de lait, considérées dans leurs
rapports avec la chimie, la médecine, et l'économie rurale.

sudorifiques , fondantes , diurétiques , et apéritives , il n'est point douteux , qu'elles ne puissent prévenir alors , les métastases humorales , qui ont lieu sur la matrice et le sein , et qui sont toujours si dangéreuses , chez les femmes qui sont parvenues à l'époque de leur suppression , et qui ont à craindre d'anciens vices dans les humeurs.

L'usage des eaux pour être en général efficace , doit être répété , pendant plusieurs saisons ; et comme elles ont toujours une action puissante sur l'économie humaine, il convient de suivre un régime convenable, et qui dispose à en recueillir tous les bienfaits. L'abus que l'on pourrait en faire, serait ici extrêmement dangereux , même sous le rapport d'un traitement préservatif , et les femmes ne doivent jamais se décider pour les eaux que nous leur indiquons , sans avoir consulté les hommes de l'art qui les soignent habituellement, ou qui peuvent leur donner tous les conseils qui leur sont nécessaires , relativement à leur âge, à leur constitution , et aux maladies qu'elles peuvent avoir à craindre , dans les circonstances difficiles où elles se trouvent , par la cessation de leur état menstruel.

Enfin c'est par tous les moyens diététiques

les plus usités , et par les remèdes pharmaceu-
tiques convenables, que l'on doit tempérer l'effervescence sanguine, et l'acrimonie humorale,
qui pour l'ordinaire deviennent le levain d'une
infinité de maladies chez les femmes qui ont un
âge critique orageux. Ce régime, ainsi que les
adoucissans , les anodins et les narcotiques,
doivent former la base du traitement passif des
glandes squirreuses qu'on juge incurables, sans
négliger aucun des autres remèdes les plus connus et les plus usités en pareil cas, n'oubliant
point que dans le vaste labyrinthe de la médecine, la prudence est un guide sûr et fidèle dont
il faut toujours suivre les conseils, si l'on veut
obtenir tous les succès d'un praticien habile,
et travailler avec quelque fruit pour sa gloire
et pour l'humanité (1).

____

(1) Comme chaque malade selon son âge, sa constitution , et même son état moral et physique, a besoin d'un traitement particulier, et qui soit adapté à
son idiosyncrasie, on sent qu'il n'a pas été possible de
tracer dans ce chapitre, une méthode générale qui
pût convenir à tous les cas maladifs. C'est là une tâche
qui appartient aux médecins ordinaires des personnes
qui réclament leurs secours, parce qu'ils sont eux-
mêmes alors les juges naturels de l'application générale ou partielle de nos principes.

CHAPITRE X.

Examen et réponse à cette question : Les vices vénérien, scrofuleux, scorbutique, galeux, herpétique, goutteux et rhumatismal, peuvent-ils dans certains cas, devenir la cause primitive ou auxiliaire des cancers ?

LES partisans du solidisme qui ne croient point aux vices des humeurs, sont pourtant forcés d'admettre l'existence de certains virus qui infectent nos fluides, et qui peuvent donner lieu à des métastases dangereuses. Ce principe une fois admis, il sera facile de comprendre comment une acrimonie quelconque déposée sur un organe, peut y exciter un travail morbide. Chaque parcelle virulente agit, non en attirant un flux abondant de l'humeur délétère, mais comme un stimulus local ; ce stimulus doit être considéré comme la véritable *spina Van-helmontis*, relativement aux tumeurs ou aux glandes inflammatoires qu'elle produit par sa seule qualité irritante. Bien plus le vice cancéreux, quoique préexistant, ne pourrait agir que de la même manière, ainsi que nous le prouverons par la suite, en répondant à quelques objections qu'on peut faire à notre système.

En général quoique la saine philosophie repousse les idées de putréfaction acide, alcaline, muriatique, admises avec tant de prodigalité par les anciens dans les humeurs animales vivantes, et jouant selon eux, un si grand rôle dans la statique humaine, néanmoins l'expérience nous force à convenir que, dans quelques maladies chroniques et particulières, le sang est si appauvri, qu'il se forme vraisemblablement par dégénérescence spontanée, une diathèse putride ou acrimonieuse qui vicie en même temps les fluides et les solides, d'où naissent ces cachexies continuelles qui éludent toutes les ressources de la médecine, et portent avec elles-mêmes dès l'aurore de la vie, le germe avant-coureur de la destruction et de la mort. Parmi les plus célèbres physiologistes du jour, Bichat et Alibert ont admis dans certains cas des levains putréfians et maladifs, dont l'existence leur a été confirmée par la pratique et par l'autopsie cadavérique (1).

Depuis long-temps l'on connaît quelle est l'action morbifique du virus vénérien sur les glandes. Les engorgemens qui en sont le produit, ne peuvent être révoqués en doute. Si une des grandes fréquences des ulcères à la matrice doit être aujourd'hui attribuée avec juste raison à une infection siphilitique (2), pouvons-nous croire que les mamelles qui sont un assemblage de tant de glandes, n'en reçoivent pas de facheuses influences dans leurs affections cancéreuses, et que nombre de fois, elle n'en soit pas

---

(1) Anatomie générale. — Description des maladies de la peau, *etc.*

(2) Lassus nous disait, dans son cours de pathologie, en 1801 : L'abus du coït, et le vice vénérien influent aujourd'hui beaucoup sur le cancer de l'utérus ; et chez les hommes les maladies de vessie sont presque toujours à certain âge le fruit du libertinage.

la cause primitive? Nous savons que la phthisie pulmonaire le plus ordinairement produite par des tubercules, est très-souvent
due à un virus siphilitique, ainsi que les
auteurs l'ont écrit, et ainsi que le prouve
d'une manière si évidente, l'observation rapportée par Bang, observation qui constate
la guérison d'une courtisane réduite au dernier degré de la phthisie, par l'usage des
mercuriaux et des sudorifiques continués pendant deux mois (1). Portal parle aussi dans
son ouvrage de pathologie médicale, des guérisons inattendues dans des personnes atteintes de tumeurs réputées cancéreuses, qu'il
a obtenues par le mercure ; et nous avons
déjà cité l'observation de Sauvages, qui guérit également un cancer de cause vénérienne
par le grand remède anti - siphilitique. C'est
au médecin à remonter en pareil cas, à la
recherche des causes les plus éloignées, et
à adapter aux préceptes évacuans sanguins
tracés ci-dessus, le traitement qui convient
au virus qui complique, ou qui a donné

---

(1) Actes de la société de médecine de Copenha-
gue, tom. 2.

naissance à la maladie. Le rapport des malades sur les symptômes vénériens qu'ils ont éprouvés, à quelque époque de leur vie qu'ils aient été infectés, et de quelques remèdes dont ils aient fait usage, doit toujours être pris en grande considération. Le vice vénérien est un prothée qui se masque sous toutes les formes, dont on doit soupçonner l'existence dans toutes les maladies rebelles, inconnues ou cachées; et dont l'état chronique, et incertain, rend toujours le pronostic plus ou moins obscur et difficile.

Le cancer dartreux qui est commun chez les femmes qui ont une constitution sujète aux acrimonies, s'annonce par une éruption dartreuse sur différentes parties du corps, ou fixée primitivement sur la mamelle. De petits boutons réunis ou isolés excitent un prurit plus ou moins vif d'où découle ensuite une humeur âcre et corrosive. Quelquefois le cancer commence par une petite tumeur dure, ronde, plus ou moins colorée et farineuse à la peau, surtout aux mamelons, qui grossit, devient douloureuse, et s'ulcère souvent après l'âge critique. La répercussion des dartres qui couvrent le corps, ou seulement de la sérosité qui coule et suinte chez

quelques personnes, du pourtour du mamelon, est fréquemment une des causes pro-
chaines ou éloignées du cancer au sein. Comme les signes qui nous en font reconnaître
l'origine, ne peuvent pas être équivoques,
on prescrit les remèdes propres à détruire
le virus dartreux, indépendamment des autres indications à remplir. Il est inutile de
dire que les amers en tisane, ou en apozèmes, le soufre en pilule ou en cérat, la
décoction de carotte, ou sa rapure en cataplasmes, les eaux sulfureuses naturelles ou
artificielles, sont les meilleurs anti-herpéti-
ques connus. Beaucoup d'auteurs, entr'autres
Ledran, Lassus et Bridault, ont reconnu des
cancers d'une origine dartreuse (1).

---

(1) En parlant des cancers dartreux, nous ne
pouvons passer sous silence, ce qu'a écrit le savant D. Alibert, au sujet des ulcères cancroïdes,
dans son grand ouvrage sur les maladies de la peau,
ouvrage qui a eu la gloire de concourir pour les
prix décennaux, et qui doit être regardé comme le
premier beau monument élevé en France à la médecine descriptive. « Par un double rapport, dit-il,
les cancroïdes semblent se lier aux affections dartreuses et aux affections cancéreuses. Formeraient-

Le gonflement et la lividité des gencives,
des taches violettes ou d'un rouge pâle, dis-

---

elles un genre intermédiaire ? Ce qu'il y a de positif,
c'est qu'il s'opère souvent à leur surface une des-
quamation furfuracée qui a la plus grande ressemblance avec les écailles herpétiques. D'une autre
part, il est des circonstances où leur développement
est accompagné de douleurs vives, pungitives et lancinantes, comme dans le cancer. — Les cancroïdes
sont des excroissances carniformes, tantôt ovalaires, tantôt oblongues, situées horisontalement sur
une ou plusieurs parties des tégumens, d'une couleur rose pâle, parsemées de lignes blanchâtres, et
séparées les unes des autres, profondément adhérentes à la peau ; dont elles ne changent la couleur
qu'à l'endroit élevé ; imitant assez bien la forme des
cicatrices qui succèdent aux fortes brûlures, pous-
sant quelquefois vers leurs bords de petits prolonge-
mens bifurqués ; qui ont quelque rapport avec les
pattes d'une écrevisse ; ce qui justifie manifestement
la dénomination que nous avons donnée à ces tumeurs extraordinaires.

» Ces cancroïdes que j'ai observées formaient des
tumeurs plates et compactes, relevées sur les bords,
un peu déprimées dans leur centre, surtout lorsqu'elles étaient d'une forme ovale, proéminan-
te d'une ou deux lignes au-dessus du niveau des
tégumens. Elles étaient luisantes, un peu ridées,
dures et renitentes au contact ; elles étaient d'une

séminées sur différentes parties du corps ;
ou au tour de la tumeur mammaire, et tous

____

couleur très-rouge , et l'on voyait à leur surface une
multitude de petites veines injectées d'un liquide
sanguin. Leur circonférence était pourtant moins
foncée en couleur ; lorsqu'on les comprimait , elles blanchissaient momentanément sous le doigt.
L'épiderme de la partie affectée se convertissait tous
les jours en légères écailles. J'ai vu quelquefois des
cancroïdes qui étaient cylindriques et comme en-
châssées dans la peau , elles présentaient l'aspect
de ces vers oblongs que les naturalistes désignent
sous le nom de dragonneaux , et qui serpentent
dans les tissus cellulaires.

» Il y a d'ordinaire une augmentation considérable de chaleur dans les endroits affectés par les cancroïdes. Les malades y éprouvent des démangeaisons et des picotemens insupportables , des douleurs
vives et pungitives comme si on leur dardait les
chairs avec des lances ou des aiguilles ardentes ;
souvent ces douleurs se propagent jusqu'aux parties
circonvoisines ; et quelquefois même c'est la sensa-
tion d'un tiraillement intérieur. C'est surtout la nuit
que les démangeaisons sont brûlantes et très-incom-
modes : il est aussi des cas où ces indurations longi-
tudinales ovalaires , sont pour ainsi dire , indolentes. Le plus communément il n'y a qu'une seule
cancroïde sur la peau , mais quelquefois aussi on en
observe deux ou trois sous le même individu : cette

les autres symptômes de faiblesse et de putridité qui annoncent une affection scorbuti-

---

affection se place presque toujours dans l'intervalle
des deux seins, à la partie postérieure des bras ou
des épaules, à la partie externe des cuisses, *etc.*
— Les cancroïdes disparaissent rarement ; elles
sont aussi durables que les cancers, il peut arriver
néanmoins qu'elles se dissipent d'une manière spontanée. En général les femmes sont beaucoup plus
sujettes à la cancroïde que les hommes, ce qui
prouve que dans cette affection, le système lymphatique est radicalement affaibli ».

La cancroïde que nous avons guérie par l'usage
de la carotte chez la nommée Marie Roubin, et
dont nous avons parlé à la page 146, nous a présenté des symptômes qui ne se sont pas offert au D.
Alibert. Elle était située à la joue droite, et s'étendait jusques sur la lèvre supérieure du même côté.
Celle-ci était gonflée et rongée à l'intérieur par un
ulcère superficiel ; mais l'ulcère de la joue, réunissait à des bords renversés, couenneux, une pro-
fondeur d'un pouce, et une étendue ovalaire de
plus de deux. Une croûte dartreuse couvrait toutes
les parties voisines, et même la portion d'ulcère
qui était cicatrisée. Après avoir provoqué plusieurs
fois la chute de cette croûte par les cataplasmes de
carotte, l'ulcère reparaissait toujours avec un nouveau degré de fureur ; les douleurs étaient intolérables. La peau circonvoisine était d'une couleur

que ;

que, sont des indices d'un cancer qui a une source de la même nature. Ce cancer est applati, sanieux, pourpré et bien souvent noirâtre ; c'est l'espèce qui donne lieu aux hémorragies les plus considérables et les plus fréquentes. Les anti-scorbutiques pour être de quelque utilité doivent être administrés avant que les malades soient tombés dans la cachexie, et avant que la glande de leur sein ait passé à l'état squirreux ; on leur associe les autres remèdes que nous avons prescrits. Quoique le cancer parvenu à un degré très-avancé amène naturellement une diathèse scorbutique, les élémens de celle-ci n'existent pas moins quelquefois primitivement ; c'est alors qu'on peut la combattre avec avantage, et prévenir l'invasion des cancers dont elle est si souvent la cause excitante.

Les femmes qui ont un teint d'albâtre,

rose pâle, divisée en lozanges inégaux, par de petits filamens blanchâtres, elle est restée telle après la guérison de la cancroïde, et la joue de cette femme ressemble aujourd'hui à une pélure d'oignon légèrement rosacée, et striée de quelques filets blanes qui ont, comme l'a remarqué le D. Alibert, l'apparence d'un vrai dragonneau.

qui dans leur jeunesse ont été sujettes aux engorgemens du cou , des aînes , des aisselles , qui portent en un mot , sur leur physionomie le cachet d'une constitution strumeuse et rachitique , sont exposées à avoir
des cancers dont le principe est scrofuleux.
On les distingue par leurs inégalités , leurs
tubercules arrondis et comme pierreux , ainsi
que par la multiplicité des glandes tuméfiées
qui gonflent le sein et les parties environnantes. Il n'est pas rare en effet, de voir
beaucoup d'autres glandes engorgées, répan-
dues çà et là sur la surface du corps , avant
que les mamelles soient affectées. C'est après
l'âge critique que les cancers de cette nature
se développent chez les femmes qui sont faibles et viciées dans leur systême blanc. Hippocrate (1), Sévérinus, Pouteau, Lecat, Richerand , Petit de Lyon , Gardien, Vigaroux , *etc.* ont admis d'une manière positive
comme une des causes très-fréquentes du cancer , la disposition scrofuleuse des sujets
qui en sont attaqués. Tourtelle va même jusqu'à dire , que ceux qui sont atteints du can-

---

(1) *In libro prædictorum , n°. 24.*

cer, ont toujours été affectés d'écrouelles
dans leur jeunesse (1). C'est cet état vicié de
la lymphe qui est par lui-même si rebelle
à l'art, qui complique souvent la diathèse
cancéreuse, et en rend la destruction plus re-
fractaire, une fois qu'elle est prononcée. Les
antiscorbutiques combinés aux mercuriaux,
l'élixir amer de Peyrilhe, les aromatiques et
les ferrugineux, les préparations de soufre,
les eaux minérales sulfureuses, comme remède préservatif au moment de la cessation
des règles, l'exercice au grand air, l'insola-
tion, sont indiqués, de concert avec toutes
les formules que l'expérience a démontrées
être les plus efficaces contre le vice strumeux.
Puisqu'au rapport de Petit, l'opération ne
réussit pas dans cette espèce de cancer, on
sent toute la nécessité d'agir avec urgence,
suivant notre méthode, avant que la maladie
ait fait des progrès.

Si la répercussion des humeurs cutanées qui
ordinairement sont plus ou moins corrosives,
peut donner lieu à l'engorgement des glandes, il
ne doit pas nous paraître étonnant que le virus psorique puisse à son tour produire des

______

(1) Élémens de médecine

cancers. La gale , maladie si commune , mais si incommode et quelquefois bien dangereuse, par ses métastases , exerce une influence pathologique extraordinaire , dans quelques cas particuliers. Très-souvent une gale repercutée traîne à sa suite , l'asthme , l'apoplexie , l'épilepsie , les maladies organiques du cœur , des gros vaisseaux sanguins, les hydropisies ; le carreau , et donne en vieillissant une acrimonie dans les humeurs qui engorge les glandes , et selon les circonstances , provoque même leur état cancéreux (1).

Les humeurs goutteuses et rhumatismales qui ont des affinités si grandes , et dont les symptômes se marient ou se confondent si souvent , lorsque la maladie devient chronique, sont reconnues depuis long-temps pour être quelquefois des causes particulières et auxiliaires des cancers. Si la goutte et le rhumatisme deviennent dans certaines circons-

---

(1) Un praticien très-exercé de Montpellier , nous dit le D. Baumes, croit s'être bien convaincu que l'humeur psorique a une très-grande part dans le nombre des engorgemens utérins qu'on a à traiter aujourd'hui. Une pareille opinion mérite d'autant plus d'attention, que celui dont on parle a une pratique très-étendue, et doit être placé parmi les bons observateurs. (*Annales cliniques* , *Novembre 1811*).

tances des virus si âcres, qu'ils rongent et
perforent les organes qu'ils attaquent (1),
ainsi que le démontrent nombre de suppurations internes qui n'ont pas d'autre origine,
il est facile de concevoir comment les glandes du sein qui sont si sensibles, peuvent

---

(1) En 1811, le professeur Chaussier, nous a
fait voir dans l'amphithéâtre de l'école de médecine
de Paris, l'estomac du sénateur et savant chimiste
d'Arcet, mort d'une goutte remontée, rongé et
percé dans toutes ses tuniques. L'ouverture qui
était circulaire, pouvait avoir un pouce de largeur.
Dans les derniers jours de sa vie, d'Arcet avait
ressenti des douleurs atroces fixées sur la région épigastrique. Zimmerman cite aussi l'observation d'un
gentilhomme, dont l'estomac fut également crevas-
sé après de vives douleurs ; et le savant Hunter rapporte des effets pathologiques semblables, qui n'ont
vraisemblablement d'autre cause qu'un âcre goutteux ou rhumatismal. Enfin Stalpart-van-Dewieler
a trouvé l'estomac rongé par une tumeur cancéreuse
qui y avait fait un trou large à y admettre le poing.
C'est sans doute après avoir été témoin de faits pareils, qu'Aëtius a dit à juste titre : un cancer ulcéré ronge continuellement ; il fait des trous profonds, ne peut être arrêté, et jette une sanie qui
est pernicieuse, et plus terrible que tout le venin
des bêtes féroces.

en avoir été métastatiquement affectées, dans la production de quelques-uns de leurs squirres, regardés jusques ici comme constitutionnels ; Lassus le pensait ainsi ; mais les observations rapportées par Pouteau ne laissent aucun doute à cet égard. — Une femme du peuple avait des douleurs rhumatismales : une douleur et une tumeur cancéreuses se forment au sein gauche, et les douleurs de rhumatisme disparaissent. — La femme d'un tailleur avait une douleur de rhumatisme au bras, on lui applique de l'eau froide ; les douleurs cessent, le bras s'enfle, et l'os devient cancéreux. — Un marchand ressentit une douleur au pied droit qui monta à la jambe, à la cuisse, à la hanche, au côté, et qui finit par se perdre dans le sein, et s'y métamorphoser en cancer. Pouteau ajoute : cent exemples m'ont fait voir des cancers qui ont succédé à des maladies de la peau traitées trop légèrement, à des évacuations habituelles supprimées, tels que les hémorroïdes, des fleurs blanches, des érysipèles ; et il établit que le virus cancéreux et le virus rhumatismal ont entre eux la plus grande analogie, et qu'ils ne diffèrent que par le plus ou le moins d'acrimonie, ainsi qu'il en a vu un exemple chez une religieuse , dont la plaie résultant d'un moxa appliqué à la cuisse pour douleurs rhumatismales , prit toutes les apparences cancéreuses , par l'écoulement d'une sanie âcre qui découlait par flots. Le même auteur dit , qu'une femme attaquée dans l'âge critique d'une toux opiniâtre qui paraissait dépendre d'une humeur rhumatismale , vague et invétérée , en fut délivrée par trois onces de ciguë ; mais quelques années après elle eut un cancer au sein , qui s'annonça peu après la guérison du rhume. Pouteau rapproche encore de l'âcre rhumatismal , l'âcreté que peut acquérir le sang extravasé par une contusion (1). Comme la goutte et le rhumatisme paraissent toujours dûs à une pléthore humorale et à un défaut de transpiration, et bien souvent à une diathèse bilieuse surtout dans le midi , les femmes qui en sont atteintes, doivent ne pas attendre l'époque critique pour se mettre à l'abri de leurs mauvais effets ; elles doivent chercher à les prévenir , par l'usage des laxatifs, des eaux et bains sulfureux , et par les vésicatoires appliqués sur la partie qui a

____

(1) Œuvres posthumes.

été primitivement affectée. Boerrhaave met ce dernier remède au-dessus de tous les au-tres. L'exercice à pied, la diète sobre et vé-gétale, les habillemens de flanelle surtout, concourent à maintenir dans un juste équilibre la transpiration insensible et les facultés diges-tives, dont les dépravations sont la cause géné-rale de toutes les maladies qui ne sont pas la suite de miasmes contagieux, ou d'une impres-sion atmosphérique. A ces remèdes particuliers, on ne manquera pas sans doute, de réunir les deux grands remèdes généraux dont nous avons parlé, comme remèdes primitifs. Nous de-vons observer ici, que c'est spécialement dans les cancers qui ont une origine rhumatismale, que les pilules de ciguë, d'aconit, de bella-donna, de jusquiame, et autres poisons vé-gétaux narcotiques, ont été administrés avec succès (1).

____

(1) Si l'on pouvait enfin révoquer en doute l'action des différens virus dont nous venons de parler, comme pouvant concourir à la formation de certaines affec-tions cancéreuses, nous nous étayerions de l'auto-rité du docteur Gardien qui admet d'une manière positive les cancers dartreux, scorbutiques, scro-fuleux et vénériens. Beaucoup d'autres auteurs ont aussi émis la même opinion. (*Traité d'accouche-mens*, etc. tom. 1. *pag.* 427).

Mais nous ne pouvons terminer ce qui concerne les cancers dus à des douleurs vagues de rhumatisme, et qui paraissent quelquefois même très-légères, sans signaler aux femmes la funeste influence de ces robes antiques d'un goût moderne dont elles se parent aujourd'hui. Ces habillemens aëriens pouvaient convenir aux jeunes Athéniennes, sous un ciel aussi doux que celui de l'Attique ; mais en France, avec les vicissitudes continuelles de notre climat, c'est être barbare que de suivre la mode des Grecs. S'il est vrai que les reins et la transpiration suppléent, le flux menstruel interrompu, combien il importe donc aux femmes de se prémunir contre les impressions du froid, lorsqu'elles sont parvenues à leur époque critique. Nous avons toujours pensé, que les éruptions boutonnées, dartreuses, érysipélateuses, auxquelles on donne modestement le nom de rougeurs, si communes chez les femmes qui sont un peu surannées, pourraient bien appartenir dans certains cas, à un dérangement et à un vice de la transpiration. Il en est peut-être de même des maladies de poitrine, de matrice et de nerfs qui sont aujourd'hui devenues si fréquentes. Nous ne parlons pas

des autres maladies ; et surtout de cette stérilité qui attaque un si grand nombre de femmes du beau monde , avant leur décrépitude.
Le danger est encore plus grand , lorsque par
un faux esprit de coquetterie , et le vain désir de conserver une beauté fugitive , les
femmes se servent de remèdes astringens et
répercusifs , pour se délivrer de leurs maladies cutanées ; maladies qui deviennent ensuite , la source secrète d'un infinité d'engorgemens cancéreux , soit au sein , soit à
la matrice (1).

____

(1) Sans extraire aucune observation de l'ouvrage
si connu de Raymond , et qui est intitulé : *Maladies qu'il est dangereux de guérir* ; ouvrage si justement estimé des praticiens , mais qui doit paraître bien singulier aux yeux du vulgaire , d'après son
titre et sa doctrine , nous ne citerons ici que l'exemple funeste que nous a fourni à Paris , l'épouse d'un
banquier célèbre de cette ville , et dont le mari a été
législateur, il y a quelques années. Cette dame
jeune et belle , ne pouvant souffrir l'incommodité
d'une leucorrhée , eut recours aux injections d'eau
froide , d'après le conseil d'un médecin anglais. Ses
fleurs blanches disparurent bientôt , mais elle mourut 18 mois après d'un psoïtis purulent qui avait si-
mulé un véritable ulcère à la matrice , quoique cet
organe ait été reconnu sain par l'autopsie.

CHAPITRE XI.

Appendix sur les ulcères, les squirres et les cancers de la matrice, ainsi que sur les tumeurs squirreuses des glandes génitales chez les hommes (1).

C es trois premières maladies qui ne sont peut-être que trois symptômes de la même affection dégénérée, et parvenue à trois degrés différens, reconnaissent les mêmes causes primitives que le cancer des mamelles. L'examen des femmes qui en sont les tristes victimes, nous montre dans toutes une ir-

______

(1) Il est inutile de donner ici aux gens de l'art, les motifs qui nous ont fait employer une expression nouvelle, au lieu du mot anatomique consacré par les auteurs. Ils n'ignorent point qu'il est des circonstances où les médecins doivent respecter les oreilles délicates de leurs lecteurs.

ritation locale de l'utérus , irritation , qui peut avoir été occasionnée par des jouissances trop précoces ou souvent répétées, comme chez les filles libertines, ou par une menstruation laborieuse, ou par les accidens d'un âge critique remarquable par ses symptômes orageux, ou enfin par un dépôt de quelque humeur répercutée. Les mauvais accouchemens sont encore bien des fois la cause de ces sortes de maladies, mais les vices vénériens et écrouelleux, les produisent le plus fréquemment (1).

Il nous semble que le traitement que nous avons proposé pour résoudre dès le principe

______

(1) « Lors de la cessation des règles, la matrice devient souvent le siége d'une inflammation chronique, qui ne manque guère de produire une ulcération. On peut ranger parmi les causes occasionnelles de cette inflammation chronique, l'usage inconsidéré des astringens, pour supprimer quelque écoulement de la matrice, une irritation locale produite par l'usage fréquent des plaisirs vénériens, par des accouchemens laborieux, par des pessaires, par une blennorrhagie, des fleurs-blanches dont la matière est corrosive ; elle peut succéder aussi à une metrite aiguë, (Gardien) ».

les glandes du sein qui affectent un mauvais caractère , pourrait être appliqué avec quelque avantage , aux maladies de la matrice , si l'on était consulté à temps , et lors de leur invasion ; mais par une fausse honte beaucoup de femmes ne réclament des secours que lorsqu'ils sont malheureusement devenus à peu près inutiles.

Quoique nous ayions eu occasion de traiter plusieurs de ces maladies , nous ne craignons point de l'avouer , nous ne les connaissons pas assez encore , pour promettre de grands succès de la méthode curative que nous conseillons. La putridité des ulcères , et l'état cancéreux de la matrice , symptômes qui se sont annoncés dès notre première visite auprès des malades qui nous ont fait appeler , ne nous ont permis que l'emploi des seuls remèdes palliatifs.

Cependant , si une femme menacée à la cessation de ses règles , ou avant cette époque , d'une maladie de matrice , venait se confier à nos soins , nous croyons , qu'en lui appliquant les principes que nous avons développés dans les chapitres précédens pour prévenir la formation du cancer , nous pourrions lui être utile. Comme les douleurs continuelles des reins , les pesantéurs aux aînes , des pertes blanches âcres et corrosives , des engorgemens à la région hypogastrique , des élancemens à la matrice , et des hémorragies fréquentes , sont bien des fois les signes avant-coureurs des cancers utérins , c'est dès le début de ces symptômes , que les femmes doivent invoquer les secours de l'art , suivant l'axiome si universellement reconnu en médecine : *Qu'il est beaucoup plus facile de prévenir les maladies , que de les guérir.* Si l'on soupçonnait dans ce cas , une congestion sanguine , les saignées du bras , les sangsues au périnée , et au pli des aînes , répétées suivant le besoin , seraient les premiers remèdes à administrer. Les cautères , les ventouses aux cuisses , les vésicatoires , les délayans , une diète végétale et adoucissante , combattraient avec avantage , ainsi que les doux cathartiques répétés tous les huit jours , les humeurs cutanées que des remèdes inconsidérés auraient répercutées sur la matrice (1). Dans la crainte

____

(1) Au rapport de Rivière et d'Hoffman , Forestus guérit une femme noble d'un ulcère à la matrice

ou le soupçon de quelques virus, on leur opposerait les remèdes spécifiques. C'est d'a-près les mêmes vues curatives que Portal a dit : « Si les tumeurs du col de la matrice, dégénèrent quelquefois avec plus ou moins de facilité en ulcères ou en cancers, c'est dans l'acrimonie des humeurs qu'il faut en chercher la première cause. Or, la maladie vénérienne n'en est-elle pas la plus fréquen-te ? C'est vraisemblablement pour cela que j'ai vu trois à quatre femmes condamnées, par des hommes bien distingués dans l'art de guérir, à périr d'un ulcère à la matrice, et d'autres d'un cancer, qui ont été guéries, par l'usage des mercuriaux combinés aux anti-scorbutiques, et encore par celui des eaux minérales de Barèges. Cette réunion de re-mèdes m'a paru le mieux éprouvé de tous les traitemens. J'avoue même, que lorsque je ne puis en retirer aucun avantage, je

---

en lui donnant tous les quatre jours cinq onces d'u-ne décoction composée avec le séné, les roses rouges, les myrobolans, et l'épithymon. — *Prax. med. lib.* 15. *cap.* 8. — *Med. sist. tom.* 1., *page* 208.

(272)

compte bien peu sur l'efficacité des autres ,
tels que l'extrait de ciguë , les amers , *etc.*,
que j'ai si souvent prescrits inutilement , malgré les grands éloges que tant d'habiles praticiens en ont fait (1) ».

Quelle que soit l'opinion des pathologistes
modernes , sur les maladies de matrice , nous
pensons toujours , qu'elles ne sont si infructueusement traitées aujourd'hui , que parce
qu'on n'a pas recours aux saignées dès le
principe. En effet , là où il s'établit une
maladie , là il se forme une irritation plus
ou moins vive ; conséquemment c'est à
tort que l'on croira obtenir de l'usage des
pilules fondantes , et des apéritifs les plus
vantés , la résolution des engorgemens primitifs qui attaquent l'utérus , et qui ne peuvent avoir le plus souvent , qu'une *origine
sanguine* (2). N'oublions point que dans

____

(1) Cours d'anatomie médicale , tom. 5.

(2) C'est là une vérité reconnue par tous les auteurs qui se sont occupés des maladies des femmes.
En effet , il conste , d'après leurs observations , que
dans tous les cas , le cancer de la matrice est précédé du squirre de ce même organe , que celui-ci est
toutes

toutes les affections métastatiques ; et commençant par l'âcre de certains virus, il existe une phlogose qui doit être prise en grande considération par les praticiens. Un organe malade est toujours un organe irrité , ou parce que sa sensibilité propre est exaltée par l'influx nerveux ; ou parce que l'abord des humeurs qui l'engorgent , et que la douleur y appelle , change son organisation , et son mode particulier de contractilité naturelle. (1)

____

la suite d'un ulcère , et qu'enfin cet ulcère est luimême le produit de l'inflammation. C'est pourquoi ils ont conseillé d'abord les saignées répétées du bras , puis celles du pied. Parmi les médecins qui ont recommandé cette pratique , et dont les noms peuvent faire autorité , nous nous bornerons à citer Mercatus , Rodericus à Castro , Rivière , Fortis , Mauriceau, Mesnard , Scardone , etc. etc. etc. — *De mul. affect. lib.* 2. *cap.* 18. — *De morb. mul. lib.* 2. *cap.* 23. — *Prax. med. lib.* 15. *cap.* 9. — *De scirrho uteri.* — *Lib.* 3. *cap.* 13. — *Cap.* 3. *art.* 8. — *De cog. et cur. morb. mul. cap. VI.*

(1) Puisqu'il est certain aujourd'hui que le cancer de la matrice commence toujours par la membrane muqueuse qui a été primitivement atteinte d'inflamma-

L'expérience nous ayant appris que les fleurs - blanches anciennes ou héréditaires,

---

tion chronique ou aiguë, on sent combien il est avantageux de combattre dès le principe cette inflammation par les saignées locales, les bains, les demi-bains, les fomentations, les injections faites avec la morelle, les têtes de pavots, les lavemens hypnotiques, les vésicatoires même sur le bas-ventre. On prescrit une diète analogue, s'abstenant de toutes les nourritures et boissons qui peuvent être âcres et échauffantes. Il peut malheureusement arriver pour les femmes qui sont menacées d'un ulcère à la matrice, que les médecins qui les soignent, confondant leur état avec les orages qui accompagnent pour l'ordinaire la cessation du flux menstruel chez celles qui parvenues à leur époque critique, ont une pléthore sanguine ou acrimonieuse, principalement fixée sur l'utérus, négligent de combattre les premiers accidens, ou ignorent même l'invasion cachée de l'horrible maladie qui sera incurable, du moment que des symptômes externes la signaleront. Nous avons rencontré dans notre pratique beaucoup de ces méprises, ce qui nous prouve que les médecins sont intéressés pour leur réputation propre, à s'informer bien minutieusement de l'heure qui sonne pour les malades qui les consultent, et à ne jamais perdre de vue le type pathologique affecté à chaque sexe, et à chaque période de la vie...

imprudemment répercutées par l'eau froide, ou par d'autres remèdes astringens , donnent souvent lieu , outre les causes ci-dessus, énoncées , aux ulcères et cancers de la matrice , nous avons cru de notre devoir d'annoncer ici cette grande et triste vérité aux femmes qui ont intérêt à la connaître. Beaucoup d'entr'elles ignorent sans doute , les dangers auxquels elles s'exposent , lorsque dans la vue de se débarrasser d'une incommodité, il est vrai , très-désagréable , mais qui n'a rien de honteux ni de funeste , elles emploient des remèdes qui en tarissant un flux ancien , quelquefois salutaire et critique, leur procurent presque toujours des dépôts utérins , dépôts qui ont ensuite une si grande tendance à devenir cancéreux.

A l'exemple de Féaron qui parmi ses observations relatives au cancer au sein , en a consigné une sur une tumeur squirreuse du testicule qu'il a heureusement guérie par le même mode de traitement , nous ne croyons pas nous éloigner de l'objet qui nous occupe en disant un mot sur cette dernière maladie, qui parait aujourd'hui être devenue très-fréquente , surtout parmi les jeunes gens qui montent souvent à cheval , ou qui ont

mal à propos répercuté des écoulemens blen-
norrhagiques , ou des affections dartreuses
et rhumatismales. Suivant M. Levêque-Lasource, « la tunique vaginale seule peut être
affectée, et le testicule rester sain ; ou l'un
et l'autre sont malades à la fois. Quand la
tunique séreuse est seule squirreuse ; la maladie ne doit point être abandonnée trop
long-temps à elle-même ; car l'engorgement,
l'endurcissement de cette enveloppe , faisant
des progrès ultérieurs , gagnerait la portion
de pli qu'elle forme en se réfléchissant sur
le cordon et le testicule ; la maladie de la
première se propagerait au testicule et à sa
tunique fibreuse ou albuginée ; une adhérence intime s'établirait entre ces parties ,
et l'on ne pourrait plus obtenir de cure
radicale , qu'en les enlevant toutes en même
temps (1) ». Il importe donc d'agir ici ,
comme dans le cancer du sein , dès le principe ; et puisqu'il y a une inflammation locale au testicule ou à ses membranes, pour-

----

(1) Recherches sur le cancer en général , et observations sur le carcinome de la tunique vaginale ,
Paris, 1807.

quoi ne chercherait-on point à la borner,
et à la détruire par la saignée et les sangsues, sans recourir à tant d'autres remèdes
inertes ou dangereux? Le moyen que nous
proposons doit l'emporter sur tous les autres;
et l'observation suivante extraite de l'ouvrage
de Féaron, doit enhardir tous les praticiens
à suivre sa méthode, et confirme de plus
en plus combien nous avons eu raison d'é-
tendre nos principes et nos conseils sur la
formation et le traitement du cancer au sein,
aux dégénérescences squirreuses des testicules et de leurs membranes.

« Je fus consulté, dit Féaron, par M. ***,
âgé de 51 ans, pour une tumeur squirreuse du testicule qui datait de deux ans; elle
était grosse; le cordon spermatique était un
peu gonflé, le corps des testicules était
dur et très-volumineux. Les douleurs vives
et lancinantes l'empêchaient de dormir.
Comme on avait soupçonné la maladie d'ê-
tre vénérienne, on avait fait subir un traitement mercuriel; ce qui augmenta le mal.
On traita aussi la tumeur comme scrofuleuse, sans aucun effet salutaire. Lorsqu'il
s'adressa à moi, n'ayant aucun doute sur
la nature de son mal, je lui fis tirer dix

onces de sang du bras, et j'ordonnai qu'on mit des sangsues sur la partie affectée au moins trois fois la semaine, le soumettant au régime végétal et au lait. Ce traitement fut suivi pendant dix semaines qui furent suffisantes pour compléter la guérison. (1) ».

Un fait de pratique suivi d'un succès aussi éclatant, ne peut que trouver des imitateurs, et doit consoler l'humanité. Oui, le génie anglais, si destructeur dans la guerre, et si peu humain dans sa politique, ne travaille cependant sous le rapport de notre science qu'à répandre des bienfaits conservateurs ; et après Sydenham et Jenner, Féaron est à nos yeux, le médecin des îles britanniques, qui mérite le plus l'estime et la reconnaissance de la plus chère moitié du genre humain.

———————————————————

(1) M. le D. Bodin, médecin très-recommandable du dispensaire du nord de cette ville, nous a dit avoir guéri, comme par enchantement, il y a peu de jours, par l'application des sangsues, une tumeur inflammatoire du testicule, chez un musicien du Ier régiment suisse. Il est vraisemblable qu'il a prévenu dans ce cas, la suppuration ou le squirre de cet organe.

CHAPITRE XII.

Considérations générales sur le cancer ; et réponse aux diverses objections qu'on peut faire à notre systéme.

C'EST aux nouvelles recherches anatomiques de MM. Bichat, Dupuytren, Bayle, Roux, Amar, Laënnec, Richerand, Terrier, *etc.*, que nous devons des connaissances précises sur le siége primitif des affections cancéreuses. Il résulte de leurs travaux que le cancer peut attaquer primitivement les tissus osseux (1), fibreux (2), musculaire (3),

---

(1) J. L. Petit. — Pouteau. — Boyer. — Fabrice de Hilden. — Dupuytren.

(2). Viseman. — Sabathier. — Dupuytren.

(3) Amar. — Levêque-Lasource. — Rulhier.

séreux, synovial (1), muqueux, cellulaire, cutané, vasculaire (2), nerveux (5), rénal. Enfin Meckel, Brunet, Sabathier, Dupuytren ont rapporté des exemples de cerveaux, de ganglions lymphatiques (4), de glandes salivaires, affectés de cancer. Dans son excellent ouvrage, sur la phthisie pulmonaire, M. Bayle a prouvé contre l'assertion de beaucoup de pathologistes, et principalement de M. Amar, que le poumon peut devenir, *à priori*, le siége d'un engorgement cancéreux.

Les causes qui prédisposent au cancer, ou qui le déterminent, sont très-multipliées.

---

(1) Boyer. — Dubois.

(2) Levêque-Lasource.

(3) Dubois. — Dupuytren. — Delaroche.

(4) MM. Pinel et Roux doutent encore si les glandes lymphatiques peuvent être affectées de cancers primitifs; mais Sœmmerring et Scarpa ont prouvé, qu'elles ne le sont que consécutivement, et cette doctrine est aujourd'hui la plus accréditée. *Traité des maladies du systéme lymphatique.*

Elles sont relatives à l'âge , au tempérament , aux professions , aux lieux, aux alimens, et aux différentes passions. Ainsi, c'est à l'approche de cinquante ans que les femmes sont les plus sujètes aux cancers du sein, et de la matrice. Dans le jeune âge ces maladies sont très - rares , pour ne pas dire presqu'inconnues, quoique MM. Lassus et Dubois aient vu deux enfans , l'un de cinq ans, et l'autre de six , avoir un cancer à l'œil. Mais l'observation que nous trouvons dans Bridault , et la manière heureuse et nouvelle dont la maladie qui y est rapportée a été guérie , sont trop importantes pour que nous ne la rapportions pas en entier.

« Un enfant de sept mois , avait un ulcère chancreux à la lèvre supérieure du côté droit , qui s'étendait depuis la commissure des lèvres jusques au nez et dessus la pommette ; il avait rongé presque toute la partie charnue ; les bords étaient durs, calleux et relevés , en différentes bosses ou tubercules : cet ulcère était bleuâtre dans la circonférence , et livide dans le fond , d'où il découlait une sérosité roussâtre , d'une odeur insupportable ; il avait résisté à tous les remèdes que les gens de l'art et les parens y avaient ensuite appliqués. Comme cet enfant ne pouvait être aisément assujetti à prendre aucun remède interne, et que j'avais d'ailleurs éprouvé que le succès des pilules de ciguë était subordonné à la dose, qui devait être assez considérable et continuée long-temps pour l'assurer ; ce qui ne pouvait guère avoir lieu ici, je saisis cette occasion d'éprouver les cataplasmes de carotte employés avec succès par Soultzer.

« J'appliquai donc sur le cancer une marmelade de carotte, et je la soutins avec un bandage approprié à la partie et aux besoins de l'enfant. La mère qui se portait très-bien, continua de l'allaiter ; et elle y réussit, à force d'attention et de constance, malgré la difficulté que l'enfant avait à téter ; on lui insinuait en même temps avec un peu d'art, une cuillerée ou deux de sirop de quina par jour.

« Le troisième jour de l'application des carottes, la mauvaise odeur qu'exhalait l'ulcère, se dissipa et parut se déterger ; les bords ensuite se ramollirent insensiblement, et il survint une suppuration de la meilleure qualité ; enfin, les callosités de l'ulcère étant abaissées et fondues, la régénération des chairs commença à se faire , et ensuite la cicatrice se forma. Au bout d'un mois elle fut parfaite et très-unie. Cet enfant a repris les plus belles couleurs , et jouit depuis ce temps-là de la santé la plus brillante ; la lèvre supérieure est restée seulement un peu plus grosse du côté droit ; mais on a lieu d'espérer que cette légère difformité , s'effacera avec le temps (1) ». Dix ans après sa guérison , cet enfant , n'avait éprouvé , aucun retour de son ulcère cancéreux , au rapport de M. Denis , chirurgien-major de St. Venant , départ. du Pas-de-Calais. C'est M. Denis lui-même qui a soigné cet enfant.

Les tempéramens bilieux , mélancoliques et nerveux , sont plus susceptibles que les lymphatiques et les sanguins , d'être affectés du cancer. Dans les grandes villes l'on voit beaucoup d'écrivains publics , de copistes , d'hommes de lettres , de cordonniers , de chapeliers , *etc.* , être exposés au cancer de l'estomac , par la pression habituelle qui est exercée , à raison de leur état , sur la région épigastrique.

---

(1) Traité sur la carotte , pag. 120.

Les alimens âcres et indigestes, un jeûne austère, les boissons fortes et spiritueuses, prises en excès, n'exercent pas moins une influence délétère sur la production de cette maladie.

La suppression ou l'irrégularité des excrétions sanguines, le libertinage, l'avortement, la stérilité même donnent naissance au cancer (1).

Parmi les causes extérieures qui portent une compression sur le sein, et qui peuvent déterminer une irritation interne, on doit désigner surtout les corsets à lacets, dont se servent aujourd'hui les femmes qui, pour faire remonter leur gorge, s'émaillotent la poitrine. L'usage continuel et abusif d'une pareille ligature, devient funeste à plusieurs d'entr'elles, qui compromettent ainsi leur

---

(1) M. Richerand a observé à l'hôpital St. Louis, au rapport de M. Levêque-Lasource, que sur 47 femmes affectées de cette affreuse maladie, onze avaient commis des excès vénériens avant la puberté ; sept à l'époque de cette révolution critique ; que le plus grand nombre avait été stériles, ou avaient eu des avortemens. — *Ouvrage précité.*

santé , et s'exposent à la plus horrible des maladies pour obéir à un vain caprice de la mode., et à un raffinement de parure qu'on peut appeler insensé. Nous avons vu de ces misérables victimes du jour , tellement garrotées qu'au moindre mouvement , elles étaient halétantes et sur le point de perdre la respiration. Les anciens corps baleinés , qui ont été proscrits avec tant de raison , ne pouvaient pas être plus nuisibles , et cependant on les remplace aujourd'hui par de véritables instrumens de mort , qu'un génie destructeur a pu seul inventer. Mais c'est en vain que la philosophie et l'humanité élèveront la voix ; leurs cris seront impuissans, uniquement parce que les jeunes femmes croiraient leur beauté compromise, en réformant cet abus. L'exemple de cette jeune fille, qui, au rapport de Van-Swieten (1) , vit une verrue qu'elle avait au dos dégénérer en cancer, pour une cause pareille à celle que nous venons de signaler , sera encore long-temps perdu pour le beau sexe ; et la plus détes-

____

(1) Tom. 1. pag. 879.

table des habitudes continuera à être meur-
trière, en dépit du bon sens, de la raison,
et de tous les conseils de la médecine.

Malgré les observations rapportées par
MM. Rigal, Amar, Richerand et Garnery,
en faveur de la gangrène, comme moyen
curatif dans le cancer, nous n'avons pas encore un nombre de faits assez nombreux ni
assez bien constatés, pour regarder ce remède comme spécifique ; nous devons même
imiter avec timidité, la courageuse audace du
premier, dans les cas les plus désespérés.

Une observation très-importante pour les
médecins, c'est la révolution dans les glandes
que la cessation ou le dérangement des règles
amène, notamment dans celles du sein, qui
sont le siége le plus fréquent du cancer. « A
l'époque des évacuations périodiques, dit M.
Biessy, le système glanduleux éprouve un
dérangement assez marqué, auquel cependant aucun auteur n'a eu égard en recherchant
la cause du cancer. Ce dérangement est caractérisé par l'odeur particulière qu'exhalent
alors les femmes, odeur qui est due aux
excrétions particulières qui se font alors chez
elles, dans les glandes, ce qui prouve assez

le rôle que jouent dans la formation du cancer, les sympathies passives de ces corps,
qui répondent facilement aux excitations des
autres systèmes, soit dans l'état de santé,
soit dans l'état de maladie, et c'est presque
toujours la sensibilité organique et la contractilité insensible qui y sont mises en jeu;
il est rare qu'excitée sympathiquement, la
sensibilité animale y détermine des douleurs
dans l'état de santé.

« Dans le premier état de cette maladie,
c'est-à-dire au temps de l'apparition de la
tumeur, c'est contre la sensibilité organique
de la glande, qu'on doit diriger ces moyens
dans les vues de la modifier et de détruire,
s'il se peut, la maladie dans sa cause matérielle même. Un moyen que je regarde
comme efficace dans ce cas, est celui que
propose Bichat. Ce physiologiste avait vu
que lorsqu'il survient dans le systême glanduleux, des collections séreuses , stéatoma-
teuses, le tissu glanduleux se détruit. Puisque donc, nous voyons la compression an-
nuller la vie, et détruire le tissu propre de
la glande , pourquoi ne chercherions nous
pas à imiter la nature, en exerçant une com-

pression artificielle , graduée , faite avec art ,
et long-temps continuée, dans l'intention
d'anéantir tout sentiment dans cet organe, et
d'en déterminer la fonte. On se rappellera
d'ailleurs l'efficacité des compressions pour
atrophier les membres , et ce moyen ne sem-
ble-t-il pas être aussi le plus puissant fon-
dant qu'on puisse employer pour attaquer
le cancer avec tumeur , pendant qu'il n'est
encore que dans son premier état ? Ce moyen doit être employé par une main prudente
et habile, secondé de la diète , de la saignée , et de tous les autres moyens propres
à affaiblir la vie organique , et à prévenir
l'inflammation qu'une compression mal faite
et un régime échauffant pourraient amener.
Ainsi , pour prévenir un inconvénient aussi
grâve , il faudra tenir le malade au régime anti-phlogistique le plus sévère , et pratiquer des saignées qui, comme je l'ai déjà
fait pressentir ailleurs , ne sauraient être
trop multipliées dans les maladies de la vie
organique ; car c'est dans celle-ci qu'on
doit affaiblir , autant qu'il est possible , les
malades , et ce moyen , jusqu'ici très-peu
employé par les praticiens , est cependant

dant celui dont M. Féaron fait la base de son traitement dans le cancer (1) ».

S'il est vrai, comme le croit Pouteau, qu'au temps critique, la peau éprouve un dérangement notable dans ses fonctions sécrétoires, et que la transpiration soit rejettée alors par les glandes ; nous ne devons pas être étonnés que le système glanduleux éprouve à cette époque des altérations morbifiques. Dans ce cas, les cancers qu'on a attribués à une acrimonie dans les humeurs, ne seraient que le produit d'un dérangement de la transpiration, ou d'une sécrétion viciée des glandes, le tout déterminé par des écarts dans le régime, ou par une pléthore sanguine et humorale.

Les hommes surtout les hypocondriaques, sont quelquefois aussi exposés aux affections cancéreuses. Sabathier cite l'observation d'un officier qui fut opéré trois fois d'un cancer à la mamelle ; le D. Gandy, à Marseille, a pratiqué cette opération avec succès, chez un maçon âgé de 72 ans, qui en portait

---

(1) Quelques considérations physiologico-médicales sur le cancer, 1806.

T

un également à la mamelle , à la suite d'une contusion. C'est dans les mêmes circonstances, que le D. Giraudy de Bouyon , en a extirpé plusieurs avec autant d'habileté que de bonheur.

L'expérience nous prouve tous les jours, que l'ulcération des glandes chez les vieillards passe facilement à l'état cancéreux , ce qui paraît dépendre de l'endurcissement de ces organes , puisque Hunter , Mascagni et Scarpa , ont observé que les injections ne pénètrent plus dans les glandes des personnes d'un âge avancé.

Suivant Stahl , le printemps exaspère les symptômes cancéreux , ce qui est parfaitement en rapport avec l'énergie vitale que cette saison excite dans tous les corps vivans de la nature ; et l'état inflammatoire qui accompagne cette maladie. « A 45 ans, dit le professeur Broussonnet, la nature suspend chez la femme ses faveurs ; elle abandonne celle qui n'est plus utile à ses vues. Le tempérament atrabilieux prédomine ; le cancer, les affections hystériques , annoncent que le flux menstruel vient de cesser (1) ». C'est

____

(1) Tabl. élém. de Séméiotique.

alors que le foie a une influence marquée sur le système glanduleux, et que l'on y voit naître les affections cancéreuses.

Selon Fabrice d'Aquapendente, on rencontre ces dernières plus fréquemment dans les pays chauds que dans les froids ; mais beaucoup d'auteurs pensent le contraire, notamment M. Biessy ; ce qu'ils expliquent par la diminution de la transpiration dans les climats froids, et par les engorgemens glandulaires qui en sont la suite.

D'après les recherches de Bordeu, il conste que le cancer affecte plus souvent le côté droit du corps que le côté gauche. Cette remarque avait déjà été faite par Hippocrate et par Celse. De trente-cinq observations rapportées par Ledran, quatorze établissent le siège du cancer du côté droit ; quatre seulement du côté gauche, et les autres étaient à la matrice, ou à peu-près aux parties moyennes du corps. Robert a dit, que cette prédilection du cancer pour le côté droit tenait à la grande disposition qu'a le foie de s'engorger (1).

____

(1) Biessy, ouvrage précité. — Sans adopter cette théorie, nous pensons qu'il est utile dans bien des

T 2

Au rapport du D. Valentin, le cancer est très-commun en Normandie, parce qu'on y fait beaucoup d'usage du cidre. Est-ce à la lymphe coagulée par l'acide malique contenu dans cette boisson qu'il faut attribuer la fréquence de cette maladie ? c'est aux médecins du pays à recueillir des faits qui puissent constater cette assertion, ou la détruire si elle est fausse.

Si l'observation nous prouve que les personnes qui se dévouent au célibat, ou les femmes stériles sont plus sujettes aux cancers, que celles qui engagées dans les liens du mariage, ont le bonheur de devenir mères, ne serait-ce pas là encore un effet de la pléthore qui domine chez les femmes qui se trouvent dans le premier état ; et la cause du grand nombre de maladies de cette na-

circonstances, pour prévenir le cancer d'avoir recours aux saignées du pied, et à l'application des sangsues à l'anus, ou à la vulve. Le professeur Alphonse Leroi, a démontré les grands avantages que l'on retire de la saignée des parties inférieures, dans les maladies commençantes du cancer, de la poitrine et du bas-ventre.

ture , qui se développaient chez les religieuses de nos anciens couvens ?

L'exemple de cette dame de la Haye, qui
ayant au sein un cancer rebelle à tous les
remèdes , en fut délivrée par un abcès spontané qui se forma à la jambe ; le retour de
ce cancer après que l'abcès fut imprudemment cicatrisé , ainsi que sa nouvelle disparution , dès que la jambe redevint le siége
d'un exutoire naturel , nous prouvent que
dans les maladies cancéreuses , les fonticu-
les établis aux extrémités inférieures , sont
beaucoup plus utiles , et beaucoup plus convenables , que lorsqu'ils sont appliqués aux
bras. Cette assertion semble encore confirmée par les deux observations d'ulcères
cancéreux aux jambes où l'amputation a
réussi , quoique les malades fussent réduits
selon les apparences au dernier degré de la
diathèse cancéreuse , marquée par le marasme,
la fièvre lente , la diarrhée colliquative , la
couleur cendrée ou citronnée de la peau. Le
D. Montblanc qui rapporte ces observations
dans le journal de Montpellier , croit devoir
en attribuer la réussite à ce que le cancer
des extrémités étant éloigné des parties no-
bles , infecte moins facilement le poumon

que lorsqu'il est au sein ; et à ce que la tendance des humeurs vers les extrémités, est un obstacle à l'infection ; ce qu'on ne fait pas toujours dans l'amputation du sein.

Selon Van-Swieten, il paraît qu'il nait dans certaines parties du corps, un mal tout-à-fait semblable au cancer, quoiqu'il n'ait été précédé d'aucun squirre. Il arrive par exemple aux lèvres, lorsqu'elles ont été percées par le froid, ou que la membrane fine et délicate qui les recouvre a été déchirée ; par quelle cause que ce soit, qu'il commence à s'élever une tumeur fongueuse, souvent assez molle au tact, laquelle s'augmentant insensiblement, acquiert un volume assez considérable, et ressemble au vrai cancer par la douleur qu'elle cause, l'humeur ichoreuse et maligne qu'elle répand, l'érosion des parties voisines, l'hémorragie et un naturel rebelle à toutes sortes de remèdes, et qui communique le même mal à toutes les parties voisines. On voit la même chose à la langue, au membre génital, où des dégénérescences pareilles sont fort à craindre. Hildan en rapporte un exemple remarquable (1).

____

(1) Obser. chir., cent. 3., observ. 88.

Un serrurier avait depuis son enfance une verrue à l'extrémité du gland, dont le volume ne surpassait pas celui d'une lentille. Il n'en avait ressenti aucune incommodité, tant qu'il avait vecu dans le célibat ; mais après avoir pris une femme, il y éprouva une douleur considérable et continuelle, en sorte qu'il fut obligé de s'abstenir du coït pendant treize ans. Par succession de temps, la verrue dégénéra en un cancer horrible dont le volume était si considérable, qu'il égalait la tête d'un enfant nouveau né. Tout le membre se transforma en une masse charnue, raboteuse et livide, rongée de tous côtés par une grande quantité d'ulcères, par lesquels l'urine sortant, salissait toutes les parties. La puanteur qui s'en exhalait était si horrible, que même ses amis, et les autres personnes qui avaient coutume de le voir, furent obligés de l'abandonner. Hildan appellé, lui coupa tout le membre, et le guérit. Cet homme ne mourut que dix ans après sa guérison (1) ».

____

(1) *Aphorismes de chirurgie de Boerrhaave.* — Une opération si hardie, et couronnée d'un si beau

La dégénérescence des tumeurs glanduleuses en squirres, si fréquente chez les vieil-
les femmes, et les adultes, et si rares dans
le jeune âge, ne prouve en aucune manière
l'existence du virus cancéreux. Les glandes
des enfans étant d'une texture molle et délicate, sont peu susceptibles d'engorgemens ;
ceux-ci n'ont lieu que dans les lymphatiques, tandis qu'après trente-six à quarante
ans, les vives affections de l'ame portent leur
action sur les viscères abdominaux, d'où ré-

succès, dans un cas si affreux, nous paraît un argument bien fort contre ceux qui admettent un virus cancéreux, et prouve bien d'une manière évidente que malgré son épouvantable putréfaction,
l'ulcère n'était que local. Combien de cas analogues, quoique beaucoup moins graves, se présentent tous les jours aux yeux des pathologistes !
Nous nous contenterons de citer ici l'observation
de Morgagni sur le cancer du sein qu'il opéra avec
succès, de concert avec Valsalva, malgré l'existence des signes les plus prononcés de la diathèse cancéreuse.

Epist, 1, *de sed. et caus. morb*. — Van-Wy a également vu réussir l'opération du cancer à la lèvre
inférieure, nonobstant que les glandes maxillaires
fussent engorgées.

sultent peut-être, les dérangemens organiques des glandes, et les changemens nombreux de leur tissu, qui dénaturent pour
ainsi-dire ces organes, et les transforment
en des corps de texture différente. On ne
peut douter que ce ne soit là , la cause fréquente des engorgemens glandulaires qui se
manifestent alors chez les femmes âgées. Cependant une fois que les glandes sont parvenues à une extrême dureté , elles perdent
une partie de leur sensibilité , ne sympathi-
sent plus avec les différens organes , et c'est
ce qui rend très-lents les progrès des affections cancéreuses chez les femmes décrépi-
tes.

Quoiqu'Hippocrate , Fracastor, Boerrhaave,
Tissot, Broussonnet , et plusieurs autres aient
admis l'hérédité au nombre des causes des
cancers, on ne peut néanmoins, en la supposant vraie , en tirer des inductions pour
établir l'existence d'un virus cancéreux dans
les humeurs. Rien n'empêche que deux individus de la même famille , sans avoir aucune indisposition innée, puissent être exposés aux mêmes causes externes ou intérieures qui produisent le cancer. L'action
morbifique n'est point alors le produit d'un

vice humoral *sui generis*, mais elle se développe chez ces deux parens, de la même manière qu'elle se développerait dans les mêmes circonstances sur deux étrangers qui auraient été soumis aux mêmes causes excitantes. C'est sans doute, cette considération qui avait fait nier à Louis (1), la transmission des maladies par la voie de l'hérédité. Cet habile chirurgien rapporte en sa faveur une foule de preuves, qui semblent contredire ce qu'on avait cru jusqu'à lui démontré par l'observation (2). Cependant dans

----

(1) Mémoire présenté en 1788, au concours de l'Académie des sciences de Dijon.

(2) Stahl, dans sa dissertation : *de hereditariâ dispositione ad varios affectus*, Pinel, Corvisart, donnent une infinité d'exemples de cette hérédité ; mais M. le professeur Boyer pense différemment. « On demande, dit-il, si le cancer est un vice héréditaire. Il est difficile de répondre à cette question : on cite des exemples de familles entières où toutes les femmes ont eu des cancers. Ces observations sembleraient prouver qu'on peut apporter une disposition organique en naissant pour le cancer ; mais ces observations ne sont ni assez exactes, ni assez nombreuses, et la chose reste indécise ». (*Cours de clinique externe, année* 1801.)

notre pratique particulière, nous avons vu l'an passé une femme dont la mère et la grand - mère étaient mortes vers l'âge de 40 ans d'un cancer à l'utérus, être atteinte de la même affection. Cette infortunée a laissé une jeune fille âgée de onze ans, toute couverte de tumeurs scrofuleuses ; si elle parvient à l'époque critique, il est bien à craindre qu'elle ne participe à la maladie de sa famille, d'autant mieux que nous croyons pouvoir attribuer à un levain strumeux, l'origine du cancer de ses parens. La prudence exige donc que l'on cherche à combattre dès aujourd'hui l'état constitutionnel de cette enfant, avec un soin tout particulier, afin qu'on puisse détruire le vice inné, et prévenir sa fatale dégénérescence. Si comme nous le pensons, l'hérédité des cancers tient au vice écrouelleux, de la même manière que celle de la phthisie pulmonaire qui est reconnue dépendre de la même cause, il n'existe donc point en général de constitution spécialement et primitivement cancéreuse ; le mal n'est point alors incurable dans son principe, et l'on peut en prévenir l'invasion et les progrès, par la méthode curative que nous avons publiée, ce qui sera toujours une grande tranquillité morale pour beaucoup d'individus qui auraient à craindre d'avoir reçu en naissant, le germe de cette redoutable maladie.

Ceux qui croient à la préexistence du virus cancéreux, pourront opposer sans doute à notre nouvelle doctrine, l'exemple des récidives qui accompagnent un si grand nombre d'opérations, et les cancers qui attaquent la peau du visage, les cartilages du nez, et les viscères. Mais les récidives que l'on voit ordinairement à la suite des opérations qui ont été trop tardives, n'ont jamais lieu qu'après qu'une résorption de l'ichor putride a amené une diathèse cancéreuse, diathèse que nous admettons avec tous les praticiens, et qui n'étant point primitive, ne peut nullement infirmer notre système, et conséquemment établir, *à priori*, l'idée d'un vice constitutionnel. Quant aux cancers qui attaquent toute autre partie que le sein, ils nous sont totalement étrangers sous le rapport de leur étiologie. Nous ne devons pas même examiner si leurs symptômes pathologiques suivent la même marche dans leur développement, et si l'ichor qui en provient est chimiquement identique. Notre ouvrage n'a été consacré qu'à l'étude des causes excitantes, et au traitement des cancers du sein avant leur formation. Si les uns et les autres, ont des résultats également funestes, et parfaitement semblables, lorsqu'ils sont parvenus au dernier degré de leur dégénérescence putride, ils diffèrent du moins beaucoup sous le rapport mécanique de leur origine, et sous celui de la structure anatomique des parties qui en sont le siége. Cette seule différence considérée sous son véritable point de vue physiologique, et sans autres raisonnemens subsidiaires, est plus que suffisante sans doute, pour détruire tout ce que les cancers cutanés semblent présenter de défavorable à notre opinion ; et nous croyons conséquemment inutile d'appuyer ici sur de nouveaux faits cliniques la première base des principes que nous avons précédemment éclairés par les lumières d'une saine doctrine, et par les succès d'une heureuse pratique.

Au reste, nous avons toujours cru qu'on peut comparer avec juste raison, les effets pathologiques de la gangrène à ceux du cancer, lorsque le principe délétère de la première, a passé comme celui du second, dans le sang ou dans les humeurs. Les ulcères gangréneux que l'on rencontre en si grand nombre dans les hospices civils ou dans les hopitaux militaires, sont regardés sans doute, sur - le - champ, comme une maladie locale ; cependant après quelques jours d'infection, lorsque l'art n'a pu en prévenir l'issue funeste, ils introduisent dans tout le système, des germes destructeurs qui ne tardent pas à suffoquer le principe de la vie, du moment que l'on apperçoit des symptômes de résorption, tels que fièvre lente avec redoublemens, visage décoloré, respiration courte et précipitée, yeux éteints, et figure hippocratique. La même série de phénomènes s'observe dans les cancers ulcérés ; et nous pouvons conclure à une parfaite analogie entre ces deux maladies quant à leurs effets consécutifs. Quand même dans certains cas extraordinaires, quelques femmes nous paraîtraient atteintes pour ainsi dire d'une idiosyncrasie cancéreuse (1),

____

(1) Parmi les obervations que l'on peut citer à ce sujet, sans parler de la femme opérée cinq fois par M. Boyer, et qui a été de nouveau attaquée d'un cancer, nous nous contenterons de rapporter ici, celle que nous a fournie notre ami le D. Lautard. — « Madame ***, de Marseille, âgée d'environ qua-

on ne peut contester qu'elles ne soient en
très-petit nombre, et qu'à peine sur trente

---

rante-cinq ans, née avec un caractère aimant et sensible, un esprit pénétrant, des lèvres épaisses, la
peau fine, et une couleur blonde, ce qui semblait la
disposer aux maladies de la lymphe, fut atteinte
presque subitement d'un engorgement si marqué
dans les glandes mammaires, qu'on eut dit qu'elles
étaient pétrifiées. Insensiblement les glandes sous-
maxillaires, les axillaires et les inguinales, se dur-
cirent d'une manière extraordinaire. Le cancer des
mamelles se prononça ; les veines se gonflèrent et
devinrent noires. Le teton gauche perça, et donna
lieu dès le début à une violente hémorragie qui fit
cesser tout à coup, les désordres glandulaires des
autres régions du corps. (Cet effet est digne de remarque sous le rapport du nouveau traitement que
nous proposons.) Quelque temps après les douleurs
devinrent atroces ; on employa les narcotiques avec
succès ; mais quinze jours après que l'on en eut commencé l'usage, la malade tomba dans un état de rêverie, de stupeur, et d'insensibilité si grande, qu'on
la croyait à son dernier moment. Elle resta dans cette
situation une vingtaine de jours. La plaie du sein
était sèche, et paraissait se fermer. Le teton opposé
reprit son élasticité ; aucune glande ne paraissait
engorgée, et les symptômes mortels diminuaient
d'autant plus que la malade touchait de plus près à

malades , on en compte une malheureusement
douée d'une pareille constitution. Cette ré-
duction n'est point exagérée ; elle se trouve
naturellement en rapport avec la fréquence
des cancers mammaires produits par des coups
ou des contusions , ou par cent autres

---

sa fin. On balançait à continuer l'usage de l'opium,
pour terminer sans douleur cette cruelle maladie.
On se décida à le supprimer. Peu à peu la raison re-
parut avec les tourmens, et la malade ne connut
son existence que pour souffrir. Ses forces revinrent
accompagnées d'une sorte de rage qui tenait de la
phrénésie. Il survint sous les tégumens de la tête
trois tumeurs d'une dureté incroyable, et de la grosseur d'un œuf. On découvrit de semblables engorgemens sur les articulations des coudes et des genoux.
La figure était contournée par de pareilles tumeurs
qui étaient survenues vers l'angle des machoires. Le
sein suppura de nouveau. Les narcotiques furent
de nouveau employés, mais sans succès. Le dégoût,
la fièvre , la diarrhée et les douleurs emportèrent
heureusement la malade , quatre mois après sa première agonie ». — Voyez ci-après l'observation
d'une femme affectée d'une diathèse glanduleuse qui
a été heureusement guérie par la tisane de carotte, quelques purgatifs, et l'usage des pilules de mercure doux.

causes

causes externes ou internes bien connues.
Notre système est donc rassurant , non-seulement pour toutes les femmes en général ,
mais encore d'une manière spéciale pour
beaucoup en particulier , puisque les vingt-
neuf trentièmes de celles qui dans les cas
prévus et déjà précités , auraient à craindre
des cancers au sein , pourront en être dé-
sormais préservées. Par conséquent , il sera
toujours vrai de dire , que malgré les circonstances heureusement très-rares , où par
l'essence même de la maladie idiosyncratique,
notre méthode sera impuissante , et pourra
rencontrer des malades incurables , comme
il arrive tous les jours dans quelques cas
particuliers , où l'on n'observe que des affections ordinaires qui pourtant résistent à tous
les remèdes , et deviennent promptement mortelles , elle ne doit pas être seulement regardée , comme un des plus inappréciables
bienfaits thérapeutiques , que la médecine
puisse offrir aux femmes menacées d'un cancer , mais même sous le rapport moral ,
comme un des plus grands objets d'espérance
et de consolation qu'elles soient dans le cas
de recevoir dans leur infortune. En effet,
du moment qu'il est reconnu par l'expérience,

V

qu'il est des cas , où des cancers sont guéris par l'opération , pourquoi ne tenterait-on pas une méthode qui peut les prévenir ? Si nos adversaires , conviennent et sont hors d'état de pouvoir contester qu'il y a nombre d'affections cancéreuses qui ne sont que locales , et qui proviennent de causes purement externes , ne serait-on pas blamable , sous tous les rapports , de négliger un remède qui est regardé par beaucoup de praticiens , comme éminemment utile , puisque lors de l'invasion d'un cancer , on n'est pas encore dans le cas de connaître si la maladie est locale ou constitutionnelle. Dans le doute, ne faut-il pas toujours prendre le parti le plus sûr ? Les grands succès obtenus par Féaron , au moyen de la saignée , ainsi que ceux de James Hill , au moyen du fer, (puisque sur 88 personnes opérées , 76 ont été guéries sans récidive) ne seront-ils pas continuellement aux yeux même des plus incrédules en médecine une preuve aussi irrécusable qu'authentique de la probabilité des bons effets qu'on peut obtenir de la méthode que nous proposons ; et ne repoussent-ils pas d'une manière triomphante et réellement victorieuse les idées que certains auteurs ont émises ou pourront émettre sur l'existence absolue et générale d'un virus constitutionnel ?

Si quelques auteurs croyaient de plus pouvoir conclure de l'incurabilité des affections cancéreuses bien prononcées, que le virus en est préexistant dans l'économie, nous leur opposerions l'exemple de certaines maladies cutanées et siphilitiques, qui quoique inoculées, résistent à tous les remèdes, et semblent avoir communiqué dès le principe une infection universelle à tous les fluides, et même un levain putréfactif dans les différens tissus. Ces observations sont heureusement très-rares, mais nous en avons pu recueillir dans notre pratique ; et il ne nous est jamais venu dans la pensée de croire que les malheureux soumis à notre examen, ont pu avoir un vice inné, quoique physiologiquement parlant, il soit impossible d'expliquer, dans ce cas, l'acrimonie générale et morbifique de leurs humeurs.

S'il ne nous est pas permis de regarder l'ouvrage de Bridault, comme un recueil de faits apocryphes, nous dirons que les effets merveilleux qu'il a obtenus des cataplasmes de carotte, dans le traitement de quarante-sept ulcères cancéreux, situés les uns au visage, au nez, à l'œil, les autres aux mamelles, aux aînes, aux jambes, au prépuce, et quelquefois avec complication dartreuse, ce qui les rendait de véritables cancroïdes, attestent d'une manière bien évidente, que le vice de tous ces ulcères n'était que local, puisqu'un simple végétal appliqué en topique, a suffi pour en amener la cicatrisation. Ce serait envain que l'on objecterait que les affections traitées par Bridault, n'étaient point cancéreuses ; il n'y a qu'à lire ses observations, pour se convaincre pathologiquement du contraire. Qui pourrait, par exemple, méconnaître un levain cancéreux dans l'historique suivant d'une tumeur au sein gauche, à la suite d'un coup, et compliquée d'une éruption dartreuse !

« Marie Anastasie Raphié, de la Rochelle, reçut un coup violent à la mamelle gauche, le mamelon fut fendu ; peu de temps après cet accident, un bouton s'éleva sur le mamelon, et rendit une sérosité âcre et brûlante ; un engorgement dans les glandes, et une tumeur profonde, de la grosseur d'un œuf, se formèrent ensuite dans la partie moyenne et interne de la mamelle. Cette fille, fatiguée par de continuelles douleurs, de fréquens élancemens, dont la chaleur, la rougeur, la cuisson, le prurit et le suintement âcre et brûlant, lui étaient insupportables, vint me consulter plusieurs fois. L'état critique et effrayant de la mamelle gauche, ne laissaient aucun doute sur son caractère carcinomateux. Les préparations de carotte appliquées à l'extérieur, et renouvellées matin et soir, diminuèrent peu à peu la rougeur, la démangeaison, et l'inflammation cutanées; elles dissipèrent dans moins de trois mois, par une suppuration graduée et de bonne qualité, la tumeur interne, l'engorgement des glandes et l'humeur dartreuse ».

Les quatre observations ci-jointes, extraites de l'ouvrage du même auteur, présentent un égal caractère spécifique, sous le rapport de la nosologie du cancer commençant.

« Mlle. Boudeaud, âgée de 33 ans, d'une faible constitution, et sujète à des pertes utérines, se heurta fortement le sein gauché contre une clef de porte. Le coup fut si violent, qu'il occasionna de suite une meurtrissure livide et noirâtre; le sein s'enfla,

les glandes s'engorgèrent, et une tumeur se
forma dans le centre de l'échymose. Dans
l'espace de quatre mois, elle devint douloureuse et fut accompagnée de fréquens élancemens. M. Charrault qui la vit dans cet
état, lui déclara que sa tumeur avait tous
les caractères cancéreux ; elle était décidée
à souffrir l'amputation, lorsqu'elle vint réclamer mes soins, en 1773. Son sein gauche
était très-gros, dur, fort rouge, douloureux
et tendu, toutes les glandes et les vaisseaux
y étaient sensiblement engorgés ; l'intérieur
de la mamelle offrait une tumeur considérable à l'endroit du coup de clef. Malgré
le danger de son état, je la crus susceptible
de guérison. Je lui conseillai une saignée
au bras droit, un régime doux, un léger
purgatif, la tisane de carotte, et pour pansement le suc et le cataplasme de la même
racine. L'extrême douleur et l'inflammation
ne lui permirent pas de continuer l'application de la pulpe de carotte ; elle fut forcée
de se contenter de laver le sein avec la décoction et le suc, et de se servir de compresses qui en étaient imbibées, et renouvellées de trois heures en trois heures. Dès
les premiers jours de ce traitement, les dou-

leurs furent moins vives ; et la tumeur perça
six semaines après par une petite plaie ,
semblable à la piqûre d'une saignée ; et dans
un mois et demi l'ulcère fut cicatrisé , ne
laissant ni rougeur, ni douleur, ni engorgement au sein ».

« Une jeune fille, âgée de 20 ans, et
domiciliée à Rochefort , fut attaquée d'un
carcinome à la mamelle gauche ; elle fut bien
guérie par l'extirpation ; un ou deux ans
après la cicatrice de la plaie, elle éprouva
un engorgement très-douloureux à la mamelle droite. Cet engorgement occupa bientôt les glandes et les vaisseaux mammaires ;
il fit des progrès si considérables, et occasionna des douleurs si vives , que la malade
se fit transporter à l'hôpital des Orphelines,
demandant avec instance une autre amputation.

« M. Duvivier , chirurgien-major de la
marine, homme prudent et éclairé, qui lui
avait extirpé un ou deux ans auparavant, le
cancer de la mamelle gauche , éloigna cette
seconde opération , et jugea plus convenable
d'essayer auparavant le cataplasme de carotte
rapée.

« Instruit, à mon passage à Rochefort,

V 4

'en Janvier 1779, de l'état douloureux de cette fille, je me rendis à l'hôpital des Orphelines, et M. Duvivier me conduisit au lit de la malade. Son sein droit, plus gros que dans l'état naturel, n'était point changé de couleur; mais il était brûlant, tendu, très-sensible et douloureux, fort dur, engorgé, farci de glandes tuméfiées et douloureuses. Cet engorgement avait tous les caractères cancéreux, par l'éréthisme, et l'irritation locale des solides et par la concrétion des humeurs lymphatiques.

« Je conseillai à ce chirurgien célèbre de faire presser la carotte et de priver le cataplasme d'une partie de son suc (il le faisait appliquer auparavant tout humide) afin d'augmenter, suivant Soultzer, l'action, la vertu et l'effet salutaire de cette plante, dont la surabondance de suc diminue toujours beaucoup l'efficacité. Ce traitement fut suivi avec exactitude jusqu'à parfaite guérison ; il occasionnait de très-vives douleurs, à mesure que le sein se dégorgeait, s'enflammait à l'extérieur, et que la peau se couvrait d'une éruption dartreuse. Cette éruption cutanée, fut constamment accompagnée d'un suintement séreux, très-âcre et brûlant ; elle dissipa peu à peu tout l'engorgement des glandes et des vaisseaux mammaires, et détruisit dans moins de quatre mois, le principe et les symptômes cancéreux.

« Cette fille sortit de l'hôpital très-bien guérie. Son sein n'avait plus aucune rougeur, dureté, ni le moindre engorgement ; il était mou ; *elle le pressait comme son mouchoir de poche*, expression triviale, mais énergique, insérée dans la lettre d'une dame de Rochefort ».

« Une fille de la Sagesse, chargée du soin des pauvres de l'hôpital-général de la Rochelle, dont j'étais alors le médecin, portait depuis très-long temps un engorgement considérable et douloureux aux mamelles ; il fut suivi de tumeurs carcinomateuses, qui furent inutilement traitées pendant plusieurs années. Les progrès du mal décidèrent la malade à me consulter. Je lui indiquai les préparations de carotte. Ce traitement, quoique simple en apparence, détruisit radicalement et par degré, les tumeurs carcinomateuses et l'engorgement des glandes mammaires, par une éruption dartreuse très-abondante et un suintement séreux, âcre et brûlant. Les deux ma-

melles en furent couvertes dans toute l'étendue de l'application de la pulpe de carotte ».

« Susanne Monique , fille , âgée de 58
ans , domestique chez M. Gautier , reçut en
1794 , un très-fort coup de coude à la mamelle gauche , et eut une autre violente contusion dans le même endroit , par la forte
compression d'une cruche de terre. Ce second accident occasionna de suite un déchirement très - douloureux et profond aux tégumens du sein ; quelque temps après il s'y
forma une croûte , et successivement autour
de la mamelle , une tumeur dure , accompagnée d'un engorgement dans les glandes
et les vaisseaux mammaires, et d'une grande
inflammation à la peau.

« Cette tumeur , soit par l'effet de l'urine
dont la malade fit usage, ou par le développement progressif de la maladie , devint de plus
en plus grosse, dure , sensible , enflammée
et douloureuse. La tumeur , de la grosseur
d'un œuf , sortit ulcérée du sein , elle offrait
un corps charnu , rouge , fongueux , variqueux et sanieux ; l'odeur en était putride et
infecte. Tel était l'état de cette fille , lorsqu'elle vint me consulter , le 3 Février 1795.
Je lui prescrivis la tisane de carotte pour

boisson, et pour pansement la décoction, le suc et la pulpe de carotte rapée. Ce traitement fut suivi avec exactitude, il développa de plus en plus la tumeur, la rendit plus extérieure et la ramollit ; la plaie se dilata et donna issue à des floccons d'humeurs épaisses, ce qui fondit successivement tout le corps fongueux et carcinomateux, dégorgea les glandes, les vaisseaux du sein, et favorisa peu à peu une cicatrice ferme et unie. Sept ans après cette fille jouissait encore d'une bonne santé ».

Des succès aussi éclatans, ne peuvent que nous engager à recommander d'une manière spéciale aux médecins, et aux malades qui portent des cancers occultes ou ulcérés, suite d'un lait répandu, d'une tumeur de la peau répercutée, ou d'une contusion violente, l'usage de la carotte en boisson, et en cataplasmes. Ce remède économique est sous la main de tout le monde, et il ne saurait être employé avec trop de persévérance et d'ardeur ; il peut aussi être uni au traitement que nous avons indiqué ci-dessus, puisque nous voyons que Bridault a très-souvent fait précéder ou accompagner son usage, de la saignée du bras. On doit seulement faire attention , comme nous l'avons déjà observé , que cette racine , si salutaire dans les engorgemens inflammatoires et cutanés , ne convient point dans les tumeurs qui ont le caractère squirreux , et qui ont été formées lentement et sans douleur.

Puisque beaucoup de femmes qui ont une disposition scrofuleuse , sont affectées ensuite d'un cancer au sein ou à la matrice , après la cessation de leur flux menstruel , et que les observations de Bridault prouvent que la carotte a encore réussi dans beaucoup d'engorgemens glandulaires et strumeux , il faut prescrire cette racine comme remède préservatif ; et à l'appui de cette assertion , nous pouvons citer l'exemple d'une domestique de M. Girard , sur le Port , à Marseille , qui a été guérie il y a un an , par le seul usage de la carotte , d'une diathèse glanduleuse générale. En effet , cette femme , âgée de plus de soixante ans , avait au cou , sur la poitrine , ou au ventre , quarante-deux glandes de toute forme et de toute grosseur. Les unes étaient rondes , dures , ou molles ; les autres ovalaires , ou triangulaires ; et leur volume était depuis le poids d'une grosse amande , jusqu'à celui d'une lentille. Comme le sein en était aussi couvert, il est bien possible que ces glandes, abandonnées à elles-mêmes, ou mal traitées, fussent devenues l'origine d'un cancer mammaire. Cette observation précieuse, quoiqu'isolée, ne peut qu'ajouter aux éloges que mérite la plante tant préconisée par Bridault, non-seulement dans les affections cancéreuses, lymphatiques, mais encore dans les tumeurs laiteuses, certains ulcères chroniques, les dartres rebelles, et diverses opthalmies qu'il appelle scorbutiques.

Mais rien n'encouragera plus les praticiens à répéter les expériences du médecin de la Rochelle, que l'autorité du savant Desbois de Rochefort, et les grandes vertus qu'il attribue à notre *daucus carota* (1). « La carotte cultivée, et encore mieux la carotte sauvage, est suivant cet auteur, un excellent apéritif, très-utile dans les jaunisses, dans les engorgemens des glandes, surtout scrofuleux, et c'est un bon

____

(1) Cours élémentaire de matière médicale, tom. 2. pag. 120.

prophylactique pour les enfans qui sont dis-
posés au rachitis et aux écrouelles ; j'en ai
vu même qui avaient les glandes du mésentère tout obstruées , chez qui la nutrition ne
se faisait point , et qui avaient un dévoiement
continu ; je les ai nourris uniquement avec
la carotte à tous leurs repas , et au bout de
six ou huit mois , leur santé a été parfaitement rétablie. La carotte jouit aussi d'une
vertu dépurante très-estimée, et surtout d'une
vertu anti-cancéreuse fort remarquable. J'ai vu
de très-heureux effets de cette racine pilée
et appliquée en cataplasme sur les ulcères qui
menaçaient cancer , ou qui étaient déjà cancéreux ; et j'en ai fait ainsi usage très-souvent
avec beaucoup de succès , à l'exemple de M.
Bouvart , sur les gerçures de la lèvre supérieure , vers l'aile du nez , qui deviennent
souvent cancéreuses. J'ai vu un homme épuisé
par les plaisirs vénériens, et par le traitement
de la vérole , dans lequel il était depuis deux
ans, avoir à la verge un chancre qui avait
perdu le caractère vénérien , pour devenir
cancéreux. Ce chancre était âpre , raboteux,
très-douloureux, et les vaisseaux qui arrivent
à la verge étaient variqueux. L'amputation

(319)

de la verge étant résolue , on voulut avant essayer quelques moyens anti - cancéreux. On appliqua donc sur le chancre, la pulpe de carotte , et en même - temps on donna à l'intérieur , l'extrait de ciguë à certaine dose , et les sucs anti - scorbutiques. Au bout de six semaines , le malade éprouva un grand soulagement, et en trois mois , il fut tout - à - fait guéri ».

Enfin, comme la meilleure méthode en médecine , est toujours celle qui est confirmée par l'expérience , et la pratique des auteurs cliniques , nous pouvons joindre encore aux autorités nombreuses que nous avons précédemment citées à l'appui de notre traitement préservatif , par la saignée et les sangsues , celle de Fothergill , célèbre praticien de Londres. Dans son opuscule intitulé : *Conseils aux femmes , sur les moyens de prévenir ou d'arrêter les suites fâcheuses de leur temps critique* (1),

---

(1) Traduit de l'anglais , et augmenté de notes , par Ch. F. S. Giraudi, *etc.*

il s'exprime dans les termes suivans : « Les femmes qui sont d'une complexion pléthorique très-prononcée, celles qui ont habituellement des évacuations abondantes, trouveront un soulagement dans la saignée, mais il faut qu'elle soit réitérée souvent. » Il la conseille encore dans tous les cas, où l'on peut craindre les suites funestes d'un état de plénitude, et prévenir ainsi l'apoplexie, la paralysie, l'inflammation des intestins, des amygdales ou d'autres parties glanduleuses, l'enflure des articulations, les engourdissemens dans les membres, les hémorroïdes, les maladies convulsives, et les congestions humorales qui sont si ordinaires au temps critique, et qui résultant suivant cet auteur, de la pléthore surabondante alors dans l'économie des femmes, par l'oblitération des vaisseaux utérins, occasionnent ensuite des métastases cancéreuses si fréquentes sur les mamelles.

Des préceptes aussi positifs, ne peuvent qu'inspirer une nouvelle confiance, pour la méthode et le traitement précités ; et ce sera par leurs nombreux avantages que le temps en confirmera un jour toute l'efficacité.

CHAPITRE

CHAPITRE XIII.

Réponse succincte aux questions proposées par la Société instituée à Londres, pour rechercher la nature et la guérison du cancer (1).

Première Question.

Quels sont les signes diagnostiques du cancer ?

Il serait à souhaiter que nous eussions une définition exacte du cancer, celle des nosologistes étant défectueuse. Les uns ont appellé cancer, ce qui a reçu un autre nom chez les autres ; et quoique tout médecin de bonne foi sache que jamais cancer n'a été guéri, il existe une foule d'observations

____

(1) Elle est composée des DD. Baillie, Sims et Willam, MM. Sharpe, Home, Péarson et Aberhethy, et du D. Denman, secrétaire.

X

qui prétendent le contraire. A défaut d'une bonne définition, il faut se contenter d'une description exacte des symptômes et des progrès de la maladie, pour qu'on puisse dire quelque chose de plus satisfaisant que d'annoncer c'est un cancer ; ou que c'est un cancer parce qu'il y a une glande engorgée, douloureuse , et inégalement gonflée qui s'est terminée par l'ulcération ; ou que tous les ulcères qui résistent aux modes ordinaires du traitement doivent être regardés comme cancéreux.

RÉPONSE.

Les médecins qui ont vu beaucoup de cancers , ne peuvent guère les méconnaître. S'ils ne sont pas ulcérés , la douleur lancinante ressemblant à des coups de dard ou d'aiguille , la dureté homogène ou tuberculeuse de la partie affectée, la lenteur de leur marche , et la différence même qui les distingue lorsqu'ils sont pour ainsi-dire aigus , des simples tumeurs inflammatoires , sont trop tranchées aux yeux des observateurs , pour laisser quelque doute sur leur diagnostique. Les douleurs lancinantes , une suppuration âcre et corrosive , comme verdâtre ou limpide ,

d'une odeur nauséabonde et particulière, des
bords renversés durs et lardacés, des ulcères
profonds, caverneux, d'une couleur gris de
cendre, bleuâtre ou livide, sont les signes
pathognomoniques d'un cancer parvenu à son
dernier degré. Ainsi c'est à tort qu'on se
plaint à Londres, de n'avoir pas encore en
pathologie une définition exacte du cancer ;
une description de ses symptômes soit qu'il
soit commençant, soit qu'il soit ulcéré, est
plus que suffisante, pour le faire distinguer au
premier coup - d'œil de toute autre affection
qui pourrait le simuler.

Les observations de MM. Rigal, Amar,
Richerand et Garnery, constatant la guérison de plusieurs cancers par une gangrène
naturelle, ou inoculée, refutent l'opinion
émise par les médecins de Londres, qui assurent que jamais cancer n'a été guéri. Nous
ne parlons pas des autres observations qui
constatent également des guérisons, parce que
celles - ci ayant été dans le sens de leurs
auteurs, le résultat de quelques remèdes particuliers, un doute pyrrhonique est prudem-
ment conseillé dans ces circonstances, par
la sagesse et l'impartialité.

Une glande engorgée, tuberculeuse même

qui s'ulcère, et qui résiste à tous les remèdes, n'a jamais constitué en France, ce
qu'on appelle un cancer, lorsqu'elle a manqué des caractères spécifiques propres à cette
affreuse maladie. Si les auteurs anglais ont
pu le juger autrement, leur opinion a été
erronnée.

DEUXIÈME QUESTION.

*Se fait-il une altération dans la structure
des parties, avant celle plus évidente qui
constitue ce qu'on nomme cancer, et s'il
s'en fait, quelle est sa nature ?*

On aurait pu demander, il y a-t-il une
prédisposition au cancer dans une partie
quelconque, avant qu'il se fasse une altération physique dans la structure de la partie ?
Ou, y a-t-il des symptômes locaux et constitutionnels qui dénotent que le cancer va se
former ? alors on pourrait considérer comment il faut distinguer la première altération
dans la structure de la partie disposée au
cancer, de la structure d'une partie parfaitement saine, ou de celle des parties disposées à d'autres maladies. On peut répondre
à ces questions, par l'aspect, le toucher,

la dissection , la corrosion des parties , la macération , l'ébullition , par l'analyse chimique des parties constituantes. Cette investigation devrait se suivre dans tous les degrès de la maladie. Un de ses grands avantages est que , quoiqu'on soit incapable de guérir le cancer dans son état avancé, on pourrait éteindre la disposition à cette maladie , ou la supprimer entièrement dès son principe , soit que la disposition ou les progrès consistent dans une action nouvelle ou augmentée de la partie, soit qu'elle consiste dans un changement de structure. Depuis Galien , une longue suite d'écrivains , ont considéré l'atrabile comme l'origine du cancer. Les uns , ont cru qu'il avait une qualité acide ; les autres, qu'elle était alcaline, et de-là les différens remèdes qui ont été administrés. Cependant il n'est pas encore prouvé que la matière du cancer soit différente des autres écoulemens séreux , sanieux ou purulens provenant d'autres parties attaquées de maladies totalement différentes.

RÉPONSE.

Pour résoudre cette question , il faut avoir

X 3

examiné le cancer dans ses diverses périodes ;
alors on parvient à en connaître les altérations successives. Selon M. Levêque - Lasource (1), dans le cancer au premier degré,
c'est-à-dire, lorsqu'il n'est point encore douloureux, et qu'il ne présente que l'aspect
d'une dégénérescence squirreuse, il paraît
formé de deux matières, dont l'une est fibreuse, et disposée d'une manière irrégulière,
et l'autre blanche ou grisâtre, quelquefois
rougeâtre, moins dense que la précédente,
et se ramollissant du dedans au-dehors, elle
remplit les intervalles de la matière fibreuse.

Dans le second état caractérisé, par les douleurs lancinantes, la chaleur et le prurit, la matière est à peu-près la même ; mais elle est
plus ramollie, et le ramollissement se fait non-
seulement du dedans au-dehors, mais encore de la circonférence au centre ; c'est
alors qu'il se forme aussi des foyers ichoreux.

La troisième et dernière période est marquée par l'érosion de la superficie, le dé-
coulement d'une sanie ichoreuse, jaunâtre,

---

(1) Ouvrage précité.

verdâtre, très-fétide et d'une odeur *sui generis*, ainsi que par l'endurcissement des parties adjacentes qui deviennent lardacées, et la fonte putride de l'organe affecté.

Ces altérations sont toujours les mêmes quels que soient le siége, et les progrès ultérieurs du cancer ulcéré. Mais une observation digne de remarque est celle de M. Bayle, qui assure que dans l'affection cancéreuse du pylore, il n'y a point de désorganisation, mais seulement une organisation différente de l'état sain.

Selon M. Amar, les altérations introduites dans les solides de la partie malade du cancer, se rapportent à deux caractères principaux. On distingue des parties dures et cartilagineuses ; d'autres sont ramollies, mais dans toutes il y a altération de leurs couleurs. Les liquides sont aussi évidemment altérés dans leur consistance, dans leur odeur, mais la chimie n'a encore pu déterminer la nature spécifique de l'ichor cancéreux (1). Les expériences de Peyrilhe nous ont bien

____

(1) Mémoire sur le cancer, 6me. volume de la Société médicale d'émulation.

appris que ni l'alcohol, ni les acides, ni la chaleur n'ont la propriété de le coaguler, qu'il se putréfie à l'air libre avec promptitude, et donne de l'ammoniaque, mais jusqu'aujourd'hui on n'en connaît pas les autres élémens. Peut-être même qu'il ne diffère point essentiellement des autres sanies purulentes et corrosives qui découlent de certains ulcères putrides et malins. L'assertion de M. Montblanc qui regarde l'oxide gazeux d'azote comme la cause matérielle du cancer, ne repose pas sur des faits assez précis et assez concluans, pour pouvoir être confirmée; et l'on ne peut en tirer aucune conséquence pour la pratique (1). Quant à nous nous regarderons toujours comme vaines les recherches que la chimie moderne pourra faire sur la nature de ce virus, parce que du moment que son existence est reconnue, soit que sa nature soit acide ou alcaline, il n'est guère au pouvoir de l'art d'en corriger les qualités délétères; mais il est beaucoup plus facile d'en prévenir le développement et les funes-

___

(1) Mémoire sur le cancer, présenté à l'école de Montpellier.

tes ravages , en remontant à son origine , et
en employant les remèdes que l'expérience
nous a démontrés être les plus salutaires , et
pour ainsi-dire de véritables spécifiques. On
ne peut manquer d'atteindre ce but , si l'on
consulte avec fruit nos Chapitres III , IV et
VII.

TROISIÈME QUESTION.

*Le cancer est-il toujours une maladie
originelle ou primaire , ou d'autres maladies dégénèrent - elles en cancer ?*

Cette question a été long-temps agitée,
et il y a beaucoup d'opinions différentes là-des-
sus. Elle ne suppose pas que tous les changemens qui ont eu lieu depuis le commencement de la maladie , pendant ses progrès ,
doivent tous avoir une ressemblance exacte ;
mais elle a rapport au changement absolu
dans l'essence d'une maladie ou d'une autre ,
avec laquelle elle n'aurait primitivement ni
ressemblance ni analogie.

RÉPONSE.

En considérant le cancer du sein , sous le
rapport de son étiologie , on ne peut pas

dire qu'il soit jamais une maladie primaire ou constitutionnelle ; mais bien une inflammation dégénérée , et inhérente à la structure anatomique de la mamelle , qui dans ses suppurations prend le plus fréquemment , surtout après l'âge critique , le caractère cancéreux , lorsqu'elle a été irritée par quelque stimulus interne ou humoral, Tous les praticiens savent que des engorgemens squirreux , dans un véritable état d'insensibilité , et des ulcères bénins , prennent subitement un caractère cancéreux , lorsqu'ils ont été pansés avec des caustiques , ou avec des corps gras et irritans. C'est dans ce sens , qu'on peut dire que ces maladies ont changé accidentellement dans leur essence , et que leur état devient alors consécutif , d'après la cause irritante , qui en a altéré l'indolence et la bénignité. C'est de la même manière qu'agissent quelquefois primitivement ou secondairement , les différens virus dont nous avons fait mention dans le Chapitre X ; leur action est toujours stimulante , et c'est par-là qu'elles affectent l'organe mammaire dans la génération des cancers.

QUATRIÈME QUESTION.

Y a-t-il des preuves que le cancer soit une maladie héréditaire ?

On a positivement affirmé, et aussi positivement nié que le cancer soit héréditaire ; au moyen d'une observation attentive, on pourrait découvrir si les enfans nés de parens cancéreux, sont plus sujets aux cancers, en vertu d'une structure ou d'une organisation quelconque du corps, ou d'un principe enraciné dans leur constitution ; et si cela était prouvé, on pourrait parvenir à guérir le cancer, au moyen des médicamens, d'un bon régime, et d'une éducation convenable. S'il était prouvé au contraire, que le cancer n'est pas héréditaire, ce serait une tranquillité morale pour un grand nombre d'individus.

RÉPONSE.

La solution de cette question est toute entière dans le chapitre précédent. Nous observerons seulement ici que le vice écrouelleux dont la fatale hérédité est reconnue, peut aussi transmettre héréditairement le cancer,

puisqu'il en est une des causes les plus fréquentes ; et que vraisemblablement, c'est là
le véhicule ou le germe cancéreux qui existe
dans certaines familles. En travaillant donc à
la destruction dès le jeune âge, du levain
scrofuleux, on peut prévenir sa funeste dégénérescence à une époque plus reculée, surtout à celle qui chez les femmes correspond
à l'invasion du cancer.

CINQUIÈME QUESTION.

*Y a-t-il des preuves que le cancer soit
une maladie contagieuse ?*

Cette question exige une explication. Im-
plique-t-elle la possibilité que le cancer
passe d'un individu à un autre, par la respiration, comme la coqueluche, ou comme
la phthisie pulmonaire, ainsi que quelques-
uns l'ont soupçonné, ou par des effluves exha-
lés du corps, ou par le contact et l'haleine
sur une partie ulcérée, comme dans le cancer des lèvres et de la bouche. Puisque l'on
a émis l'opinion que le cancer était contagieux,
il convient de vérifier le fait par l'expérience, et par les cas fortuits.

RÉPONSE.

Les expériences du D. Alibert, rapportées dans le Chapitre V, ont prouvé que l'ichor putride de deux cancers, n'a développé chez lui, et chez quatre de ses intrépides élèves qu'une maladie locale et éphémère. Cependant Tulpius (1) et Gooch citent des exemples contraires. Ce dernier rapporte, que Smith, chirurgien de l'hôpital St. Thomas, à Londres, ayant goûté la sanie d'une mamelle cancéreuse qu'il venait de couper, mourut d'un cancer à la langue ; et qu'une petite fille âgée de trois ans, qui avait bu de l'eau qui avait servi à laver un cancer ulcéré du sein, fut également attaquée d'un ulcère cancéreux à la langue. On connaît depuis long-temps l'observation de Peyrilhe qui inocula à un chien le cancer ; et M. Dupuytren ayant injecté de l'ichor cancéreux dans l'estomac de plusieurs de ces animaux, leur com-

---

(1) Cet auteur dit, qu'un homme qui suça la mamelle de sa femme, périt d'un cancer aux gencives de la mâchoire inférieure. (*Huit. obs. méd. liv.* 4.)

muniqua cette affreuse maladie. Le D. Zugenbuhler , a vu un prêtre catholique qui
avait gagné un cancer à la lèvre , en confes-
sant un malade ; et MM. Amar et Levêque-
Lasource, parlent d'après Peyrilhe de Bel-
lenger , qui périt d'un cancer , pour avoir res-
piré trop long-temps l'odeur infecte d'un
cancer ulcéré que portait son épouse (1).

D'après ces différens exemples contradic-
toires rapportés par des auteurs dignes de foi,
il semble qu'on doit conclure qu'il y a certains cas, dans lesquels la respiration , l'inoculation et le contact peuvent communiquer
le virus cancéreux ; tandis que dans d'autres,
cet agent destructeur est nul sous le rapport
de sa contagion , ce qui peut dépendre ou
de la nature non assez maligne de l'ichor
putride , ou de l'idiosyncrasie particulière des
individus soumis à son influence. La prudence exige néanmoins , que l'on prenne dans
tous les cas graves , les précautions convenables, parce qu'on peut assimiler ici le virus cancéreux au virus vénérien , qui quoiqu'éminemment contagieux , est pourtant in-

____

(1) Ouvrages précités.

transmissible chez quelques individus. Tout le monde sait, à ce sujet, que le fameux Jean-Jacques Rousseau se croyait à l'abri de toute infection siphilitique, d'après son organisation particulière ; organisation sans doute, qui jointe à son peu de valeur érotique, lui attira de la part d'une Courtisane Vénitienne, cette apostrophe mémorable, et si digne de dérouter tout autre homme que notre imperturbable philosophe : *lascia le donne, e studia la matematica.*

Sixième Question.

Y a-t-il une relation bien marquée entre le cancer et d'autres maladies ? S'il y en a, quelles sont les maladies avec lesquelles il a le plus de ressemblance dans son origine, ses progrès et sa terminaison ?

Ces deux questions ont été également soutenues par oui et par non. Quelques-uns se sont assurés qu'il y avait affinité entre le cancer et les scrofules ; d'autres, entre le cancer et la siphilis ; mais aucune de ces opinions n'a été prouvée ni appuyée par des faits authentiques. — Est-il prouvé que le cancer de la langue ou celui de l'utérus, soit exactement la même maladie que celui du sein ? ou que dans tous les cas de cancer quelconque , le même traitement soit convenable. Espérons que lorsqu'on aura fait des distinctions précises entre le cancer et les maladies qui lui ressemblent , et entre les diverses variétés de cancers , on trouvera des méthodes curatives , efficaces pour chaque maladie. Depuis Galien jusqu'à nos jours , il n'y a pas eu beaucoup de différence entre les remèdes administrés , et les topiques appliqués , pour la guérison ou la palliation du cancer.

RÉPONSE.

Les recherches des pathologistes modernes prouvent , que le cancer est identique dans sa nature et dans ses effets , quoique la cause qui le produit soit différente. Il présente toujours les mêmes signes pathognomoniques dans quelque organe qu'il se développe. C'est dans ce sens que s'exprime M. Richerand dans sa nosographie chirurgicale : « quel que soit le siége du cancer , et tous nos organes sans exception, en sont susceptibles, l'inspection anatomique présente toujours le même genre d'altération ; toujours la partie

cancéreuse

cancéreux offre une masse grisâtre , d'une consistance lardacée , homogène ; les solides épaissis sont tellement confondus avec les liquides , qu'il est impossible de les distinguer ». Les autres pathologistes modernes émettent la même opinion, et dans des termes aussi précis. Ainsi le cancer de la langue et de l'utérus est le même que celui du sein ; les causes qui les produisent sont seules différentes. Les vices vénériens , écrouelleux , et tous ceux dont il est fait mention dans le Chapitre X , sont bien à la vérité dans nombre de circonstances, les causes excitantes du cancer , lorsque les affections de quelques corps glanduleux ont été méconnues ou mal traitées , ou que simplement des ulcères locaux , tels que ceux des lèvres ou du gland et du prépuce , sont dégénérés en carcinomes par l'application intempestive des caustiques ; mais on ne peut pas dire qu'il y ait des affinités naturelles entre la siphilis , les écrouelles et le cancer. Cette dernière affection s'engendre , ou est accidentellement produite par un vice local des solides. Les médecins de Londres , en se flattant que lorsqu'on aura fait des distinctions précises entre le cancer et les maladies

qui lui ressemblent , et entre les diverses variétés du cancer , on trouvera des méthodes
curatives, efficaces pour chaque maladie,
sont dans l'erreur. En général, jamais il ne
sera au pouvoir de la médecine de trouver
un remède qui guérisse des désordres organiques ; or , un cancer ulcéré , ou occulte,
lorsque sa nature est bien prononcée, appartient évidemment à la classe des maladies
organiques, et conséquemment incurables ; et
il sera toujours vrai de dire avec Pouteau, que
quiconque donne , dans ce cas , de plus douces espérances , est nécessairement trompeur
ou trompé,

SEPTIÈME QUESTION.

*Le cancer peut-il à une époque quelcon-
que , ou dans toutes les circonstances , être
considéré comme maladie locale? ou l'existence du cancer dans une partie , donne-t-
elle lieu de présumer qu'il y a une tendance
à une altération morbide analogue dans les
autres parties du système animal ?*

La solution de cette question serait très-
importante ; car elle serait l'*experimentum
crucis* d'un très-grand nombre d'opérations ,

souvent inutiles. Dans le cancer d'une partie, peut-être toutes les autres parties analogues et sympathisantes, sont-elles affectées ? peut-être même toute la constitution.
Un chirurgien connu pour avoir un talent
supérieur, et des succès dans l'extirpation
des mamelles cancéreuses, a dit, que dans
un grand nombre d'affections vraiment cancéreuses de cette partie, il a trouvé à l'examen que la matrice donnait des marques de
la même maladie, et que l'état de cet organe sur le sujet vivant était son guide pour
le déterminer à extirper ou à éviter l'opération au sein. Si elle était malade, l'opération ne réussissait pas ; mais le contraire
n'était pas aussi rigoureusement vrai. Il est
nécessaire de déterminer si un ulcère cancéreux au sein, ou à toute autre partie, a
jamais eu plus d'une ouverture, et si jamais
une lésion extérieure a pu donner lieu au
cancer, ou a simplement aggravé et mis en
action la maladie préexistante. Il existe ac-
tuellement à l'hôpital de Londres, un cancer de
la verge qui paraît provenir d'une lésion extérieure. La même chose a été souvent ob-
servée dans le cancer au sein.

Y 2

RÉPONSE.

Le Chapitre VI répond victorieusement à cette question. Nous avons aussi donné ailleurs en détail les signes qui annoncent la diathèse cancéreuse, son invasion et ses progrès funestes. Il est étonnant qu'on mette en doute à Londres, si jamais une lésion extérieure a pu donner lieu au cancer. Il faudrait être étranger à la pratique, pour ne pas savoir que les coups et les contusions sont la cause la plus fréquente des cancers, ainsi que les pressions que les femmes éprouvent dans les bals, ou au sortir du spectacle, et dans les grandes foules. D'après la manière dont la question précédente est posée, on croirait les médecins anglais encore très-arriérés sur l'étiologie des affections cancéreuses ; et il est impossible qu'ils ne soient pas très-instruits sur ce qu'ils semblent ignorer ici, relativement à ces maladies.

HUITIÈME QUESTION.

Le climat ou la situation locale n'a-t-il aucune influence pour rendre la constitu-

tion humaine plus ou moins susceptible d'être attaquée du cancer, sous une forme et dans une partie quelconque ?

Il existe une variété considérable dans les maladies auxquelles les hommes sont sujets dans les climats chauds et dans les climats froids, dans les lieux secs et dans les lieux humides, ou dans ceux qui sont bas ou élevés. Quant au cancer, il est nécessaire d'observer, non-seulement, les effets du climat, mais encore les différentes professions ; les ouvriers en métaux, des mines, ceux qui sont sédentaires ou laborieux, le sexe, les femmes mariées ou dans le célibat, qui ont eu des enfans, ou ont resté stériles, qui ont nourri, etc.

RÉPONSE.

Cette question est résolue par tout ce que nous avons dit précédemment, et en détail dans les différens chapitres de notre ouvrage.

NEUVIÈME QUESTION.

Y a-t-il quelque tempérament particulier plus susceptible que les autres d'être attaqué

du cancer ? S'il en existe, quelle est la na-
ture de ce tempérament ?

Le mot tempérament a été souvent employé par les auteurs sans aucun sens déterminé. On entend ici toute l'habitude innée
ou acquise qui peut disposer ou résister à
l'influence du cancer. Si cette question était
répondue affirmativement, après avoir prouvé
quel tempérament est plus sujet au cancer,
on pourrait parvenir à empêcher cette maladie.

RÉPONSE.

Depuis Hippocrate jusqu'à nos jours, il
est reconnu que les tempéramens bilieux et
atrabilaire ou mélancolique, sont les plus exposés au cancer. Le tempérament sanguin y
dispose aussi sous le rapport des congestions
sanguines, lors de la suppression des règles,
ou durant leur suspension. Il en est de même
de toutes les autres hémorragies interrompues.
Le vice écrouelleux se mariant avec le tempérament lymphatique, ce sera ce tempérament qui abondera en cancers d'une origine
strumeuse ; ainsi que Petit l'a observé. En
connaissant donc les tempéramens qui dispo-

sent aux cancers, il serait possible jusqu'à un certain point d'en combattre avec efficacité, les causes occasionnelles et prédisposantes, lors même qu'il n'y a encore aucuns symptômes précurseurs d'invasion.

DIXIÈME QUESTION.

Les animaux sont-ils sujets à quelques maladies qui ressemblent au cancer de l'homme ?

On ne sait pas encore si les animaux sont sujets au cancer, quoique quelques-unes de leurs maladies aient une apparence très-suspecte. Lorsque cette question sera résolue on pourra rechercher quelle classe d'animaux y est la plus sujète ; les sauvages ou domestiques carnivores, ou herbivores ou granivores, ceux qui ruminent ou ne ruminent pas. S'il est prouvé que ceux qui ne mangent que des herbes, et ne boivent que de l'eau, ne sont pas sujets au cancer, ou le sont moins, on pourra déduire de là une très-bonne règle de conduite pour l'espèce humaine.

RÉPONSE.

L'obstruction et le squirre produisent fréquemment par leur dégénérescence le cancer
dans les animaux comme chez l'homme. Les
symptômes en sont les mêmes. Le cheval,
le taureau, les jumens et les vaches en sont
particulièrement attaqués aux testicules, au
fourreau, aux mamelles et au pis. On remarque que chez eux le farcin, la morve,
le crapaud, ou le fic, les eaux aux jambes,
les porreaux, prennent quelquefois le caractère carcinomateux. Mais le chien et sa femelle sont de tous les animaux ceux qui y
sont les plus exposés ; et le cancer affecte
indifféremment toutes les parties de leur
corps. Comme cette espèce est extrêmement
carnivore, et se nourrit dans le besoin de
viandes putrides et infectes, et que le tissu
et l'imperméabilité de sa peau, ne lui permettent aucune sorte de transpiration, il
semble que ce soit à ces deux causes qu'on
doive principalement attribuer sa grande susceptibilité cancéreuse, ainsi que beaucoup
d'autres maladies cutanées qui tiennent à l'a-
crimonie des humeurs. C'est aux gens de

l'art à méditer sur cet objet de pathologie comparée, afin d'en retirer quelques fruits sous le rapport de leur pratique journalière. On ignore jusqu'aujourd'hui, si les animaux sauvages ou carnivores sont aussi exposés que le chien aux cancers ; l'impossibilité où nous sommes de faire des observations exactes et suivies chez les individus de cette race féroce, solitaire ou vagabonde , paraît devoir encore reculer pour long-temps nos connaissances à cet égard. Cependant le cancer se guérit avec beaucoup plus de facilité chez les animaux que chez l'homme. Le feu et l'amputation sont les deux remèdes efficaces employés par les vétérinaires. Les topiques ensuite les plus usités , sont le sublimé corrosif , et l'onguent mercuriel réuni à la ciguë. Le savant M. Huzard rapporte avoir vu une chienne de moyenne grandeur, attaquée d'un cancer à la vulve , du volume d'une forme de chapeau , guérie par le moyen de la cautérisation répétée , et de l'application de l'onguent mercuriel. Il dit encore qu'un ulcère carcinomateux qui affectait les vaisseaux spermatiques d'un cheval coupé , déjà âgé , fut parfaitement guéri par l'usage de la carotte pour toute nourriture. Ainsi ce que nous venons de dire d'après les ouvrages et l'opinion des meilleurs Hippiatres français, ne doit laisser aucun doute aux médecins de Londres, sur le véritable caractère spécifique des maladies cancéreuses qui attaquent dans certains cas les animaux, et sur l'espèce qui parmi eux, y est la plus exposée.

ONZIÈME QUESTION.

Y a-t-il une période de la vie absolument exempte de cancer ?

Le cancer est plus commun dans un âge avancé que dans la jeunesse. Rarement il s'en développe avant 20 ans, ou l'âge de puberté. Y a-t-il quelque rapport entre cet âge, et les parties que le cancer attaque ? Voyez la cessation des règles. Il y a à l'hospice de l'institution des enfans à Londres, une jeune femme attaquée d'un cancer à la langue. Elle est âgée de 18 ans, bien formée, mais n'a jamais été réglée. Elle n'a jamais eu des maladies de glandes, ni de scrofules. Depuis dix mois, il lui était survenu une légère ulcération au côté gauche, et près du milieu de la langue, qui est presque entièrement détruite ; ses dents sont noires comme le jayet. Malgré qu'elle avale des quantités considérables de matières purulentes , fournies par le cancer, sa santé n'est nullement altérée.

RÉPONSE.

Il n'y a aucun exemple de cancer mammaire confirmé avant l'âge de 18 ans ; mais de nombreuses observations prouvent qu'il se développe depuis cette époque jusqu'à 80 ans, quoique plus fréquemment entre 40 et 50; et plus rarement à mesure que l'on avance vers la vieillesse. La jeune femme dont il est parlé ci-dessus, n'ayant jamais été réglée, semble confirmer notre théorie sur le rôle que joue la pléthore sanguine chez les personnes cancéreuses. Il paraît que chez elles le suc gastrique s'oppose à tous les mauvais effets que pourraient exercer dans son économie, à raison de leur virulence, les matières purulentes qu'elle avale journellement. C'est aussi avec innocuité que M. le D. Alibert a fait manger à des chiens des morceaux de pain trempés dans un ichor cancéreux , et des lambeaux de chair sanieuse , qui étaient tombés d'une lèvre ulcérée, et d'une mamelle cancéreuse, dont était tourmentée une femme mourante. L'animal bien loin de courir aucun risque pour sa santé , dévorait avec avidité cet horrible mets. Ceci nous porte à conseiller de plus , à l'exemple de Sennebier , des essais avec le suc gastrique des animaux , comme remède topique , et anti-putride. Pourquoi, en effet , ne tenterait-on pas chaque jour quelque remède nouveau , dans une maladie dont l'incurabilité , est le principal caractère, et qui semble jouir d'une si grande propriété septique,

DOUZIÈME QUESTION.

Les glandes lymphatiques sont-elles jamais affectées particulièrement dans le cancer ?

Cette question porte avec elle tout le fondement des recherches sur la nature du cancer , que l'on a toujours regardé comme ayant son origine dans le système glandulaire , sans distinction cependant d'aucun système de glandes en particulier. Dans le cancer des mamelles , les glandes lymphatiques paraissent n'être affectées que d'une manière secondaire , lorsque la maladie fait des progrès. Il est probable qu'une attention

(349)

soignée aux objets de cette question conduirait à des observations utiles sur le siége
primitif, la cause et les effets du cancer.

RÉPONSE.

Cette question est résolue dans le XIIe.
chapitre, d'après les opinions des pathologistes modernes, et notamment de MM. Pinel, Roux, Sœmmerring et Scarpa.

TREIZIÈME QUESTION.

Le cancer est-il susceptible d'une guérison naturelle, dans quelques circonstances ?

Un grand nombre de maladies guérissent
par le *vis medicatrix* de la nature, mais
on ne connaît pas d'exemple que le cancer
ait été guéri de cette manière. Dans le petit
nombre de cas de parties cancéreuses, qui
se sont gangrénées au sein, par exemple,
malgré que toute la mamelle ou une partie
soit tombée par escarre, l'ulcère est resté
cancéreux, et aucun des malades n'a été
sauvé. Il est digne de remarque qu'on n'a
jamais vu un individu attaqué d'un vieil ulcère

à la jambe avoir le cancer. D'après cette observation, il est probable que l'on a souvent prescrit les exutoires pour retarder les progrès du cancer ou pour le prévenir.

RÉPONSE.

Indépendamment des observations rapportées par MM. Amar, Richerand et Garnery, qui prouvent que des cancers au sein, ont été heureusement terminés par une gangrène spontanée, celle qui est consignée dans la thèse de M. Levêque-Lasource, que nous avons eu occasion de citer plusieurs fois avec distinction, constate d'une manière irrécusable la guérison d'un cancer par délitescence ou par l'apparition subite d'un abcès. Cette observation est trop importante pour n'être pas rapportée en entier : « Nicolas Lambert, âgé de 52 ans, d'un tempérament sanguin, fut opéré à la charité par M. Boyer, d'une tumeur squirreuse occupant une grande partie du dos. La peau, le tissu cellulaire sous-cutané, les muscles grand dorsal et trapèze, étaient le siége de la maladie. Après l'opération, la plaie fit des progrès assez marqués vers la guérison, jusqu'au quarantième jour ;

époque à laquelle il se manifesta sur la cicatrice naissante des tubercules squirreux qui augmentèrent successivement de volume, et se recouvrirent de veines variqueuses. Il en résulta une tumeur qui faisant toujours des progrès plus rapides, en vint au point de faire craindre l'ulcération. M. Boyer regarda la maladie comme incurable, parce que l'infection paraissait générale; mais bientôt un phénomène extraordinaire se manifeste.

Un abcès de fièvre survient, la tumeur s'affaisse, et ne laisse d'autre trace de son existence qu'une peau flétrie et ridée; en un mot, tout disparaît. En même temps, une toux pénible, une respiration laborieuse, un embarras des premières voies se manifestent; le pouls devient petit, irrégulier, le *facies* du malade se décompose. De pareils symptômes font penser que le poumon est devenu le siége d'une congestion morbide funeste, et que le malade est voué à une mort certaine. On s'empresse de donner des fortifians pour relever ses forces et provoquer une crise. Nouvel étonnement. Un abcès se forme; la respiration devient plus libre, le pouls se développe et est régulier; en un mot, les fonctions reviennent à leur premier type. Le malade guérit, et jouit pendant dix-sept à dix-huit mois d'une santé parfaite ».

L'exemple de la dame de la Haye, guérie d'un cancer par un ulcère à la jambe, confirme ce qu'avancent les médecins anglais, qu'on n'a jamais vu un individu attaqué d'un vieil ulcère à la jambe, avoir un cancer, et c'est là le plus bel éloge que l'on puisse faire de l'utilité des exutoires appliqués aux jambes, soit pour arrêter les progrès du mal, soit pour le prévenir. Le flux que l'on établit aux extrémités inférieures a un but beaucoup plus rationnel, que si on le plaçait au bras. Plus on s'éloigne du centre affligé, plus on obtient une dérivation marquée ; et les avantages de celle-ci sont encore plus grands, lorsque le fonticule est éloigné des glandes lymphatiques et d'un tissu cellulaire très-abondant, comme celui de la poitrine, si susceptible d'être infecté, parce que l'on donne par-là une pente naturelle et facile à l'écoulement des fluides que l'on soupçonne devoir être viciés.

Enfin, comme tout ce qui tend à répandre de nouvelles lumières sur le sujet important que nous venons de traiter, ne peut que

tourner

tourner au profit de l'humanité , et concourir
aux vues bienfaisantes et médicales de la
célèbre Société qui s'occupe à Londres, à
rechercher la nature et la guérison du cancer, et qui même a provoqué avec une philantropie digne des plus grands éloges , les
observations de tous les médecins étrangers,
nous croyons devoir publier ici le program-
me de l'Académie impériale et royale Joséphine de Vienne , malgré que le concours du
prix qu'elle a proposé, soit fermé à la fin de
1811 ; car étant possible qu'il soit encore
prorogé , ou remis à l'année suivante , la
publicité que nous lui donnerons, ne pourra
qu'être utile à l'art , et exciter peut-être le
zèle d'un plus grand nombre de concurrens.

PRIX EXTRAORDINAIRE POUR LE CANCER.

Parmi les différens maux auxquels le sexe
féminin se trouve exclusivement exposé, le
plus terrible , tant sous le rapport des douleurs , que sous celui du danger , est sans
contredit le cancer de l'utérus dans ses divers
dégrés de développement, comme squirre ,
carcinome , et ulcère cancéreux. Toutes les
tentatives de l'art éclairé par la théorie et

par l'expérience , pour secourir et guérir les personnes atteintes de cette cruelle maladie, ont jusqu'à présent manqué le but désiré, n'ayant eu pour résultat qu'un adoucissement, et tout au plus une diminution temporaire des symptômes , ou un simple ralentissement des progrès du mal ; très-rarement et seulement dans certaines circonstances très-favorables , un rétablissement réel et permanent, par la régénération régulière des parties malades. Dans cette position qui est d'autant plus affligeante que , d'après le témoignage malheureusement trop fondé des chirurgiens et des accoucheurs des grandes villes , le mal paraît devenir plus fréquent de jour en jour, l'on ne peut qu'accueillir favorablement , et juger digne d'une attention particulière, toute proposition bien motivée, que le véritable génie de l'art aurait suggérée à un homme instruit et expérimenté pour la guérison de cette maladie.

L'on sait que , dans tous les cas où les circonstances admettent la possibilité de l'opération, l'on propose d'extirper ou d'enlever par l'instrument tranchant les parties cancéreuses , comme le seul moyen certain de guérison. Cependant il est prouvé par l'expérience que ce moyen ne conduit pas toujours au but que l'on se propose, c'est-à-dire, à la guérison radicale ; et en portant ses regards plus avant dans la nature du mal, on ne peut disconvenir que la possibilité mécanique de l'opération, calculée d'après la position locale de l'organe affecté, ne soit insuffisante pour en légitimer les motifs et l'exécution ; d'où il résulte évidemment que tout cancer dont l'opération est mécaniquement possible, ne doit pas être opéré, quand ce moyen, ne pouvant tarir la source du mal, devient seulement un palliatif incapable d'en empêcher le retour. Ces considérations applicables à toute espèce de cancer, doivent nécessairement s'appliquer aussi au cancer de l'utérus.

L'on avait regardé jusqu'ici l'extirpation du squirre et du carcinome de la matrice, comme une opération qui n'était praticable que dans le cas très-rare d'une coexistence de la chute ou de l'extraction artificielle de ce viscère. Néanmoins, dans ces derniers temps, un homme digne de confiance, le professeur Osiander de Gottingue, a osé s'affranchir de cette restriction, non-seulement en proposant d'une manière plausible, mais aussi en exécutant plusieurs fois avec succès sur le vivant, une opération placée jusqu'alors hors du domaine de la chirurgie opératoire. Cet exemple encourageant ne paraît cependant pas encore avoir été imité ; au moins n'a-t-on rien publié qui l'annonce, quoique ce savant professeur ait, en 1808, fait connaître le résultat de ses expériences dans les annonces des savans de Gottingue (*Goett. gel. anz.*), et dans la *Gazette Médico-chirurgicale* de Salzbourg, qui sont des ouvrages suffisamment accrédités (1). Quelle que soit la cause de cette réserve, l'intérêt de l'humanité souffrante y tient de trop près pour ne pas mériter de fixer au plus haut degré l'attention des chirurgiens habiles dont le nombre est si grand en Allemagne.

L'académie impériale et royale Joséphine, de médecine et de chirurgie, croit en conséquence rendre un service important à l'humanité, en invitant par la proposition d'un prix extraordinaire tous les médecins, les chirurgiens et les accoucheurs instruits à

---

(1) Bibliothèque médicale, tom. 27, pag. 368.

donner l'attention la plus entière à cet objet ;
et à faire des efforts généreux pour la solution de ce grand problême. Mais pour donner
aux travaux des concurrens une direction
plus déterminée et exactement appropriée au
but essentiel, de même que pour en rendre
les résultats plus uniformes, plus parfaits et
plus précieux pour la pratique, l'Académie
doit souhaiter, sans prétendre toutefois faire
une loi de cette disposition, que les questions
suivantes soient principalement prises en
considération dans le travail de l'objet proposé :

1°. Quelles sont les conditions qui, dans
l'extirpation d'un squirre ou d'un carcinome
quelconque susceptible d'opération, donnent
la perspective d'une guérison complète, et
quelles sont celles qui ne la donnent pas ?

2°. Est-il permis, en supposant que cela
soit mécaniquement possible, d'opérer un
squirre ou un carcinome en quelque partie
du corps que ce soit, lorsqu'il est à présumer
que l'opération la plus parfaite sera insuffisante pour la guérison, ou ajoutera même
à l'état morbifique dont le squirre et le cancer ne sont que les symptômes les plus saillans ?

3°. En considérant comme un objet de l'art chirurgical l'extirpation du squirre et du cancer de l'utérus par l'instrument tranchant, doit-on en admettre la possibilité dans une matrice non descendue ; et comment peut-on démontrer cette possibilité par la théorie et par l'expérience ?

4°. En supposant que l'extirpation soit possible, quel est le procédé le plus avantageux pour la pratiquer, eu égard à la guérison, aux accidens actuels et subséquens de l'opération, à l'obscurité et à l'étroitesse de la sphère d'opération, de même qu'à la sûreté de l'opérateur et des parties dont la lésion est à craindre, à cause de leurs rapports anatomiques avec la matrice. Quels sont les accidens qui, venant à avoir lieu, mériteraient une attention particulière ? Quel est le moyen d'y obvier ; et enfin quel doit être, après l'opération, le traitement de l'opérée jusqu'à sa guérison complète ?

5°. Comme il faut principalement déduire la possibilité de l'opération (*operirbarkeit*, *l'opérabilité*) du caractère, de la forme, du siége et de l'étendue du carcinome, en faisant abstraction de l'âge, du tempérament, de l'extérieur (*habitus*), de la constitution

(359)

et des autres particularités individuelles, ainsi que de l'état morbifique général, on demande quels sont les squirres et les carcinomes de l'utérus qu'il convient d'opérer, et quels sont ceux dont l'opération n'est point admissible?

6°. Est-il toujours possible d'arriver à l'évidence par l'ensemble des signes diagnostiques, au point d'en déduire avec exactitude la convenance ou l'inconvenance de l'opération; et ne peut-on pas aussi confondre avec le squirre et le carcinome d'autres affections de l'utérus?

7°. Quand l'opération a été pratiquée, la guérison de la plaie qui en est résultée, suffit-elle pour terminer entièrement la cure; et dans le cas contraire, quelles sont les indications thérapeutiques ultérieures?

Le prix consiste en une médaille d'or, de la valeur de 200 florins. Le concours est ouvert pour les étrangers comme pour les régnicoles, tant de l'état militaire que de l'état civil. Les ouvrages peuvent être composés en allemand, en latin, en français et en italien (1).

____

(1) Extrait de la Bibiothèque médicale, Mars 1811.

CHAPITRE XIV.
CONCLUSION.

DANS l'exposition de notre système, ainsi que dans le mode de traitement préservatif qne nous avons conseillés, nous n'avons recherché qu'un but, celui de pouvoir être utile. Peut-être qu'en communiquant au public nos nouvelles idées, on pensera que nous n'avons fait que réunir en faisceaux celles qui étaient éparses dans les ouvrages des auteurs qui nous ont précédés, et que nous n'avons d'autre mérite que de les présenter aujourd'hui dans un cadre peut-être plus régulier et plus symétrique. Il est vrai que nous nous sommes fortement appuyés sur le texte précis de leurs expériences et de leur doctrine ; que semblables au matelot qui parcourt des mers inconnues et dangereuses, nous avons éclairé notre marche des flambeaux laissés sur nos pas par les anciens voyageurs ; mais qu'importe à l'humanité et aux nations européennes, que l'auteur de la découverte de l'Amérique, ait eu pour précurseurs les intrépides Phéniciens ! Christophe Colomb a-t-il moins abordé le premier dans le nouveau monde ?.....

~~~~~~

APPENDICE

*Contenant quelques nouvelles vues physio-
logiques sur la nature et le traitement de
la Fièvre puerpérale , vulgairement dite
Fièvre des accouchées , que l'on sait
aussi devenir quelquefois par ses métastases cause éloignée du cancer (1).*

~~~~~~~

LA fièvre puerpérale est une maladie très-
ancienne et très-nouvelle. Hippocrate l'avait

---

(1) Sous certains rapports pathologiques , la fièvre puerpérale se rapproche quelquefois d'une manière si naturelle des affections du sein et de la matrice, que nous avons cru pouvoir terminer notre
ouvrage sur le cancer par l'exposé de quelques nouvelles vues médicales sur les causes et le traitement
de cette fièvre , sans paraître nous beaucoup écarter de notre sujet. Tous les praticiens savent en
général, qu'une fièvre puerpérale mal traitée peut
faire des métastases sur les mamelles et sur la ma-

connue, et ce n'est que depuis environ un demi siècle, que les médecins français et anglais, l'ont parfaitement bien décrite.

Étrangers à toute espèce de théorie innée ou acquise, nous ne sommes l'esclave d'aucune opinion. Nous respectons toutes les doctrines, sans en adopter aucune, surtout lorsque leurs auteurs au lieu de prendre pour guides des faits évidemment constatés, ne suivent au contraire que de brillantes hypothèses, ou se livrent trop légèrement aux écarts si souvent funestes de leur imagination. Aux nombreuses observations de fièvre puerpérale consignées dans les auteurs, nous aurons soin d'y joindre quelques-unes de celles que notre expérience nous a mis à même de recueillir. Bien loin de ne rapporter que des succès, nous avouerons ingénûment nos fautes ; et l'autopsie cadavérique témoin ir-

---

trice. Ces métastases forment à leur tour des dépôts qui, dans certains cas, deviennent squirreux. On peut donc assurer avec raison, que quelquefois la fièvre puerpérale donne lieu au cancer ; conséquemment notre appendice n'est point étrangère au sujet qui le précède, et elle pourra peut-être encore devenir utile à l'humanité.

récusable de nos erreurs ou de l'impuissance de l'art, ne pourra qu'être utile au jeune médecin, toujours timide et indécis dans les premiers essais de sa pratique.

A l'exemple des nouveaux nosologistes, avant de faire une description générale de cette maladie, et d'en caractériser l'espèce, nous rapporterons un grand nombre d'observations particulières et choisies, afin d'en déterminer d'une manière aussi exacte que précise, les symptômes distinctifs et pathognomoniques. Pour mieux fixer encore l'opinion des gens de l'art, nous parlerons de celle des différens auteurs qui ont traité *ex professo*, cette maladie ; puis nous en donnerons une description générale, et nous aurons soin d'en faire ressortir tous les signes qui précèdent et qui accompagnent une heureuse ou funeste terminaison. Nous ferons connaître les résultats qui nous seront fournis par l'analyse chimique, des épanchemens qu'on trouve dans le bas-ventre après la mort, ainsi que notre sentiment particulier et celui que nous adoptons de préférence sur la vraie dénomination de cette fièvre, et sur son cadre nosologique d'après ses diverses complications. Nous terminerons enfin par l'exposition des différentes méthodes curatives employées par les auteurs , et nous aurons soin de les accompagner de quelques observations critiques , lorsqu'elles nous auront paru exclusives , ou applicables indistinctement à tous les cas pathologiques. Heureux si nous ne nous exposons pas nous-mêmes à notre tour au blâme et à la critique , en publiant quelques nouvelles idées sur cette maladie, et sur la variété de la méthode curative qui lui convient , d'après les différens épiphénomènes qui la compliquent si souvent.

OBSERVATIONS D'HIPPOCRATE.

N°. 1. — A Thase, la femme de Philinus, qui avait accouché d'une fille , fut prise, quatorze jours après ses couches , de la fièvre avec froid. Dans le commencement elle avait des maux de cœur , avec douleur à l'hypocondre droit. Les vidanges allaient mal , la perte s'arrêta ; un pessaire la soulagea. Il y avait des douleurs obstinées à la tête , au cou , à la région lombaire ; point de sommeil ; peu d'urines , claires , point colorées dans les premiers jours.

Le sixième jour, délire à plusieurs reprises, durant la nuit, avec des intervalles lucides.

Le septième, de la soif, des selles bilieuses, fort colorées.

Le huitième, frissons, forte fièvre ; beaucoup de convulsions ; grand travail ; beaucoup de paroles dans le délire. Un suppositoire fit aller du ventre, il fit rendre beaucoup de sérosités avec de la bile ; point de sommeil.

Le neuvième, convulsions.

Le dixième, la connaissance revint un peu.

Le onzième, il y eut un peu de sommeil ; elle se souvenait de tout. Le délire revint bientôt ; elle rendait, durant les convulsions, beaucoup d'urines, souvent sans que ceux qui la servaient le sussent ; elles étaient épaisses, blanches, comme elles sont quand on les remue après un long séjour dans un pot. Elles ne déposaient point, on les eut prises pour des urines de jument. Telles étaient celles que je pus voir.

Le quatorzième, des palpitations dans tout le corps, beaucoup de paroles dans le délire. Elle retombait sans cesse, avec des intervalles lucides.

Le dix-septième, perte de la parole.

Le vingtième , mort.

N°. 2. — La femme d'Epicrate, logée chez Archigène , fut prise à la fin de sa grossesse, d'un froid violent. On ne pouvait , me disait-on la réchauffer.

Le lendemain , même état.

Le troisième jour , elle accoucha d'une fille , et tout allait à l'ordinaire.

Le second jour après les couches , fièvre forte , maux d'estomac et douleur aux parties. Un pessaire dissipa ces symptômes ; mais la tête , le cou , les lombes étaient douloureux. Point de sommeil ; le ventre rendait quelques matières bilieuses , claires , point mêlées ; les urines , brunes , claires.

Le sixième jour , à compter depuis la fièvre , elle tomba dans le délire.

Le septième , tout augmenta. Point de sommeil ; délire , soif; des selles bilieuses , fortes en couleur.

Le huitième , des frissons , assez de sommeil.

Le neuvième , de même.

Le dixième , grandes douleurs aux jambes. Les maux d'estomac reviennent ; mal de tête ; point de délire , beaucoup de sommeil ; cessation de selles.

(367)

Le onzième , l'urine était d'une bonne couleur , avec sédiment. La malade se trouvait mieux.

Le quatorzième , fièvre violente , avec frissons.

Le quinzième , vomissement de matières bilieuses , jaunes , un peu épaisses ; sueur sans fièvre ; grosse fièvre dans la nuit. Urine épaisse , avec sédiment blanc.

Le seizième , le mal augmenta dans la nuit , avec agitations. Point de sommeil , délire.

Le dix-huitième , soif. La langue était, blanche ; point de sommeil : grand délire ; des douleurs aux jambes.

Le vingtième au matin , quelques frissons ; état comateux. La malade paraissait tranquille, il y avait du sommeil. Vomissement d'un peu de matières bilieuses , noires. Surdité dans la nuit.

Le vingt-unième , pésanteur dans tout le côté droit , avec douleur et un peu de toux ; urines épaisses , bourbeuses , rougeâtres , sans sédiment ; le reste mieux , la fièvre ne quittait cependant point. Le gosier devint bientôt douloureux et rouge , la luette se rétrécit ; il en découlait continuellement une humeur âcre , piquante , salée.

Vers le vingt-septième jour, point de fiè-vre ; les urines déposaient ; douleurs au côté.

Le trente-unième, la fièvre reparaît. Des matières bilieuses tourmentaient les entrailles.

Le quarantième, il y eut vomissement d'un peu de matières bilieuses.

Le quatre-vingtième, la maladie fut parfaitement jugée ; il n'y resta plus de fièvre.

N°. 3. — La femme de Dromiade avait accouché d'une fille depuis deux jours. Tout allait bien, lorsqu'elle fut prise d'une fièvre violente, avec froid.

Dès le premier jour, elle se plaignit de douleurs à l'hypocondre, d'envies de vomir, de froid. Elle était fort agitée, point de sommeil ; sa respiration était grande, profonde, avec une prompte inspiration.

Le second jour, à compter du frisson, elle rendit par le bas, des matières louables ; les urines étaient épaisses, blanches, comme elles le sont quand on les agite après un long séjour dans le pot ; elles ne déposaient point. La nuit, il n'y eut pas de sommeil.

Le troisième, vers midi, frissons ; fièvre violente ; les urines de même que le second jour. Douleur à l'hypocondre, envies de vomir. Agitations dans la nuit ; point de sommeil,

meil ; sueurs froides dans tout le corps, la chaleur revenait bientôt.

Le 4e. , quelque soulagement aux hypocondres , mais des pesanteurs et des douleurs de tête. Il y eut des soupçons d'état comateux ; quelques gouttes de sang rendues par le nez. La langue était sèche ; la malade altérée ; urines claires , huileuses ; un peu de sommeil.

Le 5e. , altération ; agitations ; urines dans le même état ; le ventre ne rendait rien. Vers midi, grand délire , avec des intervalles lucides. La malade se leva ; elle tomba dans l'assoupissement, avec quelques froids. Dans la nuit sommeil , délire.

Le 6e. , au matin , frissons , auxquels la chaleur succéda bientôt ; sueur de tout le corps avec les extrémités froides ; délire , respiration grande , suivie bientôt de convulsions à la tête. Mort prompte.

N°. 4. — Une des femmes de service de Pontimide , fut prise d'une forte fièvre , à la suite de fausses couches , au terme de sept mois. Dès le commencement , elle tomba dans un assoupissement comateux , qui fut suivi d'insomnie avec douleur aux lombes , et mal de tête.

(370)

Le 2e. jour, troubles d'entrailles, avec quelques déjections d'abord claires.

Le 3e. , les déjections augmentèrent, et devinrent de plus mauvaise nature. Point de sommeil dans la nuit.

Le 4e. , délire, frayeurs , tristesse ; convulsions à l'œil droit ; sueurs autour de la tête , un peu froides ; point de soif ; insomnie. Les selles ne cessèrent de fatiguer jusqu'à la fin. Les urines étaient en petite quantité, claires , brunes ; les extrémités froides, livides.

Le 6e. , de même.

Le 7e. , elle mourut de la frénésie.

N°. 5. — La femme logée place des menteurs , après avoir accouché d'un garçon, fut prise d'une fièvre violente ; elle fut altérée dès le commencement. Elle se plaignait de maux de cœur ; sa langue était sèche ; il y avait des troubles dans les entrailles, avec des déjections d'un peu de matières claires ; point de sommeil.

Le 2e. jour , petit froid , et redoublement de fièvre ; un peu de sueur froide autour de la tête.

Le 3e. , beaucoup de déjections crues, claires , avec douleurs.

Le 4e., frisson et rehaussement en tout ; insomnie.

Le 5e., mal.

Le 6e., de même ; beaucoup de selles liquides.

Le 7e., frissons et rehaussement de fièvre ; grande soif ; agitations vers le soir ; sueurs froides de tout le corps ; froid ; les extrémités froides, qu'on ne pouvait plus réchauffer. Dans la nuit, nouveaux frissons ; les extrémités restèrent froides. Point de sommeil ; un peu de délire, suivi bientôt de la reconnaissance.

Le 8e., vers midi, elle se réchauffa. Soif ; état comateux ; agitation continuelle ; vomissement de matières bilieuses, en petite quantité, jaunâtres, nuit inquiète ; point de sommeil. La malade pissa abondamment, sans le sentir.

Le 9e., tout s'appaisait. L'état était comateux ; il y eut un petit frisson, et vomissement d'un peu de bile.

Le 10e., froid et rehaussement de fièvre ; pas un moment de sommeil. Le matin beaucoup d'urines qui déposaient, les extrémités se réchauffèrent.

Le 11e., vomissement de matières vertes,

bilieuses ; des frissons. Bientôt après , les extrémités redevinrent froides. Le soir des
sueurs ; du froid , vomissement copieux. La
nuit fut très - laborieuse.

Le 12e. , vomissement copieux de matières
noires , de mauvaise odeur ; un hoquet fréquent ; de la soif fatiguante.

Le 13e. , vomissement copieux de matières
de mauvaise odeur ; froid vers midi ; perte
de la parole.

Le 14e. , le sang coula par le nez. La malade mourut. Elle eut constamment la diarrhée ; elle était âgée d'environ 17 ans.

N°. 6. — A Thase , une femme qui de-
meurait au nord , tomba le 3e. jour après
avoir accouché d'une fille , dans une fièvre
violente , ses lochies n'allant point. Depuis
long-temps elle avait de temps en temps la
fièvre qui l'obligeait de s'aliter , et du dégoût. Dès le premier frisson , la fièvre devint continue , redoublante avec des frissons.

Le 8e. jour et les suivans , grand délire ;
mais la connaissance revenait bientôt. Troubles d'entrailles , avec beaucoup de selles claires , aqueuses et bilieuses ; point de soif.

Le 11e. , la connaissance était revenue ;
mais il y avait de l'assoupissement coma-

teux , beaucoup d'urines claires , noires ; point de sommeil.

Le 20ᵉ., quelques frissons , suivis bientôt de la chaleur ; un peu de délire ; les selles de même ; urines aqueuses , en abondance.

Le 27ᵉ. , point de fièvre. Le ventre s'arrêta , mais non pour long-temps. Douleurs à la hanche droite , fort obstinées. La fièvre revenait par temps ; les urines étaient toujours aqueuses.

Le 40ᵉ. , la douleur de la hanche s'appaisa ; mais il vint une toux fréquente avec crachats. Le ventre ne rendait rien ; le dégoût était grand ; les urines , les mêmes. La fièvre ne désemparait point , avec des redoublemens erratiques ; tantôt il en venait , tantôt il n'en venait point.

Le 60ᵉ. , la toux finit sans signes. Les crachats n'avaient pas été mûrs ; et il ne se montrait aucun signe de coction. La mâchoire se tourna à droite ; il y avait assoupissement comateux ; le délire revint , et la connaissance lui succéda. La malade refusait de prendre de la nourriture ; la convulsion de la mâchoire se dissipa. Le ventre rendit un peu de matieres bilieuses. La fièvre fut très-forte ; il y eut des froids. Les jours suivans , la parole fut perdue ; le délire allait et venait ; la malade reprenait quelquefois la parole.

Le 80e., la malade mourut. Les urines avaient été continuellement abondantes, ou noires ou aqueuses. L'état comateux, le découragement, l'insomnie, des emportemens, témoignaient que la tête était infectée d'atrabile.

N°. 7. — A Cysique, une femme après avoir accouché de deux jumelles avec beaucoup de douleurs, et n'avoir eu que peu de vidanges, fut atteinte d'une forte fièvre, qui commença par des frissons. Elle sentait la tête et le cou pesans, douloureux, Le sommeil manqua dès le premier jour ; elle restait dans un silence morne, ne voulant rien faire de ce qu'on lui disait. Les urines coulaient en petite quantité, sans couleur. Il y avait des troubles ; d'autrefois ils s'arrêtaient.

Le 6e. jour, il y eut beaucoup de délire dans la nuit. Pas un moment de sommeil.

Le 11e., elle tomba dans un délire maniaque, après lequel la connaissance revint. Les urines étaient noires ; elles s'arrêtèrent, puis devinrent huileuses. Il y eut abondance

(375)

de déjections claires, avec des troubles dans les entrailles.

Le 14e., beaucoup de convulsions ; les extrémités froides. La malade n'avait plus de connaissance ; les urines s'arrêtèrent.

Le 16e., perte de parole.

Le 17e., mort. C'était une frénésie.

N°. 8. — La femme du mari qui logeait près de Sitodocus, accoucha d'une fille , le 7e. jour du 7e. mois, et elle sortit quatre jours après. Il lui survint d'abord des douleurs aux pieds. Quand la fièvre eut passé , le mauvais effet de l'air qu'elle prit trop tôt, ne cessa point. Le mal se jetta sur les bras et sur les mains ; il dura long-temps.

OBSERVATIONS DE WILLIS.

N°. 9. — Une femme accouche difficilement ; le même jour elle mange beaucoup de viandes, et le troisième jour elle sort de son lit pendant quatre heures. La nuit suivante l'accouchée fut mal ; le lait se porta aux mamelles, mais il disparut bientôt par l'application d'un emplâtre de diachilon. Le 4e. jour, la fièvre se déclare avec une douleur au ventre. Le 5e. , la fièvre augmente ;

A a 4

les lochies diminuent et sont blanchâtres ; on les prend pour du lait. Le soir, douleur de tête ; les hypocondres et l'épigastre sont tendus. Le 6e. jour, paralysie de la langue. Le 7e., oppression de poitrine et abolition des sens. Le 8e., mort.

Nᵒ. 10. — Une femme mange beaucoup ; elle est prise de la diarrhée. Le 6e. jour, on emploie les astringens ; la fièvre se manifeste, alors une grande oppression de la poitrine, et une espèce d'étranglement hystérique. Le 7e. jour tout s'exaspère, quoique le cours de ventre se rétablisse, ainsi que les lochies. Ensuite il survient un tintement d'oreille, soubressaut des tendons, convulsions, et le 9e. jour, mort.

Nᵒ. 11. — Une femme, le 4e. jour après avoir mangé du poulet est prise de la fièvre avec des vomissemens et la suppression des lochies. Le 5e. jour, le ventre s'ouvre, les lochies coulent abondamment, et dans peu de jours la malade est guérie.

Nᵒ. 12. — Une femme mange de la viande depuis le 1er. jour jusqu'au 7e., se levant tous les jours. Le 7e., la fièvre se déclare, les lochies diminuent. Le 10e. jour, délire, suppression des lochies , convulsions , elle mourut bientôt.

N°. 13. — Le second jour de ses couches , une femme s'étant relevée sur ses pieds , au - dessus du lit , se refroidit les parties , les lochies coulèrent petit à petit. Le 3e. jour, fièvre et douleur de côté avec crachement de sang. Le 4e. jour , tous les symptômes de la pleurésie , saignée de six onces de sang ; la nuit la douleur augmente , seconde saignée de quatre onces. La douleur diminue ; la respiration fréquente et plus faible ; soubressaut des tendons avec délire. Le 5e. jour mort , vingt - quatre heures après la seconde saignée. Il paraît que la suppression des lochies donna lieu à une pleurésie, qui se termina par la gangrène faute d'abondantes saignées.

OBSERVATIONS DE WHITE.

N°. 14. — Une femme après un accouchement heureux , suit un régime trop chaud , ne renouvelle point l'air de la chambre ; et après des sueurs copieuses , elle est prise de la douleur de ventre le cinquième jour. Le même jour fièvre , lochies abondantes , mais fétides et langue blanche. Tous les symptômes s'exaspèrent. On emploie un régime rafraîchissant ; on renouvelle l'air de la chambre, on donne l'ipécacuanha et le kina.

N°. 15. — Chambre très-chaude et fermée, lochies fétides. Douleurs très-fortes au ventre. Tumeur de l'abdomen, gonflement, tension, sensibilité augmentée, envie de venir à la selle, tenesme, pouls fréquent, langue blanche, dégoût, vomissement et diarrhée. Le 6e. jour les lochies se suppriment, le lait diminue aux mamelles ; le 8e. le lait et les lochies reviennent, la fièvre cesse.

N°. 16. — Le second jour la fièvre et les coliques se manifestent ; le 3e. frissons, chaleur, excrémens caprifiés. Le 5e. frissons plus considérables, diarrhée avec coliques ; déjections âcres, chaudes. Le 6e. flux plus abondant ; lochies pâles, affaissement des mamelles, le lait continue. Le 7e. jour diarrhée, la fièvre diminue. Le 8e. selles moins abondantes ; le lait abonde aux mamelles, le 9e. jour, guérison.

N°. 17. — Le soir du premier jour de l'accouchement, frissons qui se renouvellent le lendemain ; le 3e. jour grand vomissement et diarrhée avec douleur de tête, des lombes, et sensibilité du bas-ventre. Le 4ᵉ jour chaleur, soif. Le pouls était fréquent, la langue blanche, le lait rare, les lochies supprimées. Le 6ᵉ. le seul régime rafraîchissant, le renouvellement de l'air firent cesser la fièvre.

N°. 18. — Une femme éprouve par rétention du placenta une hémorragie très-grande. Un chirurgien l'extrait ; l'hémorragie cesse. Le 3ᵉ. jour frissons, ensuite chaleur et sueurs. Le 9ᵉ. vomissement fréquent, nausées, soif, dégoût. Pouls petit, très-prompt. Langue blanche aux côtés, sèche et rouge au milieu, la malade nourrissait, ventre très-sensible ; lochies assez abondantes, mais fétides ; ventre resserré depuis l'accouchement jusqu'à ce jour. L'émétique et les laxatifs guérirent la malade. Il n'y eut aucune métastase du lait, car la femme nourrit toujours, ni suppression des lochies.

OBSERVATIONS DE GASTELLIER.

N°. 19. — Une femme accouche le matin heureusement. Le soir une terreur subite supprime les lochies. De-là frissons partout le corps, suffocation, angoisses de la poitrine. La nuit loquacité, délire, douleur de la tête et des lombes. Respiration laborieuse; yeux rouges, étincellans; pouls dur, plein, fréquent, battement des carotides; peau ardente, tachetée en rouge, soif inextinguible, ce qu'on pouvait attribuer en partie aux échauffans et à la boisson du vin. Un délire furieux se manifeste, et peu à peu des exanthêmes milliaires. Une saignée répétée fut si utile, que le 9e. jour les lochies coulant bien, le délire étant appaisé, la malade passa trois heures hors du lit.

N°. 20. — Après l'accouchement les lochies furent très-rares. La femme fut prise le 14e. jour d'une douleur très-forte au ventre, accompagnée de vomissemens fréquens et abondans. Le lendemain elle se plaint à haute voix et commence à crier. Le pouls était petit, lent, concentré, les extrêmités froides, les urines supprimées; le ventre un peu bouffe; grande difficulté de respirer, le corps devient tout couvert d'éruptions milliaires. Une double saignée du pied, une boisson délayante acide, un bain tiède et renouvellé, le tartre émétique font revenir les lochies, et la santé se rétablit.

Nº. 21. — La grossesse fut pénible, avec une fièvre journalière. Après l'accouchement les lochies sont abondantes, ensuite rares. Point de lait, quoique l'enfant téta. Le 10ᵉ. jour l'accouchée s'exposa à l'humide; la nuit elle fut prise d'une fièvre très-forte; les lochies se supprimèrent. Le lendemain tout s'exaspéra; le pouls devint petit, dur, fréquent, obscur, concentré, la peau ardente, quoique couverte de sueur, ensuite de pustules; les yeux terreux, la langue aride, les mamelles affaissées, la respiration pénible, le délire obscur, la parole difficile, oppression de la poitrine, mouvement des bras, et carphologie L'abdomen était mou et indolent. Une saignée du pied fit relever le pouls, et amenda la maladie. Il survint ensuite un sueur abondante et les lochies après une purgation, et la fièvre cessa.

Nº. 22. — Le 6ᵉ. jour après l'accouchement, le pouls était plein, dur, fréquent, inégal, la langue âpre et sèche, la peau humide et couverte de pustules milliaires, l'abdomen tendu et douloureux; les urines rares et rouges; le ventre resserré, la soif grande, frissons; les lochies rares les premiers jours, ensuite manquant totalement.

La tête libre , le lait peu abondant. Le médecin jugea que c'était une inflammation de
la matrice , et ordonna deux saignées au bras
et du petit-lait. Le ventre se désenfla , les
lochies coulèrent ; et dans trois ou quatre
jours la cure fut complète.

N°. 23. — Les lochies ayant été trop tôt
supprimées , la fièvre de lait fut très orageuse. La nuit du 3e. au 4e. jour après l'accouchement , il y eut insomnie avec délire.
Le 4e. jour relâche le matin , exacerbation
le soir. Grande douleur de tête , yeux mobiles, rire sans cause , langue sèche et noire,
soif inextinguible ; poitrine suffoquée , respiration gênée , mamelles vides. Point de lochies , ventre mou , peau humide , couverte
de pustules blanches , pouls plein et intermit-
tent , délire. Point de saignée , mort au 8e.
jour.

N°. 24. — Après deux jours de violentes douleurs , une femme accoucha par le
moyen du forceps. La fièvre s'allume , et
les lochies se suppriment six heures après
l'accouchement. La tête devient très-douloureuse avec le pouls dur , fréquent , contracté,
le ventre et les lombes très-douloureux ; la
face est livide , la respiration très-difficile.

La chaleur de la peau est très - forte, l'abdomen est tendu et douloureux. La matrice
enflammée occupe plus d'espace que lorsque
la femme était enceinte. Lassitude, constipation. La femme avait abusé du vin pour
provoquer ses lochies. Rafraîchissans, plusieurs saignées, évacuation d'une sabure
vermineuse, disparution des pustules, et
guérison.

N°. 25. — Une tristesse journalière et un
mauvais régime précédèrent l'accouchement.
Pendant deux mois, il y eut une petite fièvre. Enfin l'accouchement fut facile, tout se
passa bien jusqu'au 8e. jour, où ayant vu
un enfant avec des convulsions, il y eut
suppression des lochies. Le soir la fièvre se
déclare avec douleur de tête, la soif et la
chaleur ; le matin remission, le soir exacerbation. Bouche mauvaise, langue humide,
pustules milliaires ; les cathartiques dissipèrent cette fièvre.

Observations particulières de l'Auteur.

N°. 26. — Une femme, âgée d'environ
3o ans, enceinte de neuf mois, est prise le
9 octobre d'un frisson et de la fièvre après

s'être exposée à la fraîcheur d'une cave le corps étant tout en moiteur. Le second jour l'accouchement se fait sans difficulté, mais la fièvre continue. La figure est vultueuse, les urines sont flamboyantes, et la peau est légèrement humide. Le 3e. jour de l'invasion de la maladie, et 2e. de l'accouchement des points douloureux se font sentir au ventre; le lait ne monte point aux mamelles, et les lochies coulent assez abondamment. Le 4e. jour l'abdomen devient très - douloureux et tendu ; le pouls est très-fréquent et concentré, point de selles. Les urines continuent à être rouges, et les lochies se suppriment. La malade ne prend aucune nourriture, et s'alarme beaucoup de son état. Les médecins qui la soignent restent dans l'inaction, par le préjugé où ils sont qu'il ne faut point médicamenter les accouchées. Le 5e. jour la femme pousse des cris aigus ; les douleurs du bas - ventre s'étendent aux lombes. On prescrit un lavement émollient ; quelques matières dures et brunâtres sont rendues, on fait des fomentations, mais les symptômes n'éprouvent aucune remission. Le 6e. jour devient encore plus orageux ; les douleurs gagnent le thorax et les épaules, et le bas-ventre très-

très-tendu et météorisé, ne permet aucun mouvement à la malade. A chaque instant les douleurs sont atroces. Le pouls petit et précipité bat 130 pulsations par minute. La face continue à être rouge et enflammée ; la peau devient sèche. Dans ces circonstances on a recours à la saignée , mais trop tard ; on applique des vésicatoires sur la région dorsale , mais quatre heures après la malade expire après avoir souffert des douleurs atroces à l'abdomen , et le 7e. jour de l'invasion de la fièvre.

Par l'autopsie cadavérique , nous trouvâmes un épanchement très-considérable dans le bas-ventre. Le péritoine était recouvert d'une membrane albumineuse. La matrice intacte et les mamelles vides.

N°. 27. — Madame ***, âgée de 25 ans, d'un tempérament nerveux et colérique , accouche d'une manière très-heureuse. Elle nourrit son enfant , et ne suit aucun régime. Le 6e. jour de ses couches , elle se met en colère , et verse des larmes de dépit. Deux heures après , un frisson se déclare , et la fièvre s'annonce avec violence. Une diète sévère est prescrite. Le lendemain la langue devient muqueuse , il y a des nausées , et une douleur sourde au bas-ventre. Le pouls s'élève à 96 pulsations. Le 3e. jour les lochies diminuent ainsi que le lait. La fièvre redouble, et une violente céphalalgie se fait sentir. L'ipécacuanha à la méthode de Doulcet est prescrit avec succès. L'état de la malade s'améliore. Mais un second accès de colère exaspère tout. Alors le ventre est météorisé et très-sensible. La malade peut à peine supporter le poids des couvertures. Le pouls est de plus en plus précipité. Douze sangsues sont appliquées au vagin ; les douleurs et la sensibilité du ventre diminuent considérablement. Comme la constipation est opiniâtre, et qu'il y a de borborismes continuels, le médecin prescrit un lavement de tabac. La malade rend alors beaucoup de matières bilieuses et noirâtres ; le pouls acquiert d'un moment à l'autre plus de souplesse, et les urines paraissent jumenteuses. Le lait revient aux mamelles, et l'accouchée peut nourrir son enfant. Enfin le 6e. jour, tous les symptômes se modèrent, et le 7e. guérison complète.

N°. 28. — Une femme, âgée de 20 ans, d'une très-petite taille, et d'une faible constitution, accouche d'une fille, non sans douleurs. Les premiers jours les lochies coulent bien ; le lait monte aux mamelles, mais il y én a une qui s'engorge et devient douloureuse. Sans autre cause connue, la malade éprouve le soir un violent frisson d'une heure, suivi d'une fièvre intense avec un grand mal de tête. Le lendemain la fièvre continue avec redoublemens, mais sans frisson, les lochies coulent, ainsi que le lait. Le 3e. jour, le ventre se boursoufle, devient douloureux, les urines sont rares, mais rouges et cuisantes, la peau sèche, et la figure altérée. Le pouls est très-dur, petit et accéléré. Appelé auprès de la malade, nous ne balançons point à ordonner une large saignée. Les symptômes se modèrent, et la fièvre diminue. Mais le 4e. jour, l'état inflammatoire de l'abdomen s'aggrave encore. Nouvelle saignée, nouveau soulagement. C'était dans la matinée ; mais le soir tuméfaction douloureuse aux deux hypocondres et aux lombes. Respiration gênée, plaintive, pouls très-petit et fréquent, peau sèche et roideur dans tout le systême. Une 3e. saignée fut prescrite avec le plus grand succès, et à l'étonnement de tous les spectateurs qui ne pouvaient se persuader qu'une si petite femme

que la malade, pût avoir autant de sang, et
qu'il fut utile dans certaines circonstances de
saigner les accouchées malgré les pertes qui
accompagnent l'accouchement. Dès ce jour
la malade fut mieux; tous les symptômes
inflammatoires tombèrent, et la convalescen-
ce ne fut pas longue. Il est à remarquer que
durant tout le temps de la maladie, il n'y eut
ni nausées, ni vomissement; que les urines
furent toujours rares, et les selles difficiles.
Les fomentations ne furent pas négligées,
ainsi que les lavemens.

N°. 29. — Une jeune femme, d'environ
25 ans, accouche très-heureusement d'un
garçon. Mais le 3e. jour elle a l'imprudence
de se lever, et de préparer elle-même un
petit repas qu'elle donne à tous ses parens
réunis immédiatement après le baptême du
nouveau-né. Le temps était froid et pluvieux.
Dès le soir même, elle est saisie d'un violent
frisson avec la fièvre, et des douleurs abdominales vagues et pungitives. Nous sommes
appelés demi-heure après; et comme c'était
à l'invasion même de la maladie, nous prescrivîmes de suite des fomentations émollientes, et une forte potion anodyne avec l'opium.
Les douleurs s'appaisèrent comme par enchan-

tement, la malade fut bien le lendemain. Seulement elle conserva une très-grande sensibilité au ventre le reste de la journée.

Nul doute que cette fièvre dont le début était vraiment inflammatoire , n'ait avorté dans son principe , parce que nous l'avons combattue avant qu'elle ait eu fait des progrès.

N°. 30. — Madame ***, âgée de 35 ans, d'une constitution délicate, et très-maigre , éprouve de violens chagrins durant sa grossesse , occasionnés par des dérangemens de fortune. Son accouchement fut très-laborieux ; et dès le premier jour elle est saisie d'un léger frisson , accompagné d'une fièvre avec céphalalgie intense. Les lochies ne coulent point, et des douleurs vagues et lancinantes parcourent le ventre. Le second jour les douleurs et la fièvre augmentent. Le ventre se météorise et devient douloureux. Le pouls bat jusqu'à 90 pulsations par minute. Des fomentations émollientes sont prescrites. On donne un lavement avec l'eau de son et la décoction de mauve ; mais on néglige la saignée ou du moins l'application des sangsues au vagin. Le 3e. jour, la tête est prise , la malade pousse des cris. Un délire fugace se déclare ; le ventre devient d'une sensibilité extraordinaire , le pouls s'élève jusqu'à 115 pulsations. Fomentations et lavemens émolliens. Les urines sont rares, crues et limpides. Le délire augmente, les soubressauts des tendons donnent un état convulsif à tout le système. Pilules avec le camphre et l'opium muqueux. De violens symptômes hystériques viennent compliquer la maladie. Les selles que les lavemens font rendre sont noirâtres et ressemblent à du crottin de chèvre. Le 4e. jour, abolition des sens, carphologie, pouls extrêmement précipité, et cessation subite des douleurs abdominales. Le 5e. jour, la malade expire.

L'ouverture du cerveau fait découvrir un épanchement séreux d'environ quatre onces à sa base. La poitrine était saine, mais l'abdomen était rempli d'une sanie purulente ; le péritoine et l'épipléon phlogosés et tachetés de points gangréneux ; des floccons albumineux nageaient dans la sérosité contenue dans le bas-ventre ; aucune goutte de lait ne fut trouvée dans les mamelles.

N°. 31. — Une femme, âgé de 18 ans, qui avait eu durant sa grossesse des goûts bizarres, et avait toujours mangé des alimens indigestes, accouche après avoir beaucoup souffert, d'une fille extrêmement maigre. Elle éprouve une répugnance invincible pour les alimens gras ; il lui survient des nausées et des rots nidoreux. Trois jours se passent dans cet état d'affection gastrique. Le 4e., dans la nuit, l'accouchée éprouve un frisson et le ventre devient sensible. Nous proposons l'ipécacuanha à la malade ; elle le refuse. Nous avons la faiblesse de ne pas la contrarier, et tous les symptômes s'aggravent. Les nausées sont continuelles , et les douleurs de l'abdomen deviennent très-fortes. Dès-lors suppression des lochies , et affaissement des mamelles. Le pouls devient très-vite, et très-accéléré ; nous comptons 120 pulsations ; les urines comme les sueurs sont fétides. Le 5e. jour , il y a un légère remission dans les symptômes , d'après d'abondantes déjections bilieuses que provoque une légère tisane de scorsonère édulcorée. Nous choisissons encore cette occasion pour obtenir de la malade l'emploi d'un vomitif ; devenue très-irascible elle le rejette avec colère. Cependant l'inflammation gagne de plus en plus, l'abdomen se balonne , et devient très-douloureux. Nous prédisons alors une issue fatale aux parens, et le 11e. jour , la malade cesse de vivre.

Nous obtinmes avec beaucoup de peine la

permission d'ouvrir le cadavre. Comme c'est l'ordinaire , nous trouvâmes dans le ventre environ deux pintes de sérosité d'une couleur jaunâtre ; les intestins étaient recouverts d'une membrane épaisse , lardacée , et qui présentait des vaisseaux sanguins très - colorés , semblables à ces concrétions albumineuses qui recouvrent le poumon dans les pleurésies violentes et mortelles. L'estomac était gorgé d'une sanie putride , ainsi que les nausées l'avaient indiqué.

Nº. 32. — Une femme , âgée de 40 ans, d'une constitution éminemment sanguine , ayant eu six enfans , se met dans un violent accès de colère au 7ᵉ. mois de sa grossesse, et accouche d'un garçon. Bientôt de coliques violentes se déclarent avec la fièvre ; le mal augmente à chaque instant d'intensité. Comme la femme a beaucoup perdu , et que les parens redoutent la saignée , nous nous contentames d'appliquer six sangsues à la vulve. Point de rémission dans les symptômes ; au contraire , le pouls s'élève jusqu'à 130 pulsations ; la peau est sèche , les urines rouges, le ventre constipé , et l'abdomen très-tendu et douloureux. Nous ordonnons des fomentations et des lavemens émolliens , et nous sollicitons quelques évacuations au moyen de l'huile d'amandes douces. Quelques selles brunâtres et fétides sont rendues les 3e., 4e. et 5e. jours. Mais le 6e., les douleurs du ventre deviennent atroces ; la respiration est gênée et suspirieuse ; le ventre se resserre, et le pouls devient si précipité qu'il n'est plus possible de juger du nombre des pulsations ; le délire se manifeste, ainsi que le hoquet, la figure prend une couleur d'un violet-pourpre, les yeux s'éteignent, et à huit heures du soir la malade expire.

La mort de cette femme, occasionnée par l'état inflammatoire du bas-ventre, aurait pu être prévenue par d'abondantes saignées. Ce qui le prouve, c'est la couenne lardacée qui tapissait les intestins, et la sérosité purulente contenue dans l'abdomen.

N°. 33. — Une femme âgée de 27 ans, d'un tempérament délicat et nerveux, ayant fait une chute sur les genoux au huitième mois de sa grossesse, éprouva dix heures après des coliques, et des tiraillemens à la région lombaire ; une perte utérine se déclare, et continue ainsi pendant huit jours, mais en petite quantité. On applique divers topiques astringens ; on prescrit les tisanes appropriées, mais le huitième jour au soir, après de violentes douleurs l'accouchement a lieu. L'enfant ne vécut que deux heures. Le second jour après les couches, le ventre commence à devenir douloureux et à se tuméfier ; la fièvre et un violent frisson sont les symptômes précurseurs qui font craindre une maladie grave. Les mamelles étaient vides, mais les lochies quoique rares coulaient assez bien. Le 3e. jour, la langue devient pâteuse, amère, et sur le soir la malade éprouva de fréquentes nausées. L'ipécacuanha est de suite administré ; très-peu de sabure bilieuse est évacuée par le haut ; mais il y a deux selles abondantes qui procurent du soulagement. En effet, dès cet instant, la fièvre et les douleurs abdominales sont plus modérées ; mais le 5e, nouvelles nausées, vomissemens de matières verdâtres, et douleur très-forte à l'ombilic ; point de selles ; urines bourbeuses et fétides. La malade était très-faible et découragée, elle se refuse opiniâtrement à l'application des sangsues au vagin. Nous prescrivons une potion huileuse, avec les deux grains de kermés, et le sirop de guimauve. Le 6e. jour, l'affection gastrique, semble avoir diminué. Les trois jours suivans, grande prostration des forces, et angoisses pénibles. Les douleurs du ventre sont sourdes, et occupent les hypocondres, l'hipogastre et l'ombilic. Le 10e. jour, le pouls devient très-vîte et accéléré, la tension du ventre tombe, la malade a des défaillances continuelles, le hoquet survient, la figure se décompose, devient hippocratique, et la malade expire le 11e. jour.

Les parens s'opposèrent ouvertement à l'exploration anatomique du cadavre.

Ces huit dernières observations sont extraites de notre Journal de médecine-pratique. Nous aurions pu en rapporter un plus grand nombre, mais la question nous paraît suffisamment éclaircie par les exemples divers que nous avons rapportés. Parmi les huit dernières observations qui nous sont particulières, il y en a cinq qui ont eu une issue fatale, parce que nous avons cru que rien n'est plus favorable aux progrès de l'art que les erreurs des artistes, et qu'en médecine, on apprend quelquefois bien plus en voyant ce qu'un autre, dans telle circonstance, n'a pas fait, qu'en sachant soi-même par routine, ce qu'il faut faire dans quelques cas particuliers.

Opinions des Auteurs sur les causes et la nature de la Fièvre puerpérale.

Selon Hippocrate, l'inflammation de la matrice produite par la suppression des lochies, ou par un accouchement laborieux, était la cause primitive de cette maladie. Willis, Puzos, Levret, Doulcet et Baumes, pensent qu'elle est occasionnée par la métastase du lait. C'est parmi les fièvres éminemment putrides et adynamiques, que White, Tissot, Peu, Alphonse Leroi l'ont classée. Antoine Petit, Selle, l'ont regardée comme ataxique ; mais Hulme, Delaroche, Leake, Walter, Jonhston, Forster, Kruiskank, l'ont considérée comme une inflammation des intestins, de l'épipléon et du mésentère. Bichat, Denman, Odier, Burserius, Laënnec, et presque tous les modernes croient qu'elle est une affection locale du péritoine. L'autopsie cadavérique et l'analyse chimique ont confirmé leur opinion. De-là la dénomination de péritonite puerpérale, qui sert aujourd'hui à désigner cette maladie (1). Nous sommes loin pourtant de croire que dans toutes les circonstances, cette maladie soit bien caractérisée par le nom de péritonite. Mille observations prouvent que bien des fois elle est évidemment putride ; et elle reconnaît encore beaucoup d'autres complications. Voilà pourquoi la méthode analytique est si nécessaire au lit des malades, afin qu'un praticien inexpérimenté ne prenne

---

(1) Les auteurs que l'on doit consulter sur cette maladie, sont Strotter, *Crit. feb.*, cap. IX, pag. 212 ; Hulme, *The puerperal fever ;* Joh. Leake, *Pratical observ.*—*Febris puerperarum, Caroli White.*— Leroi, premier Mémoire sur les fièvres aiguës.— Riviere, *Prax. med.*, lib. XI, cap. 24.— *Febris putrida*, Raymond.— Jo. Fortis, *de Febribus et morb. mulier.*, pag. 844.— Willis, *de Febribus*, cap. XVI, pag. 76.— Raulin, *Traité des maladies des femmes en couche.* — Grimaud, *Traité des fièvres.* — Desmarets, *Essai sur la fièvre puerpérale.*— Gastellier, *Traité de la fièvre milliaire des femmes en couche.* On ne doit point négliger encore Astruc, Van-Swieten, Walter qui a ouvert plus de cinq mille cadavres ; Wan-Dembosch, Burserius, Stoll, Selle, Mercier de Rochefort, Gasc, Déserin, Rattier, Lobstein, Hachez et Laënnec.

pas pour caractère dominant d'une fièvre, des symptômes isolés ou fugitifs, et qu'il désigne sous le nom d'espèce, ce qui n'est qu'une variété.

La fièvre puerpérale est-elle une maladie particulière et *sui generis ?* Pinel ne le croit pas. Riviere pense aussi qu'elle n'a pas d'autre origine que les autres fièvres des femmes en couche ; mais une maladie qui sous tous les climats, et dans toutes les constitutions météorologiques se montre avec deux ou trois symptômes tellement essentiels qu'ils sont toujours pathognomoniques, telle que la douleur du bas-ventre ; sa tuméfaction ; un pouls vîte et accéléré, n'est-elle pas une espèce qui existe dans la nature pathologique, et qui varie seulement à raison de ses complications ? C'est pour l'avoir considérée comme une maladie toujours simple, que les auteurs ont divagué sur sa nature et sur son traitement. Qui ignore que les femmes en couche sont très-susceptibles de contracter les épidémies régnantes ? C'est principalement les accouchées qui ont eu de violens chagrins durant leur grossesse ; qui se sont nourries d'alimens indigestes et peu abondans, qui se trouvent affectées de fièvres putrides et nerveuses ; tandis que celles qui sont d'une constitution robuste, d'un tempérament sanguin, qui ont suivi un régime échauffant, ou se sont exposées au froid, éprouvent de vraies inflammations abdominales. Ainsi les femmes qui accouchent à l'hôtel de Paris, ayant été sous l'influence de mille causes débilitantes, sont sujettes aux fièvres gastro-adynamiques ; tandis que dans les campagnes, les maladies des femmes en couche sont presque toutes inflammatoires.

Ce qui prouve encore que la fièvre puerpérale est une maladie *sui generis*, c'est que dans son début elle est toujours caractérisée par une inflammation locale de l'abdomen. Suivant Selle, la cause formelle de cette phlegmasie se trouve dans les changemens que la grossesse, et surtout l'accouchement ont produit dans la matrice, dans les intestins, et dans les autres parties adjacentes. Le péritoine est la première membrane affectée sans doute, à raison de la distension qu'il a souffert, et de son relâchement subit après l'accouchement. D'ailleurs qui peut assez connaître les rapports de sympathie que l'utérus a avec le péritoine?

L'organe cutané, n'agit-il pas tous les jours pathologiquement sur la plèvre et le poumon par une simple influence sympathique ? On ne peut expliquer autrement la peripneumonie qui est produite par une simple boisson d'eau froide, le corps étant échauffé, ou seulement par l'impression d'un air froid, lorsque l'on est en moiteur.

Tous les auteurs s'accordent à regarder comme cause spéciale de la fièvre puerpérale, l'irritation de la matrice produite par de mauvaises manœuvres, des tranchées utérines violentes et prolongées, le dérangement des lochies et de la sécretion du lait, les écarts dans le régime, le chagrin durant la grossesse, une sabure dans les premières voies, l'impression subite du froid ou de l'humide. Cette dernière cause est si manifeste que Delaroche et Doublet ont observé, qu'il meurt à Genève et à Paris plus de femmes en couche durant l'hiver que l'été. Certaines influences météorologiques peuvent encore déterminer de vraies épidémies puerpérales, et alors il faut apporter dans la pratique une attention toute particulière pour reconnaître sur le champ la nature du génie morbifique qui domine.

On

On a observé enfin, que les femmes ne sont point en général aussi fréquemment atteintes de cette maladie après un accouchement laborieux, qu'après un travail facile, sans doute parce que dans le premier cas, elles ont eu la précaution de ne point s'exposer à l'air humide et au froid, et qu'elles ont été plus attentives à suivre le régime qui leur était recommandé, et à éloigner les passions tristes qui abattent d'une manière si funeste l'esprit, en énervant le corps.

DESCRIPTION DE LA FIÈVRE PUERPÉRALE.

Le second ou le troisième jour de l'accouchement, les femmes sont prises subitement d'un frisson, quelquefois plus tard, quelquefois plutôt; rarement après le 5e. ou 6e. jour. Cependant cela a eu lieu quelquefois après le 20e. jour, ou dans le courant de cinq à six semaines, au rapport de Denman. Cet auteur dit encore que la maladie peut se développer avant ou même pendant le travail. La durée, le retour plus ou moins fréquent, et l'intensité du frisson font pressentir le danger de la fièvre; quoiqu'on ait vu des fièvres puerpérales très · gra-

ves , qui n'ont pas été accompagnées de frisson. Lorsqu'il existe, il est suivi d'une douleur de tête, d'anxiétés , de nausées , de vomissemens bilieux avec prostration des forces.
Le frisson revient quelquefois à la manière
des intermittentes quotidiennes , ou tierces
doubles ou simples. S'il y a embarras gastrique , la céphalalgie est plus intense. La
diarrhée et les vomissemens de matière por-
racée , sont encore plus dangereux lorsqu'il
survient des sueurs. Leake a remarqué une
grande variété dans la force et la célérité du
pouls. Les pulsations s'élèvent quelquefois
de 90 à 137 ; mais nous avons observé
que dans le commencement le pouls diffère
peu de l'état naturel , qu'il était un peu
plus plein et plus vîte ; que le mal faisant
des progrès , il devient plus fréquent et petit.
La malade pousse des soupirs , éprouve une
grande faiblesse , un abattement d'esprit extraordinaire. Le second jour de la fièvre , il
se déclare une douleur à l'épigastre , qui s'é-
tend quelques jours après sur les fausses côtes , l'ombilic et les épaules. Les douleurs
sont d'abord vagues , et piquantes comme
des piqûres ; elles deviennent ensuite grava-
tives. Alors le ventre se gonfle , se météorise , et est très-douloureux. Quelquefois les

lombes ; les aînes et les extrémités inférieures sont très - sensibles ; celles - ci peuvent
même être enflées ; les malades éprouvent
une chaleur interne , et une soif très - vive.
Pour l'ordinaire elles restent couchées sur le
dos ; mais lorsqu'il y a un épanchement un
peu considérable , elles restent plus volon-
tiers sur le côté.

La respiration est courte et gênée ; le pouls
est petit, serré , concentré , lorsque la péritonite est simple , ainsi qu'on le remarque
dans toutes les inflammations abdominales.
Dans le commencement il peut être fort et
dur , suivant les complexions : la langue est
pour l'ordinaire blanche et humide , muqueuse , et quelquefois couverte d'un sédiment épais , puis sèche , noire , fuligineuse ,
les dents sont encroûtées. On l'a vue néanmoins dans quelques cas dangereux , très-
peu différente de son état naturel. La maladie faisant des progrès , il y a des nausées , des vomissemens de matière bilieuse ,
jaune , verte ou noirâtre, puis le hoquet.
Les malades ne peuvent supporter que les
boissons froides et les acides ; les bouillons sont rejettés. Il y a constipation, et quelquefois diarrhée ; dans quelques cas le cours

de ventre succède immédiatement à l'invasion de la maladie. Dans d'autres, il n'a
lieu que trois ou quatre jours après, et
plus rarement vers la dernière période de
la maladie. Les selles très-souvent involontaires, sont toujours précédées de douleurs
et d'anxiétés, et causent un soulagement marqué, mais de peu de durée. Les lochies
diminuent et se suppriment, ainsi que la
sécrétion du lait aux mamelles qui se flétris-
sent. Il peut arriver néanmoins que les pertes lochiales n'éprouvent aucune altération,
ainsi que l'a remarqué Leake ; dans ce dernier cas, il n'y a ni délire, ni aucun symptôme alarmant. Les urines sont rouges et ardentes, par fois troubles et rares ; les selles
quelquefois si abondantes et si fétides, qu'elles infectent toute la maison. Quelques malades sont tourmentées de tenesme ; les traits
de la figure s'altèrent et se grippent suivant
l'expression de Corvisart ; les yeux sont ca-
ves et inanimés ; il survient des sueurs colliquatives, et la mort arrive du 5e. au 14e.
jour, quoiqu'il y ait des exemples qu'elle ait
eu lieu dans vingt-quatre heures, mais alors
la maladie avait été d'une nature insidieuse,
et rien n'avait fait pressentir son danger. La

mort est retardée, lorsque la maladie devient chronique, et alors il survient marasme, fièvre lente, et quelquefois hydropisie ascite, ou des dépôts purulents.

SIGNES FUNESTES.

Douleur de ventre violente, respiration pénible, insomnie, langue aride, rude, gercée, couleur livide des joues, crudité des urines, diarrhée séreuse et colliquative, vomissemens verts ou noirs, pouls vite, précipité, et ayant plus de 130 pulsations par minute, dejections involontaires, affaissement du ventre sans évacuations, et une sécheresse de la peau, sueurs visqueuses et froides, principalement aux extrémités, soubressauts des tendons, tintement d'oreilles vers le 3e. jour avec plénitude de tête, oppression de la poitrine, céphalalgie violente, hoquet prolongé, délire, convulsions, plaques érysipélateuses autour du poignet, des coudes (1), des genoux et des malléoles; ces

____

(1) La jeune dame dont nous rapporterons ci-après l'autopsie cadavérique, nous a présenté une tache érysipélateuse d'un rouge violet au coude gauche, et l'ongle du petit doigt du même côté, avait une couleur vineuse.

taches ont été regardées comme un signe mortel par Denman , ainsi que la suppression subite des lochies , et l'affaissement des mamelles lors de l'invasion de la maladie. Home fait aussi mention de ces taches érysipélateuses , peu observées avant lui. Les métastases au cerveau et à la poitrine , d'où naissent les frénésies et les péripneumonies , sont également funestes. La cessation subite des douleurs abdominales annonce pour l'ordinaire la gangrène et la mort.

SIGNES FAVORABLES.

Le coucher facile sur les deux côtés , une position tranquille de tout le corps , la langue humide , molle , rouge , des sueurs universelles succédant à un pouls moins fréquent ; un écoulement modéré et libre des lochies , le retour du lait , une urine trouble avec un sédiment jaune ou légèrement rouge. Dans ces circonstances la diarrhée est favorable , parce qu'elle rend le pouls plus rare et plus tardif. Elle est surtout salutaire lorsque le ventre s'affaisse , qu'il y a moiteur à la peau. Riviere regarde comme mortelle , celle qui vient le 1er. , le second , le 3e. et le 4e. jour. Au contraire, celle qui arrive après le 7e. ou le 9e. est critique. Les douleurs du ventre qui diminuent peu à peu, annoncent aussi une terminaison heureuse. Les sueurs abondantes après un frisson, sont souvent critiques, ainsi qu'un vomissement spontané vers la dernière période de la maladie ; et lorsque tout semble perdu, les dépôts aux mamelles sur l'abdomen, à la cuisse et aux malléoles, sont aussi des crises favorables. Suivant Gastellier, les éruptions milliaires, sont un moyen dont se sert la nature, pour expulser la matière morbifique, mais on doit les regarder plutôt comme le produit d'un régime échauffant, et le symptôme d'une fièvre putride très-intense, et dégénérée.

Autopsie cadavérique.

Walter qui a ouvert plus de cinq mille cadavres de femmes mortes en couche, a prouvé dans son Mémoire lu en 1786, à l'Académie de Berlin, et intitulé : *de morbis peritonœi*, que dans la fièvre puerpérale, la seule membrane extérieure des intestins, de la matrice, des trompes, de ovaires, l'épipléon, le mésentère, qui sont une continuation du péritoine, la surface interne de l'abdomen, et la cavité pelvienne qui sont recouvertes du péritoine, sont enflammées, et enduites d'une matière semblable au pus. Il assimile ces épanchemens à ceux qui se font dans les plévres, à la suite des pleurésies. Walter a encore observé que dans la fièvre puerpérale, la membrane séreuse qui revêt la matrice est souvent affectée, mais non le tissu muqueux, et le tissu charnu. Quelques auteurs ont trouvé la matrice saine dans bien des cas ; d'autrefois elle était enflammée et couverte de taches gangréneuses, surtout lorsqu'il y avait eu de mauvaises manœuvres, et une application imprudente et mal dirigée des instrumens. Lorsque la maladie a eu une issue fatale avant le 7e. jour, le péritoine paraît peu enflammé, mais lorsque la maladie s'est prolongée bien au-delà, il est alors recouvert d'une couenne lardacée, ainsi que les intestins, et il y a une très-abondante quantité de sérosité purulente répandue dans l'abdomen, tout le paquet intestinal est également enflammé.

Mais les observations de Walter et de

quelques autres auteurs , souffrent beaucoup d'exceptions ; nous avons pu recueillir dernièrement à Marseille, un fait précieux à l'art de guérir , sous le rapport pathologique, et sous celui de la physiologie. La jeune dame qui nous l'a présenté , est morte le 11me. jour, à la suite d'une fausse couche de trois jumeaux. Elle n'avait eu aucun des symptômes ordinaires des fièvres puerpérales , la seule membrane muqueuse de la matrice a paru affectée ; mais le cœur a offert une lésion des plus rares , et telle que l'existence de cette jeune personne a dû être regardée comme un phénomène, depuis l'âge de 12 ans, époque de sa première affection pleurétique. Comme nous allons rapporter dans les plus grands détails le journal de sa maladie , et les résultats de l'autopsie cadavérique , nous laissons aux pathologistes le soin d'assigner la part active et funeste , que les deux lésions du cœur et de la matrice ont pu avoir isolément ou d'une manière simultannée, sur l'issue en même-temps si tardive et si prompte , de l'ancienne et de la nouvelle affection qui a conduit au tombeau , dans le printemps de ses jours cette jeune infortunée.

JOURNAL HISTORIQUE

De la maladie de la dame Benchivenga, née Civilotti, fille du chef d'office de S. M. le Roi Charles IV, et autopsie cadavérique.

Mme. Benchivenga, d'une constitution nerveuse et un peu cachétique, eut à l'âge de 12 ans, à Rome sa patrie, une fièvre aiguë avec une violente palpitation du cœur qui la retint trois mois au lit. Elle fut guérie par les soins d'un médecin prussien. Trois ans après, elle fut encore atteinte de la même maladie, et même si fortement incommodée de sa palpitation, qu'elle ne pouvait pas se tourner dans son lit, crainte de suffoquer. Elle ne fut guérie que deux mois après l'invasion de cette seconde maladie. Les médecins qui l'avaient soignée, conseillèrent à ses parens de ne la marier qu'après vingt ans. Dès son bas âge, Mme. Benchivenga avait eu des palpitations, puisqu'on fut obligé de lui interdire la danse, et de faire retirer le maître qui lui donnait des leçons.

Il y a environ dix mois et demi que cette dame se maria. Dès qu'elle fut enceinte, elle fut très-incommodée par les maux de cœur, et les suffocations qui lui survinrent. On fut obligé de la saigner deux fois pour lui procurer quelque soulagement. C'est le 12 Décembre, à dix heures du matin, que Mme. Benchivenga, est accouchée au huitième mois de sa grossesse, de deux jumeaux, dont l'un mâle et l'autre femelle, après avoir eu de légères douleurs la nuit précédente, et sans y avoir été déterminée par aucun accident. Les enfans se présentèrent par les pieds ; les placenta réunis comme à l'ordinaire, mais ayant leurs cordons ombilicaux bien distincts, sortirent spontanément, sans traction ni introduction de la main dans la matrice.

Immédiatement après sa naissance, le mâle donna signe de vie, et fut ondoyé ; mais la petite fille, très-maigre, paraissait morte depuis la veille.

Trois ou quatre heures après l'accouchement, douleurs à la région de la matrice revenant par intervalles ; au bout de trente heures, la fièvre se déclara avec des frissons, et le pouls devint fréquent, dur et élevé.

Dans la nuit chaleur , soif vive , et augmentation de la fièvre.

Le 13, remission de la fièvre , mais à trois heures redoublement , avec horripilation.

Le 14 , remission le matin , et redoublement précédé de quelques frissons le soir. Peu de lochies , et trois ou quatre selles de matières liquides et jaunes durant la nuit. Les coliques continuaient.

Le 15, remission le matin , et redoublement le soir. A six heures du soir un corps mollasse s'engagea dans le col de la matrice, et d'après une position favorable que l'accoucheur fit prendre à l'accouchée , ce corps descendit dans le vagin , et l'extraction en fut faite de suite , par le seul moyen de l'index et du pouce , sans aucune résistance, et sans hémorragie. Dès ce moment les coliques cessèrent. Ce corps fut reconnu par MM. Soria et Lacaba , pour être un fœtus qui avait péri à l'âge de deux mois environ (1).

____

(1) Les partisans de la superfétation pourraient trouver ici un nouvel argument en faveur de leur système. Nous n'ignorons point ce que quelques au-

Le 16, rémission le matin, mais le soir redoublement sans frisson , palpitations violentes , oppression , et suppression totale des lochies.

Le 17 , même état , mais dans la nuit selles

---

teurs ont écrit à ce sujet, notamment Legentil dans son voyage autour du monde , où il parle de l'épouse d'un espagnol qui accoucha à terme d'un enfant blanc, et six semaines après, elle en mit au monde un autre qui était noir comme le sont tous les esclaves de Guinée; mais les accoucheurs les plus modernes semblent nier la possibilité de ces conceptions insolites. Cependant on ne peut disconvenir que la nature ne s'écarte quelquefois de ses lois ordinaires; et il n'appartient point à l'homme de vouloir limiter la puissance de notre mère commune dans le jeu de ses aberrations , faute de pouvoir les comprendre. Le fœtus reconnu par les DD. Soria et Lacaba, pour avoir péri à l'âge de deux mois environ, a-t-il été conçu en même temps que les jumeaux qui sont nés au huitième mois de la grossesse ? Et, dans ce cas, n'est-il réellement qu'un fruit abortif ? ou bien sa conception est-elle plus récente, et peut-elle être regardée comme une superfétation ? C'est-là une question que nous n'entreprendrons point de résoudre, et nous la livrons toute entière aux méditations des gens de l'art.....

abondantes et séreuses, très-fétides et délire. Ventre sans météorisme.

Le 18, même état, mais dans le temps de la remission pouls tremblotant, dur et variant par intervalles. Le soir pouls très-petit et fort dur. Le délire dans la nuit.

Le 19, grande faiblesse le matin ; la journée se passe dans le même état ; mais vers les cinq heures et demie du soir, redoublement, fièvre violente, l'artère semblait avoir acquis le calibre du petit doigt, et la dureté d'une barre de fer. Dans la nuit, évacuation très-abondante d'une sérosité rougeâtre par le vagin, et selles abondantes. Point de tension, ni douleur au ventre.

Le 20, remission le matin, mais redoublement le soir, délire, et pouls petit, précipité et très-dur ; oppression, et plaintes suspirieuses.

Le 21 au matin, perte absolue des facultés intellectuelles, pouls très-dur, précipité, tremblotant, vives angoisses, hoquet, et mort à huit heures du soir.

Nota. La malade a été saignée au pied, a eu les sangsues à la vulve, et elle a pris inutilement tous les remèdes toniques, nervins ou anti-septiques que pouvait réclamer son état.

Ouverture cadavérique.

C'est le 22 Décembre 1811, à neuf heures du soir, que MM. Soria, premier médecin de S. M. le Roi Charles IV, Robert, médecin ordinaire, Roubaud, Rey, Bodin, docteurs en médecine ou en chirurgie, et Delaberge, chirurgien interne à l'Hôtel-Dieu de cette ville de Marseille, se sont réunis dans la chambre de la défunte, à l'effet de procéder à l'ouverture de son corps. Avant de faire cet examen, M. le D. Soria a judicieusement fait observer à MM. les Consultans, que d'après les palpitations violentes et anciennes qu'avait eues la malade, sa physionomie cachétique, et le caractère particulier de son pouls, dans l'affection à laquelle elle a succombé, il soupçonnait quelque lésion organique dans le cœur, et que cet organe méritait la plus grande attention.

Habitude extérieure du cadavre.

Pâleur sans vergeture, ventre souple, non météorisé, seins non flétris, son mât et obs-

cur à la région du cœur, le reste de la poitrine et surtout le côté droit sonore.

L'ouverture du ventre n'a donné aucune
odeur fétide, les intestins un peu balonnés ;
point de trace d'inflammation à l'extérieur ;
six onces environ d'un liquide orangé, opa-
que, répandu dans la cavité abdominale.

État naturel des ovaires ; les trompes légèrement injectées.

La matrice à l'extérieur blanchâtre, comme spongieuse, n'ayant pas repris son volume ordinaire, par défaut de contractilité ;
ayant dans son tissu un pouce d'épaisseur.

La membrane interne d'un rouge noirâtre,
d'une odeur fétide, le col de la matrice, et
la partie du vagin qui l'avoisine de la même
couleur ; aucunes traces de déchirure, ni
d'ulcération, ni de squirre, la seule membrane muqueuse ayant été affectée.

Le foie d'un volume plus fort qu'à l'ordinaire un peu pâle ; la rate de même, mais
ces deux organes sains. Cavité de la poitrine
excessivement retrécie vers le haut. La cavité droite présente quelques adhérences du
côté du sternum. Poumon sain et très-cré-
pitant, remplissant toute la cavité.

Dans

(417)

Dans la cavité gauche, les deux plèvres parsemées d'un grand nombre de brides. Poumon sain, crépitant. Il a laissé échapper par une incision, une sérosité écumeuse. Le péricarde était adhérent au poumon droit et gauche, et avec le diaphragme par des brides. Environ quatres onces d'une sérosité rougeâtre contenue dans cette cavité.

Face interne du péricarde adhérente dans toute son étendue, avec le cœur. Les adhérences ayant été détruites, les surfaces ont paru très-injectées, sur-tout à la face postérieure, et même un peu au côté gauche. Point de couche albumineuse entre les deux surfaces séreuses du péricarde et du cœur.

Le volume du cœur plus du double de son état naturel, et sa substance mollasse. Ventricule aortique ne présentant rien de particulier à son entrée, mais sa cavité au-de-là de deux fois plus grande qu'à son ordinaire ; oreillette aussi le double de son état naturel, avec épaississement de leurs parois.

Ventricule droit rétréci de moitié, et plus mince ; oreillette aussi rétrécie, et leurs parois plus minces que dans l'état ordinaire.

Point de sang dans les cavités aortiques ;

mais un caillot polypeux dans le ventricule droit.

Le tissu du cœur se déchirait facilement avec le doigt.

L'aorte était intacte. L'anévrisme paraît avoir été provoqué dans le principe par le rétrécissement constitutionnel de la poitrine, et par les maladies aiguës que la défunte à eues à douze et à quinze ans, et qui semblent avoir été deux véritables péricardites, avec affection des plèvres.

Signés, D. Joseph Soria, Robert, Roubaud, Bodin, Rey et Delaberge.

Les auteurs qui ont considéré la fièvre puerpérale comme une métastase laiteuse, ont regardé comme un véritable fluide laiteux, la liqueur contenue dans l'abdomen ; cette opinion est erronnée, et victorieusement combattue par l'anatomie pathologique. Pasta, Kruiskhank, Forster, Jonhson, Burserius, Pinel, Bichat, Laënnec, et tous ceux qui ont suivi des cours de clinique, ne regardent le fluide épanché, que comme une exsudation du péritoine enflammé ; les lumières actuelles de la chimie ont de plus confirmé cette opinion, et on ne peut plus s'en écarter sans se montrer étranger aux connais-

sances physiologiques les plus généralement
admises par les modernes.

ANALYSE CHIMIQUE

*Du fluide épanché dans l'abdomen, à la
suite des fièvres puerpérales.*

Nous prîmes une livre de sérosité contenue dans la cavité abdominale de la femme
n°. 26, nous la laissâmes pendant vingt-quatre
heures dans un bocal de verre transparent,
que nous mîmes à l'ombre. Au bout d'une
heure la liqueur s'éclaircit à sa surface , et
laissa tomber un précipité en forme de mag-
ma blanchâtre. Ce précipité devint encore
plus abondant sur la fin de la journée. Le
reste du liquide était d'un blanc jaune, assez
clair, ayant la propriété de verdir le sirop
de violette. Nous filtrâmes le tout. Il resta
sur le papier, une matière épaisse , du poids
d'environ une once et demie. Nous traitâmes
par l'ébullition le liquide , ainsi que par le
moyen de l'alcohol et des acides. Nous ob-
tînmes un précipité albumineux ; et le reste
du liquide que nous n'avions point soumis

au feu , nous donna un précipité abondant en le traitant avec le tannin.

Beaucoup d'auteurs ayant regardé les floccons qui nagent au milieu de la sérosité abdominale des femmes mortes en couche , comme une vraie matière fromageuse , et du lait coagulé , nous expérimentâmes sur la matière qui était restée sur le filtre. Nous mîmes de l'ammoniaque dans un verre avec le prétendu lait caillé ; il n'y eut presque point de dissolution , tandis qu'elle aurait été complette , si les floccons avaient été d'une nature caseuse. L'évaporation y développa au contraire tous les caractères de l'albumine.

La même méthode d'analyse ayant été employée dans l'examen du liquide épanché , de quatre autres femmes mortes également d'une péritonite puerpérale , nous obtinmes les mêmes résultats.

Pour constater de plus en plus l'identité chimique entre le liquide épanché par la plèvre enflammée , et le péritoine phlogosé , nous analysâmes le liquide contenu dans la poitrine d'une femme morte à la suite d'une pleuro-péripneumonie. La matière épaisse et le fluide donnèrent les mêmes produits que la sérosité purulente des accouchées , ce qui ne laisse aucun doute sur l'identité de leur nature, et sur les mêmes phénomènes pathologiques des membranes séreuses enflammées, quels que soient les organes ou les cavités qui les produisent.

Dénomination de la Fièvre des Accouchées.

Quoique nous soyons loin de pouvoir croire que la matière épanchée dans l'abdomen des femmes mortes en couche, soit une sérosité laiteuse, néanmoins nous pensons que le lait dévié des mamelles par une cause quelconque, peut occasionner une inflammation du péritoine, à-peu-près comme une métastase arthritique ou rhumatismale, la répercussion de la sueur ou d'un vice cutané, donnent souvent naissance à des pleurésies, à des péripneumonies, à des gastrites, et autres inflammations viscérales. L'exsudation qui est produite dans ces derniers cas par l'inflammation des membranes, est sans doute éloignée d'avoir une nature semblable à l'humeur arthritique, psorique ou dartreuse. Cependant ces humeurs déviées ou viciées, ont agi comme un stimulus, et de-là les causes

primitives qui ont donné lieu à tous les phénomènes pathologiques. Le lait ainsi que tous
les autres fluides du corps humain, peut donc
devenir en certains cas une cause de maladies très-dangereuses. Il n'est personne qui
ignore les aberrations de la goutte, du rhumatisme, et des autres humeurs viciées, et
toutes les maladies que peut occasionner un
lait répandu (1).

Il me semble qu'en considérant sous ce
point de vue médical, la fièvre puerpérale,
la théorie des anciens peut s'accorder avec
celle des modernes; en effet, la cause dans
le principe a pu être ici laiteuse, mais l'effet
ne l'est point. Au moyen de cette distinction, nous croyons qu'il sera facile aux
médecins métastasiens, et aux *médecins
péritonistes*, d'obtenir également la guérison

---

(1) Que la suppression du lait, dit le célèbre
Doublet, soit cause ou effet dans les maladies des
femmes en couche, elle n'en sera pas moins la source de tous les accidens qui s'y manifestent, et le
principe des mouvemens critiques qui s'observent
dans la fièvre puerpérale.

Essai sur la fièvre puerpérale, par Denman.

de leurs malades, parce que les symptômes dominans leur indiqueront le traitement à suivre, et qu'ils ne négligeront point les complications qui accompagnent si souvent cette fièvre.

Les médecins anglais lui ont donné depuis le milieu du siècle dernier, le nom de fièvre puerpérale. Pinel a été le premier qui l'a appelée péritonite. Cette dénomination paraît spécifique, tandisque la première est purement générique, et n'exclut point les complications. C'est pour cela que nous préférons la dénomination anglaise, parce que rendus auprès d'un malade, nous n'avons point d'avance l'esprit fixé sur la lésion d'un seul organe, mais nous cherchons à reconnaître l'ensemble et le caractère des symptômes qui compliquent la maladie, ou qui la constituent. Puisque ce ne sont que les accouchées qui sont affectées de cette fièvre, le nom de maladie puerpérale paraît donc le plus convenable, et c'est celui que nous choisissons, bien entendu toutefois que notre méthode curative ne sera jamais exclusive, et que nous agirons toujours selon les circonstances, et les indications les plus pressantes à remplir.

D d 4

Nouveau Tableau Nosologique de la Fièvre Puerpérale.

Première Espèce.

Fièvre puerpérale simple ou péritonite.

Causes excitantes. Accouchement laborieux, application forcée et mal-adroite de la main ou des instrumens, qui donnent souvent lieu à la métrite, impression subite du froid ou de l'humide, régime trop échauffant, constitution sanguine, et compression abdominale. Dans quelques cas rares, état particulier de l'atmosphère, d'où naissent certaines épidémies puerpérales.

Symptômes. Douleurs d'abord vagues, puis fixes et pungitives à l'abdomen, pouls dur et fort, ensuite petit et accéléré, urines rouges, ardentes, tension du ventre très-douloureuse, météorisme, constipation ou diarrhée.

Deuxième Espèce.

Fièvre puerpérale gastrique.

— Fièvre puerpérale remittente.

Causes excitantes. Erreurs dans le régime, alimens, ou simplement les bouillons gras pris par les femmes durant le travail de l'accouchement, passions tristes, inertie de l'estomac, boissons alcoholiques.

Symptômes. Frisson plus ou moins violent, quelquefois il n'y en a point, douleur sus - orbitaire, tension douloureuse à l'épigastre, douleurs à l'abdomen qui est bouffe, pouls petit, accéléré, nausées ou vomissemens bilieux.

Lorsque la fièvre est remittente, le paroxisme est marqué par un frisson, et les autres symptômes sont les mêmes que ceux d'une fièvre gastrique intense.

Troisième Espèce.

Fièvre puerpérale intermittente simple.

— Fièvre puerpérale pernicieuse.

Causes excitantes. Impression de l'humide le corps étant échauffé, chagrin profond et concentré, mélancolie, abattement de l'esprit, embarras gastrique, respiration d'un air infect ou marécageux.

Symptômes. Frisson plus ou moins prolongé, pâleur de la face, puis chaleur, sueurs, visage coloré, urines briquetées, puis apyrexie, mais faiblesse extraordinaire durant la remission.

Lorsque la fièvre intermittente est pernicieuse, il y a durant le paroxisme délire, prostration des forces extrême, lipothymie, cardilagie, et autres symptômes variés, mais tous alarmans ; quelquefois convulsions tétaniques.

Stoll et Doublet en citent des exemples, ainsi que beaucoup d'autres médecins. En 1807, l'épouse de notre confrère le D. Dugas, nous a offert une fièvre de ce caractère. Dès le 3ᵉ. accès, la malade fut à l'agonie ; et c'est au quina qu'elle prit à haute dose, qu'elle dût son salut.

QUATRIÈME ESPÈCE.

Fièvre puerpérale adynamique.

Causes excitantes. Sabure bilieuse non évacuée, exhalaison de miasmes putrides, séjour dans des lieux humides et non aérés, alimens peu substantiels, travaux excessifs, diète forcée, et toutes les causes qui débilitent au physique comme au moral.

Symptômes. Grande prostration des forces, supination, confusion dans les idées, langue aride, encroûtée, puis fuligineuse, chaleur âcre et mordicante, yeux rouges, pommetes colorées, désir de boissons acides, haleine fétide, météorisme du ventre, pouls petit, précipité, et douleurs pungitives à l'abdomen, diarrhée ou constipation.

CINQUIÈME ESPÈCE.

Fièvre puerpérale milliaire.

Causes excitantes. Les mêmes que celles de la fièvre puerpérale adynamique, auxquelles il faut ajouter un régime échauffant et alcoholique, ou une dégénérescence putride des humeurs.

Symptômes. Eruption de petites pustules d'un rouge violet, d'abord autour du cou, de la poitrine, et qui s'étendent ensuite sur tout le corps; de nouvelles succèdent aux premières. L'inflammation et les douleurs abdominales sont de plus réunies aux autres symptômes putrides, et quelquefois des taches comme gangréneuses couvrent tout le corps qui semble tomber en pourriture (1).

SIXIÈME ESPÈCE.

Fièvre puerpérale ataxique.

Causes excitantes. Violens accès de colère, chagrins long-temps prolongés, veilles excessives, et dégénérescence d'une fièvre putride.

Symptômes. Frissons irréguliers, vicissi-

---

(1) Ceci paraît confirmer le système du professeur Alphonse Leroi, qui pense que les femmes enceintes tendent par le seul effet de la grossesse à une décomposition putride, et que c'est cet état qui fait développer chez elles les fièvres puerpérales d'un mauvais caractère. Dans nombre de circonstances cette putridité ne peut être révoquée en doute, et l'on connaît tous les dangers que courent les anatomistes qui se piquent avec le scapel, en ouvrant le cadavre d'une accouchée. C'est d'une inoculation semblable, que le célèbre Corvisart faillit périr dans sa jeunesse.

tudes de chaleur inégalement répandue sur tout le corps, pouls tantôt fort, tantôt faible, morosité sombre ou délire loquace, douleur et météorisme à l'abdomen ; enfin ataxie ou irrégularité nerveuse dans les organes de la motilité ou de la sensibilité.

SEPTIÈME ESPÈCE.

Fièvre puerpérale rhumatismale.

Causes excitantes. Impression subite et vive du froid, quelques jours avant l'accouchement, constitution sanguine, omission des saignées durant la grossesse, idiosyncrasie rhumatismale.

Symptômes. Tous ceux d'une péritonite simple, avec des douleurs et gonflement aux articulations, par fois douleurs lancinantes et variables, figure enluminée, urines rouges et briquetées.

TRAITEMENT PROPHYLACTIQUE.

Comme nous pensons que la connaissance des causes occasionnelles et immédiates d'une maladie, peut beaucoup servir à la prévenir , nous signalons ici aux médecins et aux femmes , toutes celles qui peuvent disposer aux fièvres puerpérales durant la grossesse comme après l'accouchement. Des erreurs dans le régime , un air insalubre et humide que l'on respire , le défaut de soins domestiques , des passions tristes et débilitantes , les jouissances réitérées , une sabure bilieuse , des premières voies , une vie molle et sédentaire , préludent très - souvent dès le temps de la grossesse à la maladie qui nous occupe ; mais après la délivrance , on doit regarder comme causes générales de cette fièvre , les attouchemens rudes et peu ménagés ; la séparation trop précipitée des placenta , une mauvaise application du forceps ou de la main , la déchirure du col , de la matrice , un accouchement accéléré , une pression trop forte de la région abdominale par des bandages ; des boissons alcoholiques , des substances animales trop nourrissantes ou faisandées , la constipation surtout chez les accouchées qui ne nourrissent pas , l'exposition trop prompte à l'air , l'impression du froid et de l'humide , l'influence de quelques épidémies régnantes , et très - rarement celle de quelques causes inconnues qui échappent à la sagacité des accoucheurs , et qui ne dépendent d'aucun écart dans le régime des accouchées et d'aucune affection morale qui leur soit personnelle.

Il est donc très-rare que la nature travaille seule à la production des fièvres puerpérales ; les neuf dixièmes de ces maladies sont occasionnées ou par l'imprudence des femmes , ou par l'ignorance , et les mauvaises manœuvres des accoucheurs. Le véritable traitement prophylactique , consiste donc à éviter tout ce que nous avons désigné ci-dessus , comme pouvant être nuisible , et à ne faire que ce qui est évidemment utile. Nous sommes persuadés que beaucoup de femmes enceintes , et d'accouchées , préviendraient par-là , l'invasion d'une maladie qui est toujours redoutable dans ses effets , et qu'il n'est pas toujours à la puissance de l'art de pouvoir guérir. N'oublions point que l'hygienne , ou la médecine préservative , ne sera jamais plus importante par ses heureux résultats , que lorsqu'elle sera appliquée avec succès , à la conservation des femmes , et à la population générale des divers états , soumis au Souverain du grand Empire.

TRAITEMENT CURATIF.

Leake qui regarde la fièvre puerpérale comme une véritable inflammation, veut la saignée ; White qui la considère comme une fièvre putride, s'y oppose. Hulme tient un juste milieu, et ne se décide que d'après les circonstances. Peut-être n'insiste-t-il pas assez sur la saignée, parce qu'il a exercé dans des hospices où la fièvre puerpérale était plus souvent putride qu'inflammatoire. Tous en général s'accordent à évacuer les sabures gastriques par les vomitifs plus ou moins réitérés. Ils emploient les lavemens, ils passent ensuite à des doux eccoprotiques, spécialement au sel cathartique amer délayé dans beaucoup d'eau, à l'huile de ricin, au tartre émétique, au vin antimonié. Ils donnent ensuite les légers sudorifiques, de manière à ce qu'ils n'échauffent pas trop, et n'amènent pas la constipation ; c'est pourquoi ils préfèrent de légères doses d'ipécacuanha, ou de tartre émétique, auquel on ajoute tant soit peu d'opium. White se sert avec succès dans cette intention de l'esprit de Mindererus. S'il y avait vomissement, il

avait

avait recours à une infusion tiède de fleurs
de camomille , et à la mixture saline de rivière ; il la donnait au moment de l'effervescence , afin que l'air fixe qui se dégage
agît comme antiseptique. Elle sert encore
à combattre avec succès les vomissemens purement nerveux.

Leake emploie de la manière suivante
l'huile de ricin. Une once d'huile de ricin
dans un jaune d'œuf , deux dragmes de magnésie , trois dragmes de manne , huit onces d'eau d'hysope ; on en donne deux à trois
cuillerées, toutes les deux ou trois heures. Au
lieu d'huile de ricin, on peut employer l'huile
d'amandes douces , de lin ou d'olive. A la fin
de la fièvre , il mêlait un grain de tartre émétique avec une dragme de magnésie ; il le
divisait en six prises , et en donnait une toutes les quatre heures , dans un julep composé avec la cannelle , la menthe et le sirop
de safran. Denman vante beaucoup la poudre antimoniale mise en réputation par le D.
James. Elle est composée de deux grains de
tartre émétique , et de deux scrupules d'yeux
d'écrevisses porphyrisés ; il en donne de trois
à dix grains ; il répète la même dose selon les circonstances ; s'il n'obtient point d'éva-

E e

cuations par le haut, ni par le bas, il augmente la dose deux heures après. Si les selles étaient trop abondantes, il faisait ajouter au julep cinq gouttes de laudanum. White loue beaucoup une décoction d'orge ou d'avoine, ou de tamarins ou d'herbes pectorales, ou du petit lait. S'il y avait un flux de ventre abondant, il faut le réprimer par des clystères émolliens, et de légers diaphorétiques. Si la diarrhée devenait colliquative, il faudrait recourir à l'opium (1), à la poudre de colombo

----

(1) On a toujours regardé comme un des signes les plus funestes dans la fièvre puerpérale, la diarrhée séreuse ou colliquative ; cependant nous pensons que celle qui survient immédiatement après les couches, et qui ne dépend pas d'une inflammation chronique des intestins, peut se guérir par le seul emploi de l'opium, ou des autres préparations anodynes. Au mois de Janvier 1811, nous fumes appelés pour voir hors la porte d'Aix, l'épouse d'un serrurier de cette ville, atteinte d'une fièvre puerpérale, à la suite d'une fausse couche de sept mois. Comme depuis son mariage, c'était la seconde fois qu'elle était aussi malheureuse, le chagrin lui avait occasionné la fièvre avec tuméfaction et sensibilité au bas-ventre, diarrhée, embarras gastrique, et suppression des lochies. Depuis plusieurs jours elle

et à la rhubarbe torréfiée de 12 à 20 grains.
Bien entendu qu'on ne confondra point cette

était dans cet état fâcheux ; nous lui prescrivîmes de suite vingt grains d'ipécacuanha , en deux doses, immédiatement après l'effet du vomitif , huit sangsues à la vulve , et des fomentations émollientes sur le bas-ventre. Le lendemain , nous donnâmes une potion aromatiqne , composée avec l'eau de menthe et de mélisse , deux gros de diascordium , et un gros de thériaque , à prendre par cuillerées plus ou moins rapprochées selon le besoin. Comme nous attaquâmes tous les symptômes alarmans à la fois , nous eumes la satisfaction de les voir tous disparaître en même-temps ; et cette femme qui était à l'agonie et expirante , ne pouvait croire elle-même à une guérison aussi prompte et aussi complette. Il est vraisemblable que si nous avions été moins actifs dans notre méthode , et moins polypharmaques, nous n'aurions pas sauvé cette malade ; c'est pourquoi nous ne cessons de recommander aux jeunes praticiens de donner les opiacés à haute dose dans les diarrhées colliquatives des accouchées , et de ne regarder ce symptôme comme funeste dans le principe, que lorsque l'art ne prescrit pas les remèdes propres à l'arrêter. En effet, les succès que nous obtenons chaque jour dans les maladies hystériques , et durant l'été , dans les cholera morbus, par le seul emploi de l'opium muqueux, sont vrai-

diarrhée avec un simple dévoiment qui est toujours salutaire. Lorsque la putridité est

---

ment étonnans, parce que dans ces maladies, le spasme ou une ataxie nerveuse, est la cause première de l'irritation : irritation que l'expérience nous a prouvé être calmée comme par enchantement par les narcotiques. N'admettant point dans les attaques subites d'hystéricisme, et du cholera morbus, des congestions humorales et putrides; malgré les matières jaunâtres, verdâtres et puantes qui sont rendues par les selles ou le vomissement, mais les regardant au contraire comme le produit instantané du spasme nerveux, nous donnons de suite l'opium en pilule ou en potion, et plus de deux cent guérisons obtenues par ce moyen, sont plus que suffisantes sans doute pour accréditer la nouvelle méthode que nous suivons, et qui n'a pas été encore prescrite d'une manière absolue et générale par les auteurs, sans en excepter Sydenham et Pinel, qui ne recommandent l'opium que dans les cas extrêmes ou désespérés. Nous nous engageons à démontrer un jour, que beaucoup de maladies regardées comme essentielles dès leur invasion, ne sont que des symptômes dépendans d'un spasme nerveux, et qu'en combattant avec efficacité ce spasme, on peut prévenir beaucoup d'affections qui deviennent constitutionnelles et chroniques, par le seul effet de l'habitude, ou de la lésion de l'organe qui en a été, pendant long-temps, le siège maladif.

prononcée , ou lorsqu'il y a une espèce de fièvre remittente , il faut recourir au kina. Ce dernier remède est indispensable , si la fièvre a quelque caractère insidieux ; il faut le donner à haute dose d'heure en heure pour couper le frisson , et ne pas craindre d'augmenter l'inflammation du bas-ventre , et la suppression des selles. Quand le péril est imminent , on combat l'ennemi le plus à craindre ; et l'on remédie ensuite par les sangsues et les laxatifs à l'inflammation abdominale et à la constipation si elles existent. Nous savons bien qu'un remède aussi héroïque que le kina demande beaucoup de prudence lorsqu'on l'emploie dans certains momens critiques ; mais le médecin comme le général d'armée , triomphe par l'habileté de ses manœuvres , et la célérité de ses expéditions. Lorsqu'on craint la péripneumonie , on applique avec Hulme les vésicatoires ou les sinapismes ; nous leur préférons les saignées du pied , ou les sangsues à l'anus. Si le pouls languit , on relève les forces par les cardiaques , ou suivant la méthode d'Alphonse Leroi , on donne les eaux aromatiques , et l'alkali volatil dans une potion tonique. White a souvent donné avec succès,

E e 3

demi dragme de polygala de Virginie , trois ou quatre fois le jour , dans les doulenrs pleurétiques ; mais ce moyen est incendiaire , et nous aimons mieux employer la méthode de Denman , qui consiste à faire des saignées plus ou moins répétées , suivant l'exigence des cas. On combat les coliques venteuses et les spasmes par les lavemens carmina-tifs et anti - hystériques , composés d'assa-fetida et d'opium ; pour diminuer l'intensité des frissons , on prescrit une potion cordiale dans le temps de l'accès ; on donne une boisson chaude abondante , et l'on applique à la plante des pieds, sur les cuisses et aux aisselles des vessies remplies d'eau chaude. Si les vomitifs n'appaisent point les nausées et les vomissemens , pour corriger l'acreté de la bile qui paraît en être l'unique cause, on donne trois ou quatre fois demi dragme de racine de colombo ou de son extrait. Si la seule irritation produit le vomissement , on donne les narcotiques , ou l'infusion de camomille. Les acides , les rafraîchissans et les toniques conviennent très - bien , lorsque d'inflammatoire , la fièvre est devenue pu-tride , ce qui arrive le plus ordinairement. Dans l'épidémie qui régna en 1770 , à l'hôpital de Vienne, la saignée fut nuisible, quoique la maladie fut inflammatoire dès le principe. Storck, conseilla de remplacer la saignée par le camphre, le kina en boisson et en lavement, et cette méthode lui réussit très-bien. En l'année 1655, la fièvre puerpérale fut épidémique à Leipsick, il y eut complication d'éruptions milliaires, les acides minéraux furent utiles. C'est par des saignées répétées qu'on combat la fièvre puerpérale rhumatisante, ou la péritonite exquise et sans complication. Dans le cas contraire, on emploie la méthode mixte. Selon le conseil de Baglivi, il faut toujours se rappeler dans quel pays, sous quel climat, l'on exerce la médecine ; et ne pas perdre de vue le régime que l'on y suit en santé. Ainsi Denman qui pratiquait en Angleterre, a conseillé la saignée avec outrance, tandis que la méthode de Doulcet a si bien réussi à l'Hôtel-Dieu de Paris, où tout provoque aux embarras gastriques, et à l'adynamie ; et où la manière de vivre des femmes du peuple dans cette dernière ville, diffère si essentiellement du régime des femmes anglaises.

C'est en 1782, que Doulcet commença à employer avec tant de succès sa méthode évacuante par le moyen de l'ipécacuanha. Dès l'invasion de la maladie, il donnait 15 grains d'ipécacuanha en deux doses égales, et à une heure et demie d'intervalle. Il réitérait ce remède le lendemain, quoiqu'il s'apperçut de la diminution des douleurs et de la tension de la région abdominale; il le répétait trois ou quatre fois si les symptômes continuaient. Il soutenait la liberté des selles par une potion composée de deux onces d'amandes douces, d'une once de sirop de guimauve, et de deux grains de kermés minéral. Il continuait ainsi pendant huit jours, l'usage de la potion, et faisait boire une simple eau de graine de lin, ou de scorsonère édulcorée avec le sirop de guimauve. Enfin il purgeait avec la manne et le sel de duobus; mais cette méthode n'est applicable qu'aux fièvres puerpérales gastriques; elle serait insuffisante dans les péritonites aiguës, maladies qui comme on sait, demandent de promptes et abondantes évacuations sanguines par le bras, la vulve, et quelquefois par l'anus, au moyen des sangsues.

On ne doit point négliger dès le principe, les fomentations émollientes; une flanelle imbibée d'eau-de-vie, et renouvellée par intervalles, produit les plus heureux effets. On a conseillé aussi les bains à vapeurs, et un vésicatoire sur la douleur, lorsqu'elle est fixée sur un seul point de l'abdomen. On donne à la malade l'eau de poulet, ou de veau ; à leur défaut, l'eau d'orge, un léger gruau, le lait et l'eau ; le petit lait surtout. Les lavemens sont d'un très-grand secours, ils entretiennent la liberté du ventre, lorsqu'il y a constipation ; et servent à évacuer la matière morbifique. Si les selles étaient trop fréquentes et involontaires, il faudrait donner des lavemens d'eau de poulet, ou de farine et eau, bouillies à une consistance convenable ; on y ajouterait au besoin la teinture thébaïque, où la décoction blanche de Sydenham. On donne les lavemens de kina, de camomille et de camphre, lorsqu'il faut s'opposer à un état de putridité bien prononcée. En général, on néglige trop en médecine les lavemens ; suivant nous, c'est un de nos plus grands remèdes ; et nous avons vu beaucoup de fièvres humorales, se terminer heureusement par l'emploi de ce seul moyen. De quelle utilité, ne peut-il donc pas devenir, entre les mains d'un praticien qui en variera selon les circonstances l'administration, et en fera un usage rationnel ? Quand la maladie est vraiment inflammatoire, et qu'elle n'est qu'à son début, on doit administrer après la première saignée, des potions anodynes et calmantes. En diminuant les douleurs, on diminue les congestions, ou on les prévient. On n'a point oublié que Sarcone à Naples, donnait avec le plus grand succès l'opium dans les pleurésies, après avoir saigné avec abondance. Ne peut-on pas conclure par analogie que cette méthode serait utile dans les inflammations du péritoine, après toutefois avoir désempli les vaisseaux sanguins ? Si les circonstances avaient nécessité l'emploi de l'ipécacuanha, l'opium serait encore utile pour consoler l'estomac irrité, et pour diminuer les fluxions humorales de l'abdomen.

On sait que Bichat a obtenu les plus grands succès de l'application des sangsues à la vulve et à l'anus. Sa méthode est aujourd'hui généralement adoptée dans les cas de vraies péritonites ; et si on la réunit à celle de Doulcet selon les circonstances, et lorsqu'il y a gastricité consécutive, nous la regarderons comme conservatrice du genre humain. Levret et Tissot ayant observé que les dépôts aux mamelles étaient la crise la plus favorable d'une fièvre puerpérale, il ne faut pas manquer de faire sucer les mamelles par un enfant ou par un petit chien. Comme l'application des sangsues à la vulve rappelle le cours des lochies , nous proposons de les apposer au sein pour y déterminer le retour du lait. C'est une idée que nous soumettons aux praticiens, et nous ne la croyons pas indigne de fixer leur attention. Le professeur Baumes a déjà conseillé les ventouses en pareil cas.

Tous les épanchemens qui se font au bas-ventre n'étant pas mortels ; à l'exemple de Puzos , il faut en poursuivre la résolution par des bouillons apéritifs , faits avec les deux chicorées , le cresson et le cerfeuil. Les eaux minérales puissamment diurétiques et sulfureuses , sont également indiquées. La paracentèse réussit aussi ; on ne la pratique pas assez fréquemment. On a conseillé dernièrement une potion prise par cuillerées d'heure en heure , et composée de quinze grains de carbonate de potasse , quatre onces eau de lys , et une once eau de fleurs d'orange ; ainsi que des fomentations faites sur le bas-ventre avec une solution de savon , dans une décoction de têtes de pavot , et un lavement le soir avec un gros de carbonate de soude , et la potion ci-dessus. Le carbonate de potasse à la dose de trente à trente-cinq grains dans une potion anodyne , a également réussi.

Enfin , de toutes les opinions des différens auteurs qui regardent les uns la fièvre puerpérale comme une métastase laiteuse, les autres comme une inflammation péritonéale , nous en déduisons une règle de pratique très - utile dans le traitement de cette maladie. Elle peut concilier tous les systêmes , puisque tous les systêmes ont toujours eu pour but de guérir, et y sont tour à tour parvenus. Oui , nous ne cesserons de dire à nos élèves : « Si vous voulez vous illustrer
» un jour dans l'exercice de votre art , vous
» vous approcherez du lit de vos malades
» avec les principes généraux de médecine-
» pratique dans la tête , et vous n'aurez au-
» cun remède exclusif sous la main. Si vous
» rencontrez des symptômes inflammatoires,
» faites des saignées ; ou appliquez des sang-
» sues à la vulve ou à l'anus , jusqu'au
» nombre de dix à douze , vous imiterez
» alors Denman et Bichat. Si les symptômes
» gastriques dominent, donnez l'ipécacuanha,
» et vous suivrez la méthode de Doulcet.
» Combinez l'une et l'autre selon le besoin.
» Si la putridité est intense, recourez aux

» acides, aux toniques, aux évacuans anti-
» septiques, aux spiritueux et aromatiques
» diffusibles, c'est la pratique de White
» et d'Alphonse Leroi, qui admettent l'un
» et l'autre la décomposition des solides et des
» fluides vivans chez les femmes en couche.
» Si l'ataxie est alarmante, employez les vé-
» sicatoires aux cuisses, les saignées du pied,
» le kina à forte dose, le camphre et le
» nitre, comme dans les fièvres pernicieuses
» ou spasmodiques, à l'exemple de Hulme
» et d'Alibert. Rencontrez - vous enfin des
» complications dangereuses, faites un trai-
» tement mixte, et poursuivez toujours les
» symptômes dominans et les plus dange-
» reux. C'est par ces diverses méthodes tour
» à tour combinées ou isolées, que vous
» vous ferez distinguer dans votre pratique
» par de grands succès, et que vous mar-
» cherez sur les glorieuses traces de ces
» deux génies immortels, Hippocrate et
» Sydenham, que nous choisissons ici com-
» me le prototype de ce que la médecine
» ancienne et moderne a produit de plus
» éclairé, et de moins systématique ».

F I N.

TABLE
DES MATIÈRES.

Fin de la Table.

9 782329 135984